Hefte zur Zeitschrift „Der Unfallchirurg"

Herausgegeben von:
L. Schweiberer und H. Tscherne

265

Springer
*Berlin
Heidelberg
New York
Barcelona
Budapest
Hongkong
London
Mailand
Paris
Santa Clara
Singapur
Tokio*

Lutz Claes · Anita Ignatius (Hrsg.)

Biodegradierbare Implantate und Materialien

Mit 134 Abbildungen in 174 Einzeldarstellungen
und 38 Tabellen

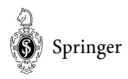

Reihenherausgeber
Professor Dr. Leonhard Schweiberer
Direktor der Chirurgischen Universitätsklinik München Innenstadt
Nußbaumstraße 20, D-80336 München

Professor Dr. Harald Tscherne
Medizinische Hochschule, Unfallchirurgische Klinik
Carl-Neuberg-Straße 1, D-30625 Hannover

Bandherausgeber
Prof. Dr. Lutz Claes
Dr. Anita Ignatius
Abt. Unfallchirurgische Forschung und Biomechanik
Universitätsklinikum Ulm
Helmholtzstr. 14, D-89081 Ulm

ISSN 0945-1382
ISBN 3-540-62782-0 Springer-Verlag Berlin Heidelberg New York

Die Deutsche Bibliothek – CIP-Einheitsaufnahme
[Der **Unfallchirurg / Hefte**] Hefte zur Zeitschrift „Der Unfallchirurg". – Berlin ; Heidelberg ;
New York ; Barcelona ; Budapest ; Hongkong ; London ; Mailand ; Paris ; Santa Clara ; Singapur ;
Tokio ; Springer.
Früher Schriftenreihe
Bis 226 (1992) u.d.T.: Hefte zur Unfallheilkunde
Reihe Hefte zu: Der Unfallchirurg
ISSN 0945-1382
Biodegradierbare Implantate und Materialien : mit 38 Tabellen / Lutz Claes ; Anita Ignatius (Hrsg.). –
Berlin ; Heidelberg ; New York ; Barcelona ; Budapest ; Hongkong ; London ; Mailand ; Paris ;
Santa Clara ; Singapur ; Tokio : Springer, 1998
(Hefte zur Zeitschrift „Der Unfallchirurg" ; 265)
ISBN 3-540-62782-0
265. Biodegradierbare Implantate und Materialien. – 1998

Dieses Werk ist urheberrechtlich geschützt. Die dadurch begründeten Rechte, insbesondere die der
Übersetzung, des Nachdrucks, des Vortrags, der Entnahme von Abbildungen und Tabellen, der
Funksendung, der Mikroverfilmung oder der Vervielfältigung auf anderen Wegen und der Speicherung in Datenverarbeitungsanlagen, bleiben, auch bei nur auszugsweiser Verwertung, vorbehalten.
Eine Vervielfältigung dieses Werkes oder von Teilen dieses Werkes ist auch im Einzelfall nur in den
Grenzen der gesetzlichen Bestimmungen des Urheberrechtsgesetzes der Bundesrepublik Deutschland
vom 9. September 1965 in der jeweils geltenden Fassung zulässig. Sie ist grundsätzlich vergütungspflichtig. Zuwiderhandlungen unterliegen den Strafbestimmungen des Urheberrechtsgesetzes.

© Springer-Verlag Berlin Heidelberg 1998
Printed in Germany

Die Wiedergabe von Gebrauchsnamen, Handelsnamen, Warenbezeichnungen usw. in diesem Werk
berechtigt auch ohne besondere Kennzeichnung nicht zu der Annahme, daß solche Namen im Sinne
der Warenzeichen- und Markenschutz-Gesetzgebung als frei zu betrachten wären und daher von
jedermann benutzt werden dürften.
Produkthaftung: Für Angaben über Dosierungsanweisungen und Applikationsformen kann vom Verlag keine Gewähr übernommen werden. Derartige Angaben müssen vom jeweiligen Anwender im
Einzelfall anhand anderer Literaturstellen auf ihre Richtigkeit überprüft werden.

Umschlaggestaltung: Design & Production GmbH, 69121 Heidelberg
Satz: FotoSatz Pfeifer GmbH, 82166 Gräfelfing
SPIN: 10554996   24/3135 – 5 4 3 2 1 0 – Gedruckt auf säurefreiem Papier

Vorwort

Temporäre Implantate, die in der Traumatologie, Orthopädie und Kiefer- und Gesichtschirurgie zur operativen Versorgung von Verletzungen eingesetzt werden, sollten in der Regel nach Abschluß der Heilung wieder explantiert werden. Die Verwendung von Implantaten aus biodegradablen Materialien kann diese zweite Operation überflüssig machen und den betroffenen Patienten einen zweiten Eingriff und dem Gesundheitssystem erhebliche Kosten ersparen.

Zusätzlich zu diesem Vorteil ist es möglich, biodegradable Implantate so zu gestalten, daß sie mit zunehmender Heilungszeit an Steifigkeit verlieren und damit im Sinne einer „Dynamisierung" stetig mehr Belastung auf das heilende Gewebe übertragen.

Die Probleme des Knochenersatzes mit allogenen Knochentransplantaten (HIV, Hepatitis) machen die Entwicklung von resorbierbaren synthetischen Knochenersatzmaterialien erforderlich, die hohe Anforderungen an mechanische Stabilität, Gewebeverträglichkeit und Knocheninduktion erfüllen. Für solche Ansprüche sind Kompositmaterialien aus biodegradablen Polymeren und Keramiken die aussichtsreichste Entwicklung.

Bisher war der klinische Einsatz der neuen und interessanten biodegradablen Materialien noch eingeschränkt, da die verfügbaren Materialien im Hinblick auf ihre Abbauvorgänge, mechanischen Eigenschaften und Gewebeverträglichkeiten unzureichend beschrieben waren.

Aus diesem Grund haben sich die führenden deutschsprachigen Arbeitsgruppen auf dem Gebiet der biodegradablen Implantate und Materialien zu einem Workshop auf der Reisensburg getroffen, um die neuesten Ergebnisse darzustellen, und die Möglichkeiten und Grenzen dieser neuen Materialien und Implantate zu diskutieren.

Das vorliegende Buch beschreibt die Grundlagen der biodegradablen Polymere und Keramiken, die Möglichkeiten der Bearbeitung und Modifizierung der Materialien, ihre In-vitro- und In-vivo-Degradationskinetiken und ihr Gewebeverträglichkeitsverhalten.

Für die heute wichtigsten klinisch eingesetzten biodegradablen Implantate werden die Ergebnisse von Funktionsprüfungen und klinischen Studien dargestellt und kritisch diskutiert. Neue Entwicklungen werden vorgestellt und die Anforderungen an die Zulassung neuer Implantate aufgezeigt.

Die Beiträge der Autoren bieten damit einen umfassenden Überblick über den Stand der Forschung, Entwicklung und klinischen Anwendung sowie über die Perspektiven der wichtigsten biodegradablen Materialien und Implantate.

Ulm, im März 1997　　　　　　　　　　　　　　　　　　　　　*L. Claes, A. Ignatius*

Inhaltsverzeichnis

Teil I. Anwendung resorbierbarer Polymere

Resorbierbare Polymere: Zusammensetzung, Eigenschaften und Anwendungen
D. Bendix und H. Liedtke 3

Möglichkeiten und Grenzen des Einsatzes biodegradierbarer Osteosyntheseimplantate – State of the Art
G.O. Hofmann 11

Stand der Normung für resorbierbare Implantate
H. Planck, H. Hierlemann, E. Müller und M. Dauner 18

CE-Zulassung von resorbierbaren Implantaten
M. Nagel 27

Teil II. Bearbeitung und Modifizierung von Polymeren

Verarbeitung resorbierbarer Kunststoffe durch Einsatz der Gasbeladungstechnik
W. Michaeli, S. Seibt und O. Pfannschmidt 37

Materialeigenschaften von blockpolymerisiertem und spritzgegossenem PLLA
im Vergleich
J. Eitenmüller, D. Müller, A. Dávid, A. Pommer und G. Muhr 47

Resorbierbare endlosfaserverstärkte Polymere für die Osteosynthese
M. Dauner, H. Hierlemann, C. Linti, L. Caramaro, Y. Missirlis, E. Lambiris
und H. Planck 52

Oberflächenmodifizierung resorbierbarer Biomaterialien durch plasmainduzierte Pfropfcopolymerisation
H. Thissen, D. Klee, H. Bienert, H. Thelen und H. Höcker 59

Autosterilisation degradierbarer Implantate durch das Spritzgußverfahren
K. Ruffieux, E. Wintermantel, Ch. König und J. Blaser 65

Teil III. In-vitro-Degradation von resorbierbaren Polymeren

Degradation verschiedener Strukturen aus resorbierbaren Polymeren
M. Dauner, H. Hierlemann, E. Müller und H. Planck 75

Vergleichende Untersuchungen zur Degradationskinetik linearer Polyester
und Stärkeacetate in vivo
D. Behrend, J. Schaffer, K. Metzner und K.-P. Schmitz 83

Verhalten biodegradierbarer Polymerimplantate bei postoperativer
Nachbestrahlung
G.O. Hofmann, A. Keller, F.D. Wagner, H. Feist und V. Bühren 89

Entwicklung eines neuen resorbierbaren Stiftes: Design, mechanische Eigenschaften und In-vitro-Degradation
L. Claes, A. Ignatius, K.E. Rehm und Ch. Scholz 96

Teil IV. Wechselwirkung von resorbierbaren Polymeren mit der biologischen Umgebung, In-vitro-Untersuchungen

Beeinflussen hydrolytische Enzyme die Degradation des Poly-L-Lactids?
D. Müller, A. Dávid, J. Eitenmüller, A. Pommer und G. Muhr................ 107

Abbaugeschwindigkeit biodegradierbarer Osteosyntheseimplantate aus Polylactid bei bakterieller Kontamination
F. Wagner, G. Ruckdeschel, H. Liedtke, G.O. Hofmann und V. Bühren 111

In-vitro-Biokompatibilitätsprüfung von Poly(L, DL-lactid) und Poly(L-lactid-co-glycolid)
A. Ignatius und L. Claes 118

Teil V. Wechselwirkung von resorbierbaren Polymeren mit der biologischen Umgebung, In-vivo-Untersuchungen

Vollständige Biodegradation von spritzgegossenen Polylactid-Osteosynthesematerialien in Hart- und in Weichgewebe in vivo im Langzeitversuch bis zu
36 Monaten
H. Pistner, R. Gutwald, G. Schwartz, J. Mühling und J. Reuther 133

Tierexperimentelle Langzeituntersuchung über Fremdkörperreaktionen
und Osteolysen nach Verwendung von Polyglykolidimplantaten
A. Weiler, H.-J. Helling, U. Kirch und K.E. Rehm 146

Resorbierbare Materialien im intraartikulären Milieu
M.A. Scherer, G. Metak und S. von Gumppenberg 160

Teil VI. Funktionsprüfung von Implantaten aus resorbierbaren Polymeren

Stabilitätsuntersuchungen an den Beckenhalbgelenken und am Schultereckgelenk nach PDS-Kordel-Fixation
D. Hofmann und K.E. Rehm 173

Computerunterstützte Gestaltungsoptimierung biodegradierbarer
Osteosyntheseimplantate
F.D. Wagner und G.O. Hofmann 181

Osteosynthesen am distalen Radius – eine vergleichende, experimentelle
Studie
Ch. Rader, K.E. Rehm und J. Koebke 187

Teil VII. Klinische Anwendung resorbierbarer Polymere

Multicenterstudie Radiusköpfchen, Metall vs. Polypin – Ein Zwischenbericht
K.E. Rehm, M. Nagel, J. Lilienthal und H.J. Helling 195

Einjahresergebnisse der Osteosynthese distaler Radiusfrakturen mit resorbierbaren Stiften
A. Dávid, D. Müller, J. Eitenmüller und G. Muhr 203

Klinische Erfahrungen mit Biofix-Implantaten – Nachuntersuchung
nach 4 Jahren
B. Evers, H.P. Becker und H. Gerngroß 207

Ein „PLA-Set" für die kraniofaziale Chirurgie beim Kind mit Nachkontrollen
bis zu 8 Jahren
O.E. Illi und B. Gasser 212

Klinische Evaluation von bioresorbierbaren Verblockungsschrauben für die
Fixation der Patellarsehnen-Transplantate bei Operationen zur Rekonstruktion
des vorderen Kreuzbandes
C. Stähelin 219

Klinische Erfahrung mit der PDS-Kordel-II-Augmentation bei operativer Versorgung frischer proximaler VKB-Rupturen – Zweijahresergebnisse
G. Hehl, W. Strecker, U. Becker, M. Richter und H. Kiefer 226

Klinische Ergebnisse nach Verletzungen des AC-Gelenkes (Tossy III) und PDS-Kordel-Fixation
S.P. Mönig, H.J. Helling und K.E. Rehm 233

Eine klinische Klassifikation über Fremdkörperreaktionen auf biodegradierbare
Implantate
R. Hoffmann, A. Weiler, H.-J. Helling und K.E. Rehm 238

Klinische Langzeitergebnisse der Pilotanwendung neuer Polylactidstifte.
Gibt es ein Biokompatibilitätsproblem?
S. Marzischewski, H.J. Helling und K.E. Rehm 252

Teil VIII. Resorbierbare Keramiken

Synthetische resorbierbare Materialien: Eine Alternative zum Transplantat?
J.M. Rueger 261

Temporäre Knochenersatzmaterialien auf Basis von Calciumphosphat
D. Reif, B. Leuner und G. Hotz 270

Resorbierbares, anorganisch-nichtmetallisches Material auf der Basis von
Calcium-Kalium-Natrium-Orthophosphat
G. Berger, R. Gildenhaar, U. Ploska und A. Loginow-Spitzer 278

Osteointegration einer Trikalziumphosphatkeramik und unterschiedlich konservierter Knochentransplantate im Tierexperiment
K.P. Günther, H.-P. Scharf und W. Puhl 285

Organoapatite – neue degradierbare Apatite zur gerichteten Geweberegeneration
C. Müller-Mai, R. Rahmanzadeh, M. Lubnow, C. Voigt, S.I. Stupp und U. Gross . 295

Indikationen und Beispiele für die Anwendung von α-Trikalziumphosphat als resorbierbarer alloplastischer Knochenersatz im Mund-, Kiefer- und Gesichtsbereich
O. Blume, G. Krekeler und W. Schilli 303

Eigenschaften und Gewebeverträglichkeiten eines resorbierbaren TCP/PLA-Bioverbundmaterials
B. Gasser, V. Geret und W. Müller 312

Schlagwortverzeichnis 319

TEIL I
Anwendung resorbierbarer Polymere

Resorbierbare Polymere: Zusammensetzung, Eigenschaften und Anwendungen

D. Bendix und H. Liedtke

Boehringer Ingelheim KG, Binger Str. 173, D-55216 Ingelheim

Einleitung

Unter resorbierbaren Polymeren werden heute solche polymeren Werkstoffe verstanden, die unter physiologischen Bedingungen im Körper zu harmlosen und nicht toxischen Produkten abgebaut werden. Sie finden insbesondere immer dann ein großes Interesse im Bereich medizinischer und galenischer Anwendungen, wenn das Material nur zeitweise im Körper verbleiben soll. Hierbei sind insbesondere chirurgische Nahtmaterialien, Medikalprodukte für die Osteosynthese und Systeme für die verzögerte und kontrollierte Freigabe von Wirkstoffen zu nennen.

Man kann die resorbierbaren Polymere grob in synthetisch hergestellte und natürliche Polymere einteilen:

- Synthetisch hergestellte resorbierbare Polymere
  - Polyaminosäuren
  - Polyanhydride
  - Polyester
  - Polyorthoester
  - Polyphosphazene
- Natürliche resorbierbare Polymere
  - Albumin
  - Chitin/Chitosan
  - Collagen/Gelatine
  - Stärke

Im folgenden Beitrag wollen wir uns auf die synthetisch hergestellten Polymere und hier wiederum auf die linearen, aliphatischen Polyester beschränken, da sie die bei weitem wichtigste Gruppe vor resorbierbaren Polymeren darstellen.

Dabei handelt es sich um folgende Polyester, die z. T. bereits in kommerziellen Produkten erfolgreich zur Anwendung kommen:

- Homopolymere
  - Polycaprolacton
  - Polydioxanon
  - Polyglycolid
  - Polylactide; Poly(L-lactid), Poly(D-lactid), Poly(D,L-lactid)
  - Polytrimethylencarbonat
  - Polyhydroxybutyrat

- Copolymere
  - Copolymere der stereoisomeren Lactide untereinander
  - Poly(lactid-co-glycolid) mit L- oder D,L-Lactid
  - Poly(lactid-co-trimethylencarbonat) mit L- oder D,L-Lactid

Innerhalb der Gruppe der resorbierbaren Polyester sind wiederum die auf Milch- und Glykolsäure basierenden, linearen Polymere die bei weitem wichtigsten Substanzen. Das hat seinen Grund insbesondere darin, daß ihr Abbau im Körper zu Stoffen führt, die entweder endogene Metaboliten sind (Milchsäure) oder leicht über die Nieren wieder ausgeschieden werden können (Glykolsäure).

Ihre biologische Sicherheit haben diese Polymere während einer bereits sehr langen Anwendung als chirurgisches Nahtmaterial bewiesen.

Synthese

Die wichtigsten der aliphatischen Polyester werden durch eine katalytisch induzierte, ringöffnende Polymerisation der entsprechenden zyklischen Lactone (Lactid, Glycolid, Dioxanon, TMC) in der Schmelze hergestellt. Beschrieben wurden zumindest bei den Lactiden auch Lösungs- und Suspensionspolymerisationen, doch spielen diese Polymerisationstechniken zumindest im kommerziellen Bereich heute keine Rolle mehr.

Ausgangsstoffe für die wichtigsten monomeren Lactone, das Glycolid und die verschiedenen Lactide, sind jeweils die entsprechenden bifunktionellen α-Hydroxycarbonsäuren (L-, D- oder D,L-Milchsäure und Glykolsäure), die jeweils im 1. Schritt zu einem niedermolekularen Polykondensat umgesetzt werden. Aus diesen Vorprodukten werden dann in einem 2. Schritt durch eine thermische „unzipping"-Reaktion die zyklischen Lactone abgespalten. Die rohen Lactone müssen dann noch in aufwendigen Reinigungsprozessen in eine polymerisationsfähige Qualität gebracht werden.

Durch die Auswahl der verschiedenen Monomere und Comonomere, durch Steuerung der Zusammensetzung, des Molekulargewichts und/oder der Molekulargewichtsverteilung, sowie des Einsatzes verschiedener Moderatoren und Initiatoren kann dann eine fast beliebige Anzahl verschiedener Polymere und Copolymere mit völlig unterschiedlichen Eigenschaften hergestellt werden.

Die Breite der einstellbaren Eigenschaften reicht dabei von hochkristallin, wie etwa beim Polyglycolid, bis hin zu völlig amorph wie etwa beim Poly(D,L-lactid). Es lassen sich schnell abbaubare Polymere wie das Poly(D,L-lactid-co-glycolid) herstellen, aber auch solche wie das hochmolekulare Poly(L-lactid), das bis zum vollständigen Abbau mehrere Jahre benötigt. Der Einbau von TMC in die Polymerkette erlaubt sogar die Einführung gummielastischer Eigenschaften.

Die Länge der Kohlenstoffkette und/oder der Verzweigungsgrad des jeweiligen Monomeren steuert zudem grundsätzlich die Hydrophilie und damit die Abbaugeschwindigkeit der Polymeren. So wird etwa das auf der kurzkettigen Glykolsäure basierende Polyglycolid leicht hydrolytisch gespalten, während das auf der langkettigen Hydroxybuttersäure beruhende Polyhydroxybutyrat durch Wasser praktisch nicht abgebaut wird.

Daneben kann das Abbauprofil des Polymeren noch zusätzlich durch Variation der Endgruppen gesteuert werden (endcapped/non endcapped). Auch die Art der Copolymerisation (block, random) kann das Spektrum der Eigenschaften nochmals erweitern.

Die Auswahl der Monomeren und die genaue Steuerung des Polymerisationsprozesses erlaubt also die Herstellung maßgeschneiderter Polymere für nahezu jede Anwendung.

Da die resorbierbaren Polymere im medizinischen Bereich angewandt werden, ist die Reinheit der Polymere von entscheidender Bedeutung. Es werden daher verschiedene chemische und/oder physikalische Prozesse angewendet, um Verunreinigungen, wie z. B. Restmonomere, aus den Polymeren zu entfernen. Hauptsächlich werden dabei Extraktions- und Umfällprozesse eingesetzt.

Zunehmend gewinnen auch Polymerblends Interesse für spezielle Anwendungen. Diese manchmal auch als „Polymerlegierungen" bezeichneten Mischungen mit definierten Polymerphasen werden in der Regel durch thermische Verfahren wie Kneten oder Extrusion hergestellt. Bekannt – und patentiert – ist etwa das 1:1 Blend aus der L- und D-Form des Polylactids. Aus diesem Blend, auch Stereokomplex genannt, sollen Produkte mit besonders hohen Festigkeiten hergestellt werden können.

Analytische Charakterisierung

Anders als „normale" organische oder anorganische chemische Verbindungen sind synthetische Polymere immer Molekülmischungen, die eine mehr oder weniger breite Verteilung verschiedener Molekulargewichte haben. Nur im Bereich der Naturstoffe gibt es molekulareinheitliche Polymere. Bei den Copolymeren kommt zudem noch die Möglichkeit einer unterschiedlichen chemischen Zusammensetzung, d.h. der Verteilung der jeweiligen Comonomere entlang der Polymerkette, hinzu. Daraus folgt, daß man von einer Polymerprobe immer nur die Mittelwerte oder die Verteilungen von Eigenschaften bestimmen kann. Zudem weisen Polymere häufig auch noch Überstrukturen (Gelphasen etc.) auf, die ihrerseits auf die Eigenschaften des Polymers einen großen Einfluß haben können.

Will man eine Polymerprobe also möglichst vollständig analysieren, so muß man dazu eine große Anzahl von Methoden anwenden, die z. T. sehr kompliziert sind und eine hohe und anspruchsvolle apparative Ausstattung erfordern.

Aus Kostengründen werden daher im Bereich der kommerziellen Verkaufsprodukte zur Charakterisierung eines Polymeren nur die Methoden angewandt, die wichtig sind, um die Identität und Reinheit eines Polymeren zu bestimmen. Ferner werden häufig Kennzahlen ermittelt, die im Zusammenhang mit der späteren Anwendung relevant sind.

Im folgenden sind die wichtigsten Eigenschaften zusammen mit den zu ihrer Bestimmung benutzten Methoden aufgelistet.

- Molekularer Aufbau
  - Identität (NMR, IR)
  - Chemische Zusammensetzung (NMR, TOF-MS)
  - Molekulargewicht (Lösungs-/Schmelzviskosimetrie, GPC, MFI)

- Mittlere Block- oder Sequenzlänge (NMR)
- Molekulargewichtsverteilung (GPC, Rheologie)
• Supermolekularer Aufbau
  - Glasübergang (DSC)
  - Schmelzbereich (DSC)
  - Kristallinität (X-ray, DSC)

Ein synthetisches Polymer enthält normalerweise auch nichtpolymere Bestandteile, die entweder noch aus der Synthese stammen (z.B. Restmonomere, Lösungsmittel, Katalysatoren, Wasser), oder aber auch solche Stoffe, die bewußt zugesetzt werden (Farbstoffe, Weichmacher, Füllstoffe, Verarbeitungshilfsmittel). Die Bestimmung und Kenntnis dieser Stoffe ist bei Polymeren, die im Körper abgebaut werden sollen, natürlich sehr wichtig. Zur Bestimmung dieser Komponenten werden in der Regel normale analytische Techniken wie GC, HPLC, AAS, Titrationen usw. eingesetzt.

Eigenschaften

Kristallinität: Wenn aufgrund der sterischen Anordnung der Molekülketten sich in einem Material geordnete Bereiche ausbilden können, entstehen Polymere mit kristallinen Anteilen. Allerdings richten sich im Gegensatz zu molekulareinheitlichen Verbindungen immer nur mehr oder weniger große Anteile der Polymerketten zu kristallinen Domänen aus. Polymere, die dieses Verhalten zeigen, nennt man daher teilkristallin. Auf der anderen Seite heißen solche Polymere, die aufgrund ihrer inneren molekularen Struktur prinzipiell keine kristallinen Bereiche ausbilden können, intrinsisch amorph. Auch teilkristalline Polymere besitzen naturgemäß amorphe Bereiche. Die Kristallinität einer Polymerprobe wird in der Regel in Prozent angegeben, wobei man sich auf ein theoretisches, durch verschiedene Verfahren berechenbares, 100 % kristallines Polymer bezieht.

Auch bei den resorbierbaren Polyestern gibt es teilkristalline und amorphe Materialien. So kann etwa das stereoreguläre Poly(L-lactid) hochkristallin vorliegen, während das analoge racemische Poly(D,L-lactid) grundsätzlich amorph ist.

Der Grad der Kristallinität und die Orientierung der kristallinen Bereiche kann einen starken Einfluß auf die mechanischen Eigenschaften haben, insbesondere etwa bei Fasern. Die Kristallinität wird zum einen festgelegt durch polymerspezifische Parameter wie die Comonomerzusammensetzung, kann zum anderen aber auch kontrolliert und/oder induziert werden durch spezielle Prozesse wie Tempern und Strecken.

Hydrolytischer Abbau: Resorbierbare Polyester werden im Körper im Normalfall an der Esterbindung hydrolytisch durch den Angriff von Wasser gespalten. Die Abbauprodukte der auf Lactid und Glycolid basierenden Polymeren werden dann über den Krebs-Zyklus letztlich zu Wasser und Kohlendioxid metabolisiert. Einige Polyester, wie z.B. die Polyhydroxybuttersäure (PHB), werden allerdings auch durch spezielle Enzyme angegriffen und zersetzt. Die Abbaurate der Polyester hängt bei der reinen Esterspaltung primär von der Temperatur und dem pH-Wert ab. Daneben sind auch autokatalytische Effekte bei hohen Konzentrationen von sauren Spaltprodukten möglich. Zu bedenken ist auch, daß der pH-Wert im physiologischen Milieu stark variieren kann, etwa bei entzündlichen Prozessen im Implantatbereich.

Entscheidend für den Abbau ist auch die Zugänglichkeit der Esterbindung für den hydrolytischen Angriff des Wassers. So kann etwa in hochkristalline Bereiche eines Polymers praktisch kein Wasser eindringen und der Abbau ist hier daher auch nur sehr langsam.

Abhängig vom gewählten Polymer kann der Zeitraum für den hydrolytischen Abbau unter physiologischen Bedingungen zwischen Wochen und Jahren liegen.

Thermischer Abbau: Die resorbierbaren Polyester verhalten sich wie normale Thermoplaste und können leicht durch Spritzguß, Extrusion und Schmelzspinnen verarbeitet werden.

Der Abbau von Polyestern während thermischer Prozesse ist ein allgemein bekanntes Problem. Er kann aber durch die Verwendung hochreiner und vorgetrockneter Polymere als Ausgangsmaterial weitestgehend vermieden oder zumindest doch kontrolliert werden.

Mechanische Eigenschaften: Für die Anwendungen der resorbierbaren Polyester im Bereich der Osteosynthese sind insbesondere hohe Werte für die mechanischen Festigkeiten wichtig. Diese Eigenschaften kann man durch die Auswahl des richtigen Polymers, des richtigen Molekurgewichtsbereiches und den Grad der Kristallinität beeinflussen. Es werden auch selbstverstärkende und faserverstärkte Materialien eingesetzt. Die bis heute erreichten Werte der mechanischen Eigenschaften liegen im Bereich anderer, technischer Polymere.

Wichtig für den Erfolg einer Anwendung ist auch eine kunststoffgerechte Konstruktion des Medikalproduktes. Hier wurden in der Vergangenheit häufig Fehler durch „Denken in Metall" gemacht.

Anwendungen

Die resorbierbaren Polyester haben ihre Hauptanwendungsgebiete in folgenden Bereichen:

- Wundverschluß
  - Chirurgische Fäden
  - Staples
  - Beschichtungen von Materialien zur Wundabdeckung
- Osteosynthese
  - Schrauben und Platten
  - Nägel und Stifte
  - Markstopfen und Orbitaböden
  - Netze und Folien
- Kontrollierte Freigabe
  - Implantate (Stäbchen)
  - Mikrokapseln

- Sonstige Anwendungen
  - Applikationen im Dentalbereich
  - Anastomosesysteme
  - Stents

Wundverschluß: Das historisch gesehen erste Einsatzgebiet der resorbierbaren Polyester lag im Bereich des Wundverschlusses. Hier ist v. a. das auf Polyglycolid beruhende chirurgische Nahtmaterial zu nennen. Bekannte Markennamen sind Dexon und Vicryl. Nach Ablauf der Basispatente drängen nun aber auch Nachahmer mit meist auf PGA basierenden Fäden auf den Markt (z. B. Bondek). Neben den geflochtenen PGA-Fäden gibt es auch monofile Fäden, basierend auf Dioxanon (PDS) oder auf Copolymeren mit TMC (Maxon).

Zum Verschluß größerer Wunden wurden auch Systeme mit bioabbaubaren Staples entwickelt und auf den Markt gebracht.

Der Einsatz resorbierbarer Materialien für die Abdeckung großflächiger Wunden, etwa nach Verbrennungen, wird immer wieder diskutiert. Obwohl verschiedene Firmen hier Entwicklungen begonnen haben, ist unseres Wissens noch kein Produkt kommerziell erhältlich.

Osteosynthese: Die Osteosynthese ist eines der interessantesten Anwendungsgebiete für resorbierbare Polyester. Der Vorteil eines resorbierbaren Systems liegt hier v. a. darin, dem Patienten die Risiken (und Kosten) einer 2. Operation zur Entfernung von Metallimplantaten zu ersparen. Ein Nachteil der Polymere ist sicher die im Vergleich zu Metall geringere mechanische Festigkeit und die sich daraus ableitende begrenzte Einsatzfähigkeit. Allerdings sind durch Fortschritte in den erreichbaren Festigkeiten der Polymere selbst und durch intelligente Konstruktionen viele neue Einsatzgebiete möglich geworden.

Vielversprechend sind auch erste Versuche zur Herstellung von verstärkten Produkten, sei es intern etwa durch „Orientrusion" oder extern durch die Einlagerung bioabbaubarer Fäden in eine resorbierbare Polymermatrix.

Ein großer Vorteil der abbaubaren Polymere liegt auch darin, daß die mechanische Festigkeit eine Funktion des Molekulargewichts ist. Bei einer maßgeschneiderten Applikation wird ein Osteosyntheseimplantat in demselben Maß schwächer werden, wie der Knochen wieder belastbar wird. Gleichzeitig kann dadurch optimal auch die Restrukturierung des Knochengewebes erfolgen.

In der Zwischenzeit sind mehrere Systeme kommerziell erhältlich, und im folgenden sind einige Anwendungen ohne Anspruch auf Vollständigkeit aufgelistet.

- Schrauben und Platten
  - Interferenzschrauben (Linvatec, Instrument Makar, USA; Synos, Schweiz)
- Nägel und Stifte
  - Biofix™ (Bioscience, Finnland)
  - Polypin™ (Biovision, Deutschland)
  - Ethipin™ (Ethicon, USA)
- Verankerungen
  - Suretak™ (Accufex, USA)
- Sonstige

- Markstopfen (Howmedica, Irland)
- Orbitaboden (Phusis, Frankreich)

Kontrollierte Freigabe: Der Einsatz von resorbierbaren Polymeren zur kontrollierten Freigabe von Wirkstoffen ist ein weiteres, wichtiges Anwendungsgebiet. Aus historischen Gründen werden in diesem Gebiet fast ausschließlich Copolymere aus D,L-Lactid und Glycolid eingesetzt. Durch Variation der Comonomerzusammensetzung, des Molekulargewichts, der Endgruppen und durch geschicktes Blending können Abbauzeiten zwischen einigen wenigen Tagen und Monaten erreicht werden.

Wichtigstes Ziel bei diesen galenischen Anwendungen ist das Einstellen eines konstanten Wirkstoffspiegels im Blut des Patienten über eine längere Zeit (Wochen, Monate). Wegen des hohen Preises der Polymere, aber auch wegen der Spezialkenntnisse erfordernden Verarbeitung der Polymere, haben sich bisher nur Anwendungen mit hochpreisigen Wirkstoffen, typischerweise Peptide als Antikrebsmittel, durchgesetzt.

Zwei Methoden zur Herstellung von Wirkstoffdepots zur verzögerten, kontrollierten Freigabe haben sich zwischenzeitlich etabliert.

Im 1. Prozeß wird der Wirkstoff in polymere Mikrokapseln eingeschlossen. Dabei kommen die verschiedenen Methoden zur Herstellung von Mikrokapseln zum Einsatz. Die Verfahren reagieren sehr empfindlich auf Parameteränderungen und sind problematisch im Scale-up. Die Applikation erfolgt durch Injektion, wobei die Mikrokapseln direkt vor dem Setzen des Depots in der Spritze mit WFI-Wasser suspendiert werden.

Kommerzielle Produkte, die mit dieser Technik hergestellt werden, sind z. B.

- Decapeptyl (Ipsen-Beaufour, Frankreich)
- Parlodel (Novartis (vormals Sandoz), Schweiz)
- Enantone (Takeda, Japan)

Die 2. Methode ist die Extrusion und nutzt damit die thermoplastischen Eigenschaften der Polymere aus. Hierzu wird eine mikronisierte Wirkstoff-Polymer-Mischung extrudiert und in kleine Stäbchen granuliert. Die Applikation der Stäbchen (rods) erfolgt mit einer Spezialspritze unter Lokalanästhesie. Kommerziell erhältliche Produkte auf dieser Basis sind

- Zoladex (Zeneca, UK)
- Suprefact Depot (Hoechst-Marion-Roussel, Deutschland)

Die Freigabe aus beiden Systemen wird durch Oberflächen- und/oder Bulkerosion kontrolliert.

Sonstige Anwendungen: Eine weitere, interessante Anwendung resorbierbarer Materialien findet sich in der Zahnmedizin. Hier werden mit zunehmendem Erfolg resorbierbare Membranen in der Paradontosebehandlung (Guided Tissue Regeneration, GTR) eingesetzt. So vermarktet etwa die schwedische Firma Guidor eine durch komplizierte Verfahren hergestellte, mehrlagige Folie aus Poly(D,L-lactid). Eine weitere bioabbaubare Membran ist von der Fa. Ethicon, USA, erhältlich.

Weitere Anwendungen sind Medikalprodukte für Anastomosen (Anastomosering bei Darmoperationen, z. B. Valtrak™ von D&G) oder – noch im Experimentalstadium

– Produkte für Knochen- und Nervenregenerationen. Ebenfalls noch in der Entwicklung befinden sich verschiedene abbaubare Stents und Katheter.

Ausblick

Bioabbaubare Polyester haben sich heute bereits einen festen Platz im pharmazeutischen und Medikalproduktebereich erobert. Die Qualität der Produkte und ihre Leistungsfähigkeit haben sich dabei mit dem zunehmenden Verständnis für die zugrundeliegenden Polymere und deren speziellen Anforderungen an das Design, die Konstruktion und die Herstellung stetig und deutlich gebessert.

Auf der Materialseite haben neue Copolymere und Blends zu einer höheren Leistungsfähigkeit geführt und spezielle Herstellungstechniken auch die Biokompatibilität aller Produkte deutlich verbessert. Viele Firmen sind in der Zwischenzeit bereits mit Produkten auf dem Markt, eine große Anzahl neuer und interessanter Anwendungen befindet sich noch in der Entwicklung.

Auf seiten der Polymerhersteller haben sich weltweit mehrere Firmen etabliert, so daß auch die Marktversorgung mit „Medical Grade"-Polymeren sichergestellt ist.

Möglichkeiten und Grenzen des Einsatzes biodegradierbarer Osteosyntheseimplantate – State of the Art

G.O. Hofmann

Berufsgenossenschaftliche Unfallklinik Murnau, Prof.-Küntscher-Str. 8, D-82418 Murnau/Staffelsee

In der Unfallchirurgie erfolgt die operative Stabilisierung von gebrochenen Knochen und zerstörten Gelenken nach wie vor nahezu ausschließlich mit Hilfe von metallischen Osteosyntheseimplantaten aus Co-Cr-Ni-Stählen oder Titanlegierungen.

Diese Metallimplantate haben einen so hohen Standard erreicht, daß die Notwendigkeit weiterer Verbesserungen auf den ersten Blick nicht zu erkennen ist. Dennoch weisen sie eine Reihe von Nachteilen auf, die die wissenschaftliche Suche nach Alternativen als gerechtfertigt erscheinen lassen:

- Von wenigen Ausnahmen abgesehen (alte Patienten, schwieriger operativer Zugang), sollten Metallimplantate wieder entfernt werden, was einen erneuten operativen Eingriff, oftmals in Allgemeinnarkose, erforderlich macht. In der BRD müssen pro Jahr mehr als 210.000 Materialentfernungen durchgeführt werden. Diese verursachen minimal kalkuliert 300 Mio. DM allein an stationären Behandlungskosten [20]. Bei dieser Kalkulation sind die Kosten der ambulanten Nachbehandlung, der krankengymnastischen Betreuung und des Arbeitsausfalles noch nicht berücksichtigt.
- Metallimplantate sind zu steif, zu wenig elastisch. Die mechanischen Festigkeitsparameter der Metalle liegen ca. um den Faktor 10 über denen des kortikalen Knochens. Dies führt neben anderen, mehr biologischen Ursachen, zum Phänomen der sog. „Stress-Protection" [26, 28, 29, 41, 42, 44–46], einer Dystrophie des Knochens unter dem Metallimplantat. Diese biomechanische Schwächung des Knochens führt dazu, daß es nicht selten im Anschluß an die Metallentfernung unter erneuter Belastung der betroffenen Extremität zu einer Refraktur kommt [12, 18, 25].
- In zunehmender Häufigkeit wurde in den vergangenen Jahren über allergische Komplikationen nach Einbringung metallischer Implantate berichtet [3, 4, 8, 13, 22, 34, 35, 40]. Die Angaben zur Häufigkeit schwanken zwischen 2 und 12% [8, 13, 22, 35], wobei Frauen offensichtlich wesentlich häufiger davon betroffen sind als Männer [8].

Gegenüber den genannten 3 Problemkreisen der metallischen Osteosyntheseimplantate treten alle anderen Nachteile, wie Korrosion oder vermeintliche Kanzerogenität, rein zahlenmäßig völlig in den Hintergrund.

Ausgehend von den guten Erfahrungen mit synthetisch hergestellten und biologisch abbaubaren Nahtmaterialien wurden seit Beginn der 80er Jahre von verschiedenen Gruppen biologisch abbaubare Osteosyntheseimplantate entwickelt und vorklinisch getestet. Als bioerosiv, bioresorbierbar oder biodegradierbar werden heute – ohne Anspruch auf Vollständigkeit – die folgenden Stoffgruppen angesehen (in Klammern sind dazu die Handelsnamen der jeweiligen Produkte angegeben).

Biodegradierbare Werkstoffe und Implantate

- Polyglycolid (Dexon, Medisorb, Biofix)
- Polyactid (Phusiline, Polypin, Rhesorb)
- Poly-p-dioxanon (PDS, Ethipin, Orthosorb)
- Glycolid/Lactid-Copolymer (Vicryl, Lactomer)
- Glycolid/Trimethylene-Karbonat-Copolymer (Maxon)
- Polyhydroxybutyrat/-valerat (Biopol, Sconacell)
- Polyanhydrid
- Polyaminosäuren
- Polyorthoester
- Polyphosphazene

Dabei müssen als grundlegende Qualitätskriterien für ein biodegradierbares Implantat folgende charakteristische Merkmale gelten:

- hervorragende Biokompatibilität,
- adaptierte und reproduzierbare Biodegradation,
- vollständige Resorption aller metabolischen Zwischenprodukte und rückstandsfreier Abbau der Endprodukte über physiologische Stoffwechselwege,
- übungsstabile Osteosynthese,
- ungestörte Knochenbruchheilung.

Die am besten untersuchten Polymere, die auch diesem Anforderungsprofil am nächsten kommen, sind das Polyglycolid (PGA), das Polylactid (PLA) und das Polydioxanon (PDA). Alle 3 synthetischen, biodegradierbaren Polymere befinden sich seit mittlerweile 3 Jahrzehnten als Nahtmaterialien im klinischen Einsatz und haben sich bestens bewährt. Bei ihrem Einsatz gab es kaum Probleme mit der Biokompatibilität, diese Stoffe sind frei von toxischen und immunologischen Risiken [1, 10, 11, 27].

Die allerersten biodegradierbaren Osteosyntheseimplantate wurden in der maxillofazialen und Kieferchirurgie eingesetzt [9, 17, 32]. Im Indikationsgebiet von Unfallchirurgie und Orthopädie gebührt der finnischen Arbeitsgruppe um Rokkanen und Törmälä [37–38, 39, 43] das Verdienst, als erste im großen Umfang Stifte aus Polyglykolid zur Refixation und Stabilisation verschiedener Frakturen eingesetzt zu haben. Die Verlockung war groß, klassische Implantatgeometrien der Metalle wie Platten und Schrauben auf polymere Werkstoffe zu übertragen. Die ersten klinischen Anwendungen damit haben die Erwartungen sicherlich nicht erfüllt. Die Komplikationsrate im klinischen Einsatz war mit über 50% unvertretbar hoch [14]. Das Konzept einer Schraube zur interfragmentären Kompression, hergestellt aus einem biodegradierbaren Polymer, kann aufgrund von werkstofftypischen Eigenschaften, wie Relaxation und Kriechverhalten, prinzipiell nicht funktionieren. Den experimentellen Beweis dazu erbrachten wir 1993 [23]. Seither steht die kunststoffgerechte Formgebung bei der Suche nach neuen Implantatgeometrien und Montagephilosophien für biodegradierbare Osteosyntheseimplantate im Vordergrund [24].

Nach einer ersten Periode der Begeisterung über diese neuen Implantate folgte eine Phase der Ernüchterung mit Berichten von Problemen und Komplikationen. Im einzelnen wurde über vorzeitigen Festigkeitsverlust mit anschließender Fragmentdislokation berichtet (2,9 – 8 %). Andere sog. „biodegradierbare" Implantate erwiesen sich als überhaupt nicht abbaubar und mußten z. T. wieder operativ entfernt werden, ein Problem, das insbesondere bei hochkristallinen PLA-Implantaten auftrat [5, 14]. Die Ausbildung steriler Fisteln über dem Operationssitus in 3,4 – 10 % der Fälle war ebenfalls eine oft beklagte Komplikation [6, 19, 30, 36, 39]. Es wurde eine Gesamtkomplikationsrate von bis zu 22,5 % angegeben [15, 16, 19, 20, 21], mit einer Reoperationsfrequenz zwischen 1,2 und 8 % [20, 21, 31].

Derzeitige Indikationen für den Einsatz von biodegradierbaren Implantaten

Aktuell kommen für den klinischen Einsatz nur relativ kleine Osteosyntheseimplantate wie Stifte, Pins, Schrauben, Interferenzschrauben, Fadenanker, Clips und Dübel zum Einsatz. Diese Beschränkung erfolgt im wesentlichen unter 2 Gesichtspunkten:

1. Die Festigkeitsparameter der zur Verfügung stehenden biodegradierbaren Implantate erlauben nur die Refixation von kleineren Knochen- und Gelenkfragmenten im metaphysären Bereich der Knochen, im Gelenkbereich und an den kleinen Röhrenknochen. Implantate an den lasttragenden diaphysären Abschnitten der langen Röhrenknochen sowie an den lasttragenden Abschnitten des Skelettes wie Wirbelsäule und Becken, können zumindest als solitäre Implantate aufgrund dieser unzureichenden Festigkeiten nicht zum Einsatz kommen. Eine gewisse Ausnahme stellen hier Kombinationsosteosynthesen aus metallischen und polymeren Implantaten dar, wenn es darum geht, im Rahmen der Rekonstruktion einer komplexen Gelenkfraktur einzelne Fragmente zueinander mit biodegradierbaren Stiften und Dübeln zu stellen, den Hauptanteil der Fragmente aber metallisch zu instrumentieren.

2. Durch den Einsatz dieser kleinen Implantate soll die Menge des eingebrachten biodegradierbaren Polymers limitiert werden. Damit wird der nach wie vor bestehenden Unsicherheit bezüglich der biologischen Verträglichkeit der Implantate und deren Abbauprodukte sowie der Gefahr der sterilen Fistelbildung Rechnung getragen.

Im einzelnen sollen zu den Einsatzgebieten der oben genannten Implantate kurz einige Beispiele genannt werden:

Stifte, Pins: Stifte aus biodegradierbaren Polymeren eignen sich insbesondere für die operative Refixierung von osteochondralen Fragmenten an Gelenkflächen von Humerus, Femur, Tibia, Patella, Talus und Kalkaneus. Als intramedulläre Schienung kommen sie auch für die operative Frakturversorgung von Metakarpalia und Metatarsalia in Betracht. Über die Versorgung von Radiusköpfchenfrakturen mit biodegradierbaren Stiften laufen derzeit klinische Studien, die noch nicht abgeschlossen sind. Die Versorgung einer Olekranonfraktur mit biodegradierbaren Pins sollte auf keinen Fall ausschließlich mit diesem Implantat erfolgen, da hier eine ausreichende Stabilität gegenüber Fragmentdislokationen nicht gewährleistet ist. Eine zusätzlich eingebrachte Zuggurtung mittels einer biodegradierbaren Kordel oder eines dicken Fadens kann hier Abhilfe schaffen. Über die Frakturversorgung von osteochondralen Fragmenten, insbesondere am Knie, mit Stiften aus PLA und PGA liegen die umfangreichsten klinischen Erfahrungen vor [33, 36, 39].

Schrauben: Schrauben aus biodegradierbaren Polymeren sollten aufgrund der oben gemachten Ausführungen nur mit größter Zurückhaltung zum Einsatz kommen [23]. Eine beliebte Anwendung für biodegradierbare Schrauben ist die Stabilisierung von Sprunggelenkfrakturen. Hier liegen Berichte über den isolierten Schraubeneinsatz [6, 7] ebenso vor wie über den Einsatz von Schrauben und Platten aus PLA [14].

Interferenzschrauben: Interferenzschrauben aus PLA eignen sich für den Einsatz bei rekonstruktiven Verfahren im Bereich des vorderen und hinteren Kreuzbandes. Beim intraartikulären Ersatz eines gerissenen Kreuzbandes durch das autologe Patellarsehnendrittel bietet die Verankerung des Ersatzbandes in Femur und Tibia eine sehr hohe initiale Stabilität, was zu einer weiten Verbreitung dieses operativen Verfahrens geführt hat. Erste Berichte über den vergleichenden Einsatz von metallischen und biodegradierbaren Interferenzschrauben stellen die Ergebnisse als völlig gleichwertig dar [2]. Es sind derzeit 6 verschiedene Interferenzschrauben auf dem Markt, 4 aus verschiedenen PLA, 1 aus PGA und 1 aus einem PGA-PLA-Copolymer. Eine vergleichende Bewertung zwischen diesen Interferenzschrauben kann zum gegebenen Zeitpunkt aufgrund unzureichender klinischer und experimenteller Ergebnisse noch nicht abgegeben werden.

Fadenanker: Kleine Fadenanker und Clips eignen sich insbesondere für den arthroskopischen Einsatz. Labrumrefixationen am Schultergelenk können so unter ausschließlich arthroskopischen Techniken eine ausreichende Verankerung der fixierenden Nähte durch den Einsatz biodegradierbarer Fadenanker ermöglichen. Publizierte Ergebnisse über eine gesicherte Vergleichbarkeit zwischen metallischen und biodegradierbaren Implantaten liegen jedoch auf diesem Gebiet noch nicht vor.

Dübel: Dübel aus PLA [23] eignen sich für die Refixierung von osteochondralen Absprengungen an den Gelenkflächen ebenso wie für die Versorgung von Olekranonfrakturen. Darüber hinaus liegen erste Erfahrungen über die Versorgung von Radiusköpfchenfrakturen, von Innenknöchelfrakturen und Abrißfrakturen des Tuberculum majus humeri mit dem Dübelimplantat vor. Der Dübel besitzt eine wesentlich höhere Ausreißfestigkeit als sämtliche verfügbare Polymerschrauben. Außerdem besteht hier nicht das Problem des polymerspezifischen Relaxations- und Kriechverhaltens.

Betrachtet man die derzeit zum klinischen Einsatz kommenden Werkstoffe unabhängig von den Implantatgeometrien, so scheinen sich Implantate aus PLA mehr und mehr gegenüber denen aus PGA in der Anwendung durchzusetzen. Dies dürfte im wesentlichen auf 2 Ursachen zurückzuführen sein: Der degradationsbedingte mechanische Festigkeitsverlust von PGA-Implantaten vollzieht sich zu schnell. In der Folge kommt es zu Fragmentdislokationen im Frakturbereich. Das Auftreten der sog. „sterilen Fisteln" war ebenfalls ein Problem, das eindeutig bei den PGA-Implantaten in der Häufigkeit überwog. Ob die PLA-Implantate wirklich besser verträglich sind, weil bei ihrem Einsatz weniger solcher Fisteln beobachtet wurden, oder ob dies nur darauf zurückzuführen ist, daß sich die Degradation der PLA-Implantate wesentlich langsamer vollzieht, kann derzeit abschließend noch nicht beantwortet werden. Vielen PLA-Implantaten haftet ein anderer Nachteil an: Insbesondere hochkristalline Implantate erwiesen sich als überhaupt nicht biodegradierbar und mußten operativ entfernt werden.

Zusammenfassung

Zusammenfassend läßt sich feststellen, daß für bestimmte Indikationen der Einsatz biodegradierbarer Osteosyntheseimplantate grundsätzlich gerechtfertigt ist. Aufgrund der noch ausstehenden Langzeitergebnisse, insbesondere mit den PLA-Implantaten, sollte sich der klinische Einsatz in den nächsten Jahren zunächst auf kleine Implantate beschränken. Eine mengenmäßige Ausweitung des eingebrachten Implantatmaterials auf intra- und extramedulläre Kraftträger an langen Röhrenknochen kann vor dem Hintergrund der nach wie vor bestehenden Unsicherheit über das definitive Resorptionsverhalten dieser Implantate nicht empfohlen werden.

Literatur

1. Anscomb AR, Hira N, Hunt B (1970) The use of a new absorbable suture material (polyglycolic acid) in general surgery. Br J Surg 57 : 917 – 920
2. Barber FA, Elrod BF, McGuire DA, Paulos CE (1995) Preliminary results of an absorbable interference screw. Arthroscopy 11: 537 – 548
3. Barranco VP, Solomon H (1972) Eczematous dermatitis from nickel (letter). JAMA 220:1244
4. Benson MKD, Goodwin PG, Brostoff J (1975) Metal sensitivity in patients with joint replacement arthroplasties. Br Med J 4: 374 – 375
5. Bergsma JE, de Bruijn WC, Rozema FR, Bos RRM, Boering G (1995) Late degradation tissue response to poly(L-lactide) bone plates and screws. Biomaterials 16: 25 – 31
6. Böstman O, Portio E, Hirvensalo E, Rokkanen P (1992) Foreign-body reactions to polyglycolide screws. Acta Orthop Scand 63: 173 – 176
7. Buchholz RW, Henry S, Henley B (1994) Fixation with bioabsorbable screws for the treatment of fractures of the ankle. J Bone Joint Surg 76 319 – 324
8. Burrows D, Cresswell S, Merrett JD (1981) Nickel hands and hip prostheses. Br J Dermatol 105: 437 – 444
9. Chavanaz M, Chabot F, Donazzan M, Vert M (1986) Further clinical applications of bioresorbable PLA 37,5 GA 25 and PLA 50 polymers for limited bone augmentation and bone replacement. In: Christel P, Meunier A, Lee AJC (eds) Biological and biomechanical performance of biomaterials. Elsevier, Amsterdam, pp 233 – 238
10. Christel P, Chabot F, Leray JL, Morin C, Vert M (1980) Biodegradable composites for internal fixation. In: Winter GD, Gibbons DF, Plenk H Jr (eds) Biomaterials. Wiley, New York, pp 271 – 280
11. Craig PH, Williams JA, Davis KW, Magoun AD, Levy AJ, Bogdansky S, Jones JP (1975) A biological comparison of polylactin 910 and polyglycolic acid synthetic adsorbable sutures. Surg Gynecol Obstet 141 : 1 – 10
12. Deluca PA, Lindsey RW, Ruwe PA (1988) Refracture of bones of the forearm after removal of compression plates. J Bone Joint Surg [Am] 70: 1372 – 1376
13. Deutman R, Mulder JT, Brian R, Nater JP (1977) Metal sensitivity before and after total hip arthroplasty. J Bone Joint Surg [Am] 59: 862 – 865
14. Eisenmüller J, Dávid A, Pommer A, Muhr G (1996) Operative Behandlung von Sprunggelenksfrakturen mit biodegradablen Schrauben und Platten aus Poly-L-Lactid. Chirurg 67: 413 – 418

15. Friden T, Rydholm U (1992) Severe aseptic synovitis of the knee after biodegradable internal fixation. Acta Orthop Scand 63: 94-97
16. Frökjaer J, Möller BN (1992) Biodegradable fixation of ankle fractures. Acta Orthop Scand 63: 434-436
17. Gerlach KL (1990) Treatment of zygomatic fractures with biodegradable poly(l-lactide) plates and screws. In: Heimke G, Soltész U, Lee AJC (eds) Clinical implant materials. Elsevier, Amsterdam, pp 573-578.
18. Hidaka S, Gustilo RB (1984) Refracture of bones of the forearm after plate removal. J Bone Joint Surg [Am] 66: 1241-1243
19. Hoffmann R, Krettek C, Haas N, Tscherne H (1989) Die distale Radiusfraktur. Frakturstabilisierung mit biodegradierbaren Osteosynthesestiften (BIOFIX). Unfallchirurg 92: 430-434
20. Hofmann GO (1992) Biodegradable implants in Orthopaedic Surgery – a review on the –state-of-the-art–. Clin Mat 1075-80
21. Hofmann GO (1995) Biodegradable implants in traumatology: a review on the –state-of-the-art–. Arch Orthop Trauma Surg 114: 123-132
22. Hofmann GO, Lob G (1993) Sensibilisierung unfallchirurgischer Osteosyntheseimplantate aus Ni-, Co-, Cr-haltigen Legierungen. Hefte Unfallchir 230: 997-1000
23. Hofmann GO, Wagner FD (1993) New implant designs for bioresorbable devices in Orthopaedic Surgery. Clin Mat 14: 207-215
24. Hofmann GO, Wagner FD, Hackhofer T (1994) Osteosyntheseimplantate aus biodegradierbaren Polymeren. Z Med Phys 4: 6-12
25. Katz JL, Patel AD, Kellam JF, Schatzker J (1990) The incidence of refracture after hard-ware removal from long bones. (Abstract) SICOT Congress Montreal, 9.-14.9.1990, p 87
26. Köbler H, Wiechell W (1971) Trajektorienverlauf bei der Druckplattenosteosynthese und seine biomechanische Auswirkung. Chirurg 42: 80-85
27. Kulkarni RK, Pani KC, Nauman C, Leonard F (1966) Polylactid acid for surgical implants. Arch Surg 93: 839-843
28. Laftman P, Sigurdsson F, Strömberg L (1980) Recovery of diaphyseal bone strength after rigid internal plate fixation. Acta Orthop Scand 51: 215-222
29. Laftman P, Nilsson OS, Brosjö O, Strömberg L (1989) Stress shielding by rigid fixation studied in osteotomized rabbit tibiae. Acta Orthop Scand 60: 718-722
30. Leenslag JW, Pennings AJ, Bos RRM, Rozema FR, Boering G (1987) Resorbable materials of poly(L-lactide). VII. In vivo and in vitro degradation. Biomaterials 8: 311-314
31. Leixnering M, Moser KL, Poigenfürst J (1989) Operationstechnik und Ergebnisse bei der Stabilisierung von Knöchelfrakturen mit dem resorbierbaren Material BIOFIX C. Hefte Unfallheilkunde 207: 329
32. Levin MP, Getter L, Cutright DE, Bhaskar SN (1974) Biodegradable ceramic in periodontal defects. Oral Surg 38: 344-351
33. Matsusue Y, Nakamura T, Suzuki S, Iwasaki R (1986) Biodegradable pin fixation of osteochondral fragment of the knee. Clin Orthop 322: 166-173
34. McKenzie AW, Aitken CVE, Ridsdill-Smith R (1967) Urticaria after insertion of Smith-Petersen vitallium nail. Br Med J 4: 36-37
35. Raithel HJ, Hennig F, Schaller KH (1989) Die Nickel-, Chrom- und Kobaltbelastung des menschlichen Körpers durch Gelenkendoprothesen. In: Hofmann GO, Hofmann J (Hrsg) Neuere Biomaterialien für die Endoprothetik. Technik + Kommunikation, Berlin, S 3-18
36. Rehm KE, Helling HJ, Claes J (1989) Biologisch abbaubare Osteosynthesematerialien. In: Bünte H, Junginger T, Holzgreve A (Hrsg) Jahrbuch der Chirurgie 1989. Biermann, Zülpich, S 223-232
37. Rokkanen P, Vainionpää S, Törmälä P et al (1985) Biodegradable implants in fracture fixation: early results of treatment of fractures of the ankle. Lancet 8443 (1): 1422-1424
38. Rokkanen P, Böstman O, Hirvensalo E, Vainionpää S, Törmälä P (1988) Three years audit of biodegradable osteofixation in orthopaedic surgery. Acta Orthop Scand 59 (Suppl 227): 18-19
39. Rokkanen P, Böstman O, Vainionpää S, Mäkelä EA et al (1996) Absorbable devices in the fixation of fractures. J Trauma 40 : 123-127
40. Rostoker G, Robin J, Binet O et al (1987) Dermatitis due to orthopaedic implants. J Bone Joint Surg [Am] 69: 1408-1412
41. Terjesen T, Benum P (1983) The stress-protection effect of metal plates on the intact rabbit tibia. Acta Orthop Scand 54: 810-818
42. Tonino AJ (1988) The clinical use of plastic plates for osteosynthesis in human fractures. In: Putter C, Lange GL, Groot K, Lee AJC (Eds) Implant materials in biofunction. Elsevier, Amsterdam, pp 177-180
43. Törmälä P, Vainionpää S, Kilpikari J, Rokkanen P (1987) The effects of fibre reinforcement and gold plating on the flexural and tensile strength of PGA/PLA copolymer materials in vitro. Biomaterials 8: 42-45

44. Uhthoff HK, Boisvert D, Finnegan M (1994) Cortical porosis under plates. J Bone Joint Surg [Am] 76: 1507–1512
45. Woo SLY, Akeson WH, Coutts RD, Rutherford L, Doty D, Jemmott GF, Amiel D (1976) A comparison of cortical bone atrophy secondary to fixation with plates with large differences in bending stiffness. J Bone Joint Surg [Am] 58: 190–195
46. Woo SLY, Simon BR, Akeson WH, Mc Carty MP (1977) An interdisciplinary approach to evaluate the effect of internal fixation plate on long bone remodelling. J Biomech 10: 87–95

Stand der Normung für resorbierbare Implantate

H. Planck, H. Hierlemann, E. Müller und M. Dauner

Forschungsbereich Biomedizintechnik, Institut für Textil- und Verfahrenstechnik, Körschtalstraße 26, D-73770 Denkendorf

Einleitung

Zur Überprüfung und Sicherstellung der Qualität von Produkten durch unabhängige Stellen, und um einen Vergleich zwischen Produkten zu ermöglichen, sind Standards erforderlich, die ein Material und die Anforderungen an das daraus hergestellte Produkt definieren und die Testung von Material und Produkt vereinheitlichen. Die heutige Verflechtung des internationalen Marktes, hierbei v. a. die Integration im europäischen Binnenmarkt, zwingt auch zur Vereinheitlichung der Normen auf internationaler Ebene, die von der International Standards Organization (ISO) – soweit möglich – auch auf Basis nationaler Normen (v. a. DIN, ASTM, BS) erstellt werden.

Die neuen Zulassungsvorschriften des europäischen Marktes (CEE-Marke) sind nur bei Verfügbarkeit geeigneter international standardisierter Kriterien zu überprüfen und einzuhalten. Hierbei steht der Bereich der Medizintechnik vor besonderen Anforderungen, die einerseits durch die hohe erforderliche Qualität und Qualitätssicherheit, andererseits durch die Vielzahl von Produkten und den hohen Innovationsgrad definiert werden. Die Grundlagen für die Zulassung neuer Materialien und Produkte werden durch das Comité Européen de. Normalisation (CEN) erarbeitet und festgelegt.

Produkte aus neuen Materialien für neue Indikationen mit spezifischen Gestaltungsanforderungen können häufig nicht bestehenden Normen zugeordnet werden. Die Erstellung neuer Normen erfordert jedoch ein völliges Verständnis der neuen Materialien.

Die Entwicklung der resorbierbaren Polyester und ihr Einsatz im besonders anspruchsvollen Bereich als Implantate stellen die Normungsorganisationen vor höchste Anforderungen:

- Resorbierbare Materialien verändern sich extrem während der Implantationszeit (chemisch, physikalisch, geometrisch).
- Das Verhalten der Polymere, v. a. ihre Degradationskinetik, hängt vom Implantationsort (und der Spezies) ab.
- Die Körperreaktionen sind abhängig vom Implantationsort.
- Die Materialgruppe der resorbierbaren Polyester ist stark diversifiziert.
- Die Homo- und Copolymere unterscheiden sich in physikalischen Eigenschaften (z. B. Kristallinität) und in ihrem Degradationsverhalten.
- Die physikalischen Eigenschaften (und damit ggf. die Biokompatibilität) eines resorbierbaren Polymers werden mehr als bei anderen Werkstoffen durch die Verarbeitungsbedingungen geprägt (Kristallinität, Monomergehalt).

Die Vielfalt der Randbedingungen und die Tatsache, daß die Zusammenhänge zwischen dem In-vivo-Verhalten und meßbaren physikalischen Eigenschaften noch nicht ausreichend bekannt sind, macht die Normung besonders langwierig. Dementsprechend liegen nur für wenige Homopolymere Normentwürfe vor.

ISO-Arbeitsgruppen zur Normung von Implantaten

Im Rahmen der ISO-Normungsarbeit zum Thema Implantate gibt es prinzipiell 2 Ansätze:

Normung von Material und Implantat

Normung von Materialien

Zuständig: ISO TC 150 / CEN TC 285.
WG 1: Nichtaktive Implantate
SC 1: Werkstoffe
(WG: Working Group; TC: Technical Committee; SC: Scientific Committee)

Derzeitiger Stand: Bislang keine Werkstoffnorm für resorbierbare Implantatmaterialien.

Normung von Prüfungen

Zuständig: ISO TC 150 / CEN 285.

Derzeitiger Stand: ISO-Normvorschläge, erstellt von DIN-Arbeitskreis Resorbierbare Werkstoffe:
1) ISO/DIS 13781-1995: Implants for surgery: Poly-L-Lactid resins and fabricated forms for surgical implants – In-vitro-degradation testing.
2) ISO/TC 150/SC 1 N 274: Implants for surgery: Copolymers and/or blends based on Polylactide resins and fabricated form for surgical implants – In-vitro-degradation testing.

Biologische Beurteilung von Medizinprodukten

Zuständig: ISO TC 194/CEN TC 206.
 ISO TC 194 WG 1 beschreibt die Allgemeinen Richtlinien über die Testung zur biologischen Beurteilung von Materialien bzw. Produkten (ISO 10993-1-1992 = EN 30993-1-1994):
- indikationsbezogen: Knochen/Blut/Weichteil etc.,
- kontaktzeitabhängig.

 ISO TC 194 WG 2 befaßt sich mit der biologischen Beurteilung der Degradation und der Degradationsprodukte von biostabilen bzw. resorbierbaren Materialien und Produkten aus diesen Materialien:

- Kunststoffen einschließlich Faserverbundwerkstoffen,
- Keramiken,
- Metallen und Legierungen.

Zielsetzung ist die Erstellung von Normen für die Herstellung von relevanten Degradationsprodukten für die biologische Testung.

Normen für biologische Tests, z. B. Zytotoxizität, werden von anderen WG erstellt.

ISO TC 194 WG 13 standardisiert die Prüfungen zur Toxikokinetik an Degradationsprodukten und löslichen Substanzen (ISO DIS 10 993-16).

Erarbeitete Dokumente

ISO TC 194 WG 2

ISO 10 993-9 (TR)- 1994: Biological Evaluation of Medical Devices; Part 9: Degradation of materials related to biological testing. Der technische Bericht faßt die Problematik auf Basis von Literatur und Erfahrung zusammen. Es werden die Degradationsmechanismen beschrieben, sowie die etablierten Testmethoden zur Beurteilung der Degradation von Werkstoffen unterschieden nach Klassen aufgeführt. Der technische Bericht ist nicht als Norm aufgebaut.

Polymere: ISO/CD 10 993-13

Biological Evaluation of Medical Devices – Part 13: Identification and quantification of degradation products from polymers.

Derzeitiger Stand: Der Normenentwurf wurde erstellt, die Abstimmung als „Committee Draft" (CD) verlief positiv. Nach Überarbeitung geht der Entwurf als ISO/DIS voraussichtlich im Juli 96 erneut in Umlauf.

Keramiken: ISO/CD 10 993-14

Biological Evaluation of Medical Devices – Part 14: Identification and quantification of degradation products from ceramics.

Derzeitiger Stand: Normenentwurf wurde im 1. Umlauf abgelehnt, ist derzeit in Überarbeitung.

Metalle: ISO/CD 10 993-15

Identification and quantification of degradation products from uncoated or coated metals and alloys.

Derzeitiger Stand: Normenentwurf wurde im 1. Umlauf abgelehnt, ist derzeit in Überarbeitung.

CEN 206 SC 1 in Zusammenarbeit mit ISO TC 194 WG2

Erstellung eines horizontalen Dokumentes über Degradation: CEN/TC 206 N 237 „Evaluation of biodegradation of medical devices".

ISO TC 194 WG13: Toxikokinetik

ISO/DIS 10 993-16: Toxicokinetic study design for degradation products and leachables.

Derzeitiger Stand: Der Normenentwurf befindet sich noch im Abstimmungsumlauf.

ISO TC 150 SC 1

ISO 13781-1995: Poly-L-Lactid resins and fabricated forms for surgical implants – In-vitro-degradation testing.

Derzeitiger Stand: Der Normenentwurf wurde im August 1995 angenommen und wird ohne Änderungen als Internationaler Standard veröffentlicht.

Inhalt: Die Norm dient dem Vergleich und/oder der Bewertung von Materialien oder Verarbeitungsbedingungen. Zu testen sind das Ausgangsmaterial, das verarbeitete Material oder das Endprodukt.

I. Einlagerungsbedingungen (Tabelle 1):
- Lösung: Phosphatpuffer (Sörensen-Puffer), gemäß EP, pH 7,4,
- Probenanzahl: mindestens 3 pro Testperiode, für statistische Auswertung mehr.

Tabelle 1. Einlagerungsbedingungen für den Degradationstest

	Realtimetest	Beschleunigter Test
Temperatur	37°C	70°C
Zeitpunkte	Mindestens 6	Mindestens 2
Meßintervalle	4, 26, 104 Wochen	Inklusive 24 h und 2 Wochen

II. Generelle Bestimmungsmethoden:
- Masseverlust
- Veränderung des Molekulargewichtes
- Mechanische Tests:
  - Vorkonditionierung bei 37°C,
  - Durchführung, wenn möglich im Wasserbad,
  - Meßmethoden mittels relevanter Normen.

III. Ende des Tests, wenn:
- vorgegebene Zeitpunkte
- 100% Masseverlust, oder
- Grenzbereich 0,1 dl/g für inhärente Viskosität erreicht sind.

IV. Testbericht:
- Testmaterial, Chargennummer, Dimension
- Einlagerungsbedinungen
- Abweichung von pH und Temperatur, falls aufgetreten
- Zeitlicher Verlauf des Masseverlustes
- Zeitlicher Verlauf der Molekulargewichtsveränderung
- Zeitlicher Verlauf der Veränderungen der mechanischen Eigenschaften (mit Angabe der Testparameter) und die Gründe für Testende

ISO/TC 150/SC 1 N 274: Implants for surgery

ISO-Normvorschlag, erstellt von DIN-Arbeitskreis „Resorbierbare Werkstoffe": Implants for surgery: Copolymers and/or blends based on Polylactide resins and fabricated form for surgical implants – In-vitro-degradation testing.

Derzeitiger Stand: Der Normvorschlag wird auf der ISO TC 150-Jahrestagung im Herbst 1996 diskutiert.

Der Normvorschlag baut auf der ISO 13781 (in bezug auf Poly-L-Lactid) auf. Angepaßt an die möglichen Copolymere wurde der Normvorschlag entsprechend weiter gefaßt. Änderungen zur ISO 13781:

Meßintervalle: Mindestens 6 Meßpunkte, die 2, 4, 12, 26 Wochen beinhalten, nur Realtimetest.

Mechanische Tests: Probenkonditionierung:
A) im Wasserbad bei 37°C; 0-Wert: Probe muß vor Test 60 min in destilliertem Wasser bei 37°C gelagert werden,
B) naß bei Raumtemperatur, 10 min nach Entnahme aus Einlagerung.

Meßintervalle: Mindestens 7 Meßpunkte, die folgende Zeiten beinhalten
- schnell resorbierendes Material: 0, 2, 4, 12, 26 Wochen,
- langsam resorbierendes Material: 0, 6, 12, 26, 52 Wochen.

Testende: Wenn vorgegebene Zeit oder 50% Masseverlust erreicht sind.

Testbericht: Zusätzlich muß das Erscheinungsbild der Probe vermerkt werden (z.B., um Schrumpf zu dokumentieren).
   In Anlage C: Beschleunigter Test als Screeningtest
- Temperatur 70°C,
- Testperioden: mindestens 2 Zeiten, z.B. 24 h und 1 Woche.

ISO TC 194 WG 12

ISO/FDIS 10993-12: Biological Evaluation of Medical Devices – Part 12: Sample preparation and reference materials.

Derzeitiger Stand: Die Norm befindet sich in der Schlußabstimmung (voraussichtlich Herbst 1996).

Die Norm definiert die Probenherstellung für biologische Testung von Medizinprodukten.

Im einzelnen sind definiert:
- Probenentnahme,
- Probenvorbereitung,
- Herstellung von Extrakten.

ISO/TC 194/WG 2

ISO/CD 10 993-13: Biological Evaluation of Medical Devices – Part 13: Identification and quantification of degradation products from Polymers.

Probenvorbereitung: entsprechend ISO 10 993-12.

Testlösungen:
1) Hydrolytische Degradation
- Wasser für analytische Labors (ISO 3696: 1987 Qualität 2),
- Phosphatpuffer entsprechend P-L-LA-Norm (ISO 13781-1995): Hydrogencarbonatpuffer.
2) Oxidative Degradation:
- Wasser mit Hydrogenperoxid,
- Fentons Reagenz (J Biomed Mater Res 27: 1409–1418).

Probenanzahl: Mindestens 3 Proben pro Zeitintervall mit Blindprobe.

Masse/Volumen-Verhältnis: Probe/Lösung: 1 : 10.

Beschleunigter Test

Temperatur: 70°C; andere Temperaturen in Abhängigkeit vom Polymer (Glaspunkt, Erweichungspunkt, Schmelztemperatur, Zersetzungstemperatur).

Zeitintervalle: 2 und 60 Tage; andere Zeiten polymer bezogen möglich.

Realtimetest

Temperatur: 37°C.

Zeitintervall: mindestens 1, 3, 6 und 12 Monate.

Messungen wie ISO 13781-1995 (Norm bzgl. P-L-LA).

Auswertung der Ergebnisse beschleunigter Test

Fall 1:
- Kein Masseabbau
- Keine Molekulargewichtsveränderung
    - keine Degradation: Ende des Tests, kein Realtimetest erforderlich.

Fall 2:
- Kein Masseabbau
- Jedoch Molekulargewichtsveränderung meßbar:
    - Testung der Proben, Partikel auf Degradationsprodukte
    - Realtimetest.

Fall 3:
- Masseabbau feststellbar
- Jedoch keine Molekulargewichtsveränderung meßbar:
    - Identifizierung und Quantifizierung der löslichen Substanzen in der flüssigen Phase, Polymer möglicherweise nicht degradiert
    - Realtimetest.

Fall 4:
- Masseabbau und
- Molekulargewichtsveränderung feststellbar
    - Identifizierung und Quantifizierung der löslichen Substanzen und Degradationsprodukte in der flüssigen Phase
    - Realtimetest.

Wird beim Realtimetest eine Degradation festgestellt, werden die Lösungen (nach Abbau) den biologischen Tests zugeführt.

Testreport: Wie ISO 13781-1995 (P-L-LA-Norm).

Ausblick

Die Erstellung der horizontalen Norm in CEN 206 wird in Zusammenarbeit mit ISO TC 194 WG 2 vorrangig weiterbetrieben. Die Erstellung von spezifischen Materialnormen gestaltet sich schwierig wegen der Vielfalt der Polymere/Copolymere bzw. der Metalle und ihrer Legierungen, der Keramikmodifikationen sowie von Verbundmaterialien aus den verschiedenen Klassen. Bislang haben sich nur wenige degradierbare bzw. resorbierbare Polymere klinisch durchgesetzt, die normungswürdig sind. Daher werden die weiterführenden Arbeiten zur Erstellung von Normen v. a. sein, die Methodik zur anwendungsspezifischen Festlegung von Prüfbedingungen zu definieren.

Zusammenfassung

Im Rahmen der EG-weiten Harmonisierung sind Normen zur Garantie der Produktqualität als Sicherheit für den Anwender erforderlich. Die Vereinheitlichung von Zulassungsvorschriften für Medizinprodukte zwingt zur Erstellung von Normen in diesem Bereich. Für degradierbare Polymerwerkstoffe liegen nunmehr Normen als

Entwürfe vor bzw. sind bereits als Norm verabschiedet (Testung von Produkten aus P-L-LA). Der Artikel gibt eine Übersicht über den aktuellen Stand der Normung und eine kurze Zusammenfassung der für resorbierbare Materialien wichtigsten Vorlagen.

Anhang

Übersicht der aktuellen internationalen, europäischen und nationalen Normen auf dem Gebiet „Biologische Prüfung von Medizinprodukten" (Stand Dez. 1995).

A: Internationale Normen

Vom Internationalen Technischen Komitee ISO/TC 194 "Biological evaluation of medical devices" wurden folgende internationale Normen unter dem allgemeinen Titel "Biological evaluation of medical devices" veröffentlicht:

1. ISO 10993-1:1992 — Guidance on selection of tests
2. ISO 10993-2:1992 — Animal welfare requirements
3. ISO 10993-3:1992 — Tests for genotoxicity, carcinogenicity and reproductive toxicity
4. ISO 10993-4:1992 — Selection of tests for interactions with blood
5. ISO 10993-5:1992 — Tests for cytotoxicity: in vitro methods
6. ISO 10993-6:1994 — Tests for local effects after implantation
7. ISO 10993-7:1995 — Ethylene oxide sterilization residuals
8. ISO/TR 10993-9:1994 — Degradation of materials related to biological testing
9. ISO 10993-10:1995 — Tests for irritation and sensitization
10. ISO 10993-11:1993 — Tests for systemic toxicity

Folgende Teile befinden sich in der Schlußabstimmung bzw. im Druck:

11. ISO/FDIS 10993-12:1995 — Sample preparation and reference materials
12. ISO 14155:1995 — Clinical investigation of medical devices

Folgende Normvorhaben werden im Augenblick bearbeitet:

13. ISO/CD 10993-13:1993 — Identification and quantification of degradation products from polymers
14. ISO/CD 10993-14:1995 — Identification and quantification of degradation products from ceramics
15. ISO/CD 10993-15:1995 — Identification and quantification of degradation products from coated and uncoated metals and alloys
16. ISO/DIS 10993-16:1995 — Toxicokinetic study design for degradation products and leachables
17. ISO/WD 10993-17 — Glutaraldehyde and formaldehyde residues
18. ISO/CD 14538:1995 — Guidance on the establishment of permissable limits for residuals using health-based risk assessment
19. ISO/DIS 10993-1:1995 — Evaluation and testing (Revision ISO 10993-1)
20. ISO/CD 10993-4:1995 — Anhang D für ISO 10993-4
21. ISO/NP 10993-5 — Prüfungen auf Zytotoxizität (Revision ISO 10993-5)

B: Europäische Normen

Vom Europäischen Komitee CEN/TC 206 „Biological evaluation of medical and dental materials and devices" wurden folgende Europäische Normen unter dem generellen Titel „Biological evaluation of medical devices" veröffentlicht:

1. EN 30993-1:1994   Guidance on selection of tests (= ISO 10993-1:1992)
2. EN 30993-3:1993   Tests for genotoxicity, carcinogenicity and reproductive toxicity (= ISO 10993-3:1992)
3. EN 30993-4:1993   Selection of tests for interactions with blood (= ISO 10993-4:1992)
4. EN 30993-5:1994   Tests for cytotoxicity: in vitro methods (= ISO 10993-5:1992)
5. EN 30993-6:1994   Tests for local effects after implantation (= ISO 10993-6:1994)
6. EN ISO 10993-7:1995   Ethylene oxide sterilization residuals (= ISO 10993-7:1995)
7. EN ISO 10993-10:1995   Tests for irritation and sensitation (= ISO 10993-10:1995)
8. EN ISO 10993-11:1995   Tests for systemic toxicity (= ISO 10993-11:1993)

Im europäischen Abstimmungsverfahren befinden sich:

1. EN ISO 10993-12:1996   Sample preparation and reference materials (= ISO/FDIS 10993-12:1996)

Harmonisierte europäische Normen:
Von der EU-Kommission wurden folgende Normen als harmonisierte Normen (gemäß § 6 MPG) im Amtsblatt der Europäischen Gemeinschaft bekanntgegeben:
    EN 30993-3, EN 30993-4, EN 30993-5, EN 30993-6.

C: Nationale Normen

Nach der Veröffentlichung als Europäische Norm müssen diese Normen als nationale Normen innerhalb von 6 Monaten publiziert werden. Folgende DIN-Normen sind bisher unter dem allgemeinen Titel „Biologische Prüfung von Medizinprodukten" erschienen:

1. DIN EN 30993-1: Januar 1995   Anleitung für die Auswahl von Prüfungen
2. DIN EN 30993-3: März 1994   Prüfungen auf Gentoxizität, Karzinogenität und Reproduktionstoxizität
3. DIN EN 30993-4: Juni 1994   Auswahl von Prüfungen zur Wechselwirkung von Blut mit Fremdoberflächen
4. DIN EN 30993-5: August 1994   Prüfungen auf Zytotoxizität: In-vitro-Methoden
5. DIN EN 30993-6: Januar 1995   Prüfung auf lokale Effekte nach Implantationen
6. DIN EN ISO 10993-7: Nov.1995   Ethylenoxid-Sterilisationsrückstände

Im Druck befinden sich folgende DIN-Normen:

7. DIN EN ISO 10993-10   Prüfungen auf Irritation und Sensibilisierung
8. DIN EN ISO 10993-11   Prüfungen auf systemische Toxizität

CE-Zulassung von resorbierbaren Implantaten

M. Nagel

BIOVISION GmbH, Merzhauser Str. 112, D-79100 Freiburg

Für die Medizinproduktehersteller hat sich in den letzten Jahren in Deutschland nicht nur durch die Verabschiedung des Gesundheits-Struktur-Gesetzes (GSG) ein verschärfter Wettbewerb ergeben. Auch durch zahlreiche gesetzliche Maßnahmen auf europäischer Ebene sind die Anforderungen in der Produktentwicklung ganz wesentlich gestiegen. Die resorbierbaren Implantate sind davon genauso betroffen, wie andere Bereiche. Im 1. Teil dieses Beitrages werden die gesetzlichen Rahmenbedingungen erläutert. Anschließend wird auf das betreffende Konformitätsbewertungsverfahren (Zulassungsverfahren) eingegangen. Im letzten Teil dieses Beitrages werden die wichtigsten Kapitel des Produktfiles für die Zulassung vorgestellt.

Gesetzliche Grundlagen und Rahmenbestimmungen

Bereits in den 80er Jahren gab es von der Industrie (BVMed) in Zusammenarbeit mit dem Bundesministerium für Gesundheit (BMG) einen Entwurf zu einem Medicalproduktegesetz, der aber vor seiner Veröffentlichung zurückgezogen wurde, weil sich praktisch zeitgleich die EG entschloß, den Bereich Medical Device europaweit rechtlich zu harmonisieren. Auch wenn die gesetzlichen Änderungen teilweise eine Verschärfung bedeuten, ergeben sich aber Vorteile für die Industrie und die Anwender. Die Zulassung eines Produktes erfolgt nicht wie bisher national, sondern gilt für den gesamten EG-Bereich. Damit kann z.B. ein in Deutschland nach CE-Kennzeichnung zugelassenes Produkt auch in Frankreich oder Italien verkauft und angewendet werden.

Die Richtlinie 93/42/EWG des Rates für Medizinprodukte wurde am 14. Juni 1993 verabschiedet. Jedes EG-Mitglied mußte auf dieser Grundlage ein entsprechendes Gesetz verabschieden, um diese EG-Richtlinie in nationales Recht umzusetzen.

In der Bundesrepublik Deutschland wurde mit Wirkung zum 1.1.1995 das Medizinproduktegesetz (MPG) im August 1994 verabschiedet.

Bindend ist dieses Gesetz für die aktiven implantierbaren Medizinprodukte ab dem 1. Januar 1995, für die übrigen Produkte gilt eine Übergangsfrist bis zum 13. Juni 1998. Bis dahin können Medizinprodukte sowohl nach altem Gesetz, aber auch nach dem MPG in Verkehr gebracht werden. Ab dem 14. Juni 1998 dürfen dann nur noch Produkte mit CE-Kennzeichen verkauft und angeboten werden. In das MPG sind viele Regelungen aus dem Arzneimittelgesetz (AMG) übernommen worden. Deshalb unterliegen auch die Produkte, die vorher durch das AMG zugelassen wurden, nun dem MPG. Eine ganze Reihe von Gesetzen und Verordnungen neben dem AMG wurde geändert oder aber, wie z. B. die Medizinische Geräteverordnung (MedGV), ganz außer Kraft gesetzt.

CE-Zeichen

Die Buchstabenkombination CE ist neben den anderen Zeichen der EG (z. B. die Europaflagge) eines der sog. EG-Zeichen (Abb. 1). Es gilt rechtlich als ein Verwaltungszeichen, das den zuständigen Überwachungsbehörden die EG-Konformität und Verkehrsfähigkeit des Produktes im Europäischen Wirtschaftsraum (EWR) anzeigt. Faktisch kommt der CE-Kennzeichnung die Funktion eines Gütesiegels zu, denn im Gegensatz zu anderen Richtlinien, beispielsweise der Richtlinie für Sicherheit von Spielzeug, dient die Richtlinie über Medizinprodukte nicht nur der Produktsicherheit, dem Verbraucherschutz und Gesundheitsschutz, sondern auch der Gewährleistung der Funktionstauglichkeit und Leistungsfähigkeit der Produkte. Die Produkte *müssen* die vom Hersteller vorgegebenen Leistungen erbringen.

Die Buchstabenkombination wurde anfänglich in verschiedenen Staaten mit EG gleichgesetzt (z. B. Comunidad Europea). Die neue offizielle Sprachregelung der Europäischen Kommission gibt vor, daß die Buchstabenkombination *keine* Abkürzung, sondern lediglich ein graphisches Symbol darstellt.

 Abb. 1. Das CE-Zeichen, ein graphisches Symbol der EG. Ein Gütesiegel für Medizinprodukte

Konformitätsbewertungsverfahren

Damit ein Medizinprodukt die CE-Kennzeichnung erlangt, muß ein bestimmtes Konformitätsbewertungs- oder Zulassungsverfahren durchlaufen werden (Artikel 11, 93/42/EWG). Für unbedenkliche Produkte sieht das Gesetz ein einfacheres Verfahren als für kritisch zu bewertende Produkte vor. Deshalb wird jedes Produkt einer bestimmten Klasse zugeordnet, aus der sich dann das anzuwendende Konformitätsbewertungsverfahren ergibt.

Klassifizierung

In der EG-Richtlinie 93/42/EWG sind im Anhang IX die Klassifizierungskriterien für jedes Produkt dargelegt. Die Produkte werden in die Klassen I, IIa, IIb, und III eingeteilt. Die Klassifizierungsregeln basieren auf der Verletzbarkeit des menschlichen Körpers und berücksichtigen die potentiellen Risiken in Zusammenhang mit der technischen Auslegung der Produkte und ihrer Herstellung. Das Konformitätsbewertungsverfahren ist um so aufwendiger, je höher die Klassifizierung eines Produktes ist. Die resorbierbaren Implantate werden nach Regel 8 (Anhang IX) der Klasse III zugeordnet und unterliegen damit den höchsten Anforderungen.

Vollständiges Qualitätssicherungssystem

Für die Klasse-III-Produkte kommen prinzipiell 3 der 12 Zulassungsverfahren in Betracht, wobei das Verfahren nach dem Anhang II (= vollständiges Qualitätssicherungssystem) das Verfahren der Wahl für die CE-Kennzeichnung der resorbierbaren Implantate ist. Bei allen Konformitätsbewertungsverfahren für die Klasse-III-Produkte wird sowohl die Herstellung als auch die Produktauslegung von der benannten Stelle geprüft. Damit ein Unternehmen den Anforderungen des vollständigen Qualitätsicherungssystems gerecht wird, muß eine Zertifizierung gemäß der Normenreihe nach DIN 9000/46000 erfolgen. Parallel dazu erfolgt eine Überprüfung der Produktauslegung. Die Dokumentation der produktspezifischen Daten wird in einem separat geführten Zulassungsfile oder Device-Master-Record (DMR) geführt.

Managementhandbuch

Der allgemeine Teil des Qualitätssicherungssystems (nach DIN 9001/46001) wird durch die Erstellung eines entsprechenden Qualitätssicherungs-, oder besser, Managementhandbuches abgedeckt. In diesem Handbuch sind die allgemeinen und übergeordneten Abläufe und Prozesse (Abb. 2) des Unternehmens dargestellt. Essentielle Bestandteile sind z. B.:

- Qualitäts- und Unternehmensziele
- Organisation
- Steuerung und Kontrolle der Produktauslegung (Entwicklung)
- Qualitätssicherung bei der Herstellung (Produktion)
- Kennzeichnung und Rückverfolgbarkeit

Dabei sollte das Handbuch nicht nur ein Papier bleiben, sondern auch von den Mitarbeitern gelebt werden. Unternehmensabläufe lassen sich dann effektiver gestalten, und es werden beispielsweise durch eine saubere Dokumentation von Forschungsergebnissen in der Entwicklungabteilung Wiederholungen vermieden.

Das Managementhandbuch (Abb. 2) ist kein starres Dokument, das einmal erstellt wird. Im Gegenteil: Verbesserungen sind erwünscht und müssen entsprechend eingearbeitet werden.

Device Master Record-Zulassungsfile

Alle das Produkt betreffenden Details werden in einem Produktordner, dem Device Master Record (DMR), geführt. Die Gliederung und Inhalte eines solchen Files sind nicht vorgeschrieben, haben sich aber an den grundlegenden Anforderungen gemäß Anhang I der EWG-Richtlinie zu orientieren. Die wichtigsten Inhalte des DMR werden im folgenden kurz beschrieben:

Vertrieb, Vertriebsinnendienst

4.9 Angebotsbearbeitung

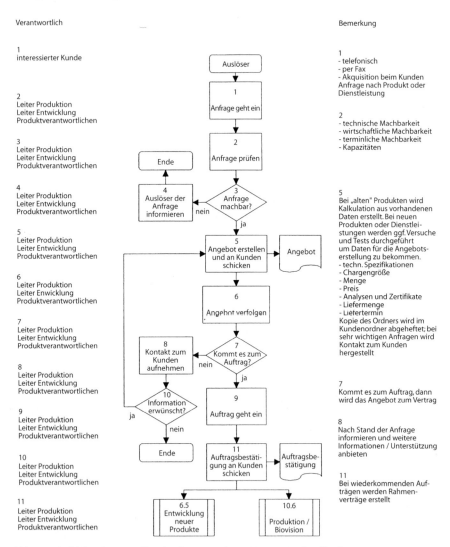

Abb. 2: Beispiel für eine Prozeßbeschreibung aus einem Managementhandbuch

Auslegungs- und Leistungsdaten

Die exakte Produktspezifikation u. a. mit der Spezifikation des Ausgangsmaterials sollte hier beschrieben sein. Dazu gehören bei den resorbierbaren Implantaten auch die Dokumentation der In-vitro-Studien (Abbautests, Biokompatibilitätsuntersu-

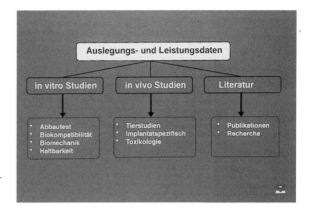

Abb. 3: Die Auslegungs- und Leistungsdaten bilden den zentralen Punkt im Device Master Record

chungen, Biomechanik) und In-vivo-Untersuchungen, wie Tierstudien oder implantatspezifische Studien. Die Dokumentation der Rohdaten kann, muß nicht im DMR erfolgen; es reicht ein Verweis auf die entsprechenden Fundstellen.

Unterstützend für die Erlangung der CE-Kennzeichnung kann auch der Hinweis auf diverse Literatur oder evtl. eigene Publikationen sein. Auch diese Dokumente wären bei den Auslegungs- und Leistungsdaten abzulegen (Abb. 3).

Varianten

Die Zulassung erfolgt nicht nur für ein einzelnes Implantat, sondern kann für eine ganze Produktgruppe angestrebt werden. Beispielsweise können Stifte bzw. Pins, die aus dem gleichen Werkstoff bestehen, aber unterschiedliche Größe und Designs haben, in einem Schritt zugelassen werden. Voraussetzung ist der Nachweis der Funktionserfüllung des einzelnen Implantatdesigns.

Geplante Varianten, die sich beispielsweise nur im Durchmesser von einem bereits bestehenden Stift unterscheiden, sollten berücksichtigt werden.

Risikoanalyse

Einen guten Leitfaden für die Durchführung einer Risikoanalyse bietet die Norm EN 1441. Gemäß dieser Norm werden im ersten Abschnitt das Produkt und die Anwendung allgemein beschrieben. Die daraus resultierenden möglichen Gefährdungen unterschiedlicher Art lassen sich nach biologischen Gefährdungen, Gefährdungen durch die Umwelt und Anwendungsfehlern gliedern. Jedes einzelne Risiko wird nach Eintrittswahrscheinlichkeit und Akzeptabilität eingeschätzt.

Die Beschreibung der Maßnahmen, die zur Reduktion des Risikos führen, werden im einzelnen dargelegt. Dort, wo keine Maßnahmen zur Abwendung des Risikos ergriffen werden können, reicht ein entsprechender Hinweis. Zum Abschluß erfolgt eine Beurteilung des verbleibenden Restrisikos mit einer Stellungnahme, ob ein Einsatz des Produktes verantwortbar ist.

Angewandte Gesetze und Normen

Es besteht grundsätzlich keine Pflicht für die Unternehmen, auf der Basis von Normen bzw. harmonisierten Normen zu arbeiten und sie anzuwenden. Es können auch firmeninterne Standards verwendet werden. Die Zulassungsstelle geht allerdings bei der Anwendung der Normen davon aus, daß damit die Bedingungen für eine korrekte Produktauslegung im Sinne der grundlegenden Anforderungen erfüllt sind. Von daher ist es sinnvoll, soweit möglich auf bestehende Normen zurückzugreifen und damit auf die angewandten Normen und Gesetze hinzuweisen.

Die deutschen Normgremien (DIN und VDE) setzen die harmonisierten europäischen Normen, deren Fundstellen im Amtsblatt der Europäischen Gemeinschaft bekannt gegeben werden, in deutsche harmonisierte Normen um.

Eine Checkliste, die auf der Basis der grundlegenden Anforderungen nach Anhang I der EWG-Richtlinie 93/42 erstellt wird, zeigt dem Notified Body (Zulassungsstelle), daß jeder Punkt der grundlegenden Anforderungen beachtet wurde.

Klinische Daten

Die Dokumentation der klinischen Daten, sofern sie nicht anhand von Literatur belegt wird, sollte gemäß der Norm EN 540 (Klinische Prüfung von Medizinprodukten am Menschen) erfolgen. Diese Norm entstand in enger Anlehnung an den internationalen Standard der klinischen Prüfung bei Arzneimitteln. Grundsätzlich sind für eine klinische Prüfung Prüfplan, Dokumentationsbogen und Patientenaufklärung notwendig, die vor Start durch eine registrierte Ethikkommission begutachtet werden müssen. Erst nach Ethikvotum, Abschluß einer Patientenversicherung und Anmeldung bei der zuständigen Behörde darf mit der Studie begonnen werden. Nach Beendigung und Auswertung der Studie muß der Abschlußbericht vom klinischen Leiter der Studie und allen beteiligten Prüfärzten unterschrieben werden.

Erfüllung der Zweckbestimmung

Ein fertig entwickeltes Produkt muß nicht zwangsläufig mit dem bei der Produktentwicklung gestellten Anforderungsprofil übereinstimmen. Häufig sind Kompromisse bezüglich Handling und Kosten notwendig, so daß vom anvisierten Ideal abgewichen werden muß. Deshalb ist eine Gegenüberstellung der Anforderungen und der tatsächlichen Leistungsfähigkeit des Produktes notwendig. Ebenso wichtig ist die Überprüfung und der Nachweis, daß im Zusammenspiel von Instrumentarium und Produkt eine einwandfreie Funktion gewährleistet ist.

Neben diesen wichtigen Abschnitten des DMR gibt es noch eine Reihe von Punkten, die sich nach Überprüfung der grundlegenden Anforderungen ergeben. Bei der Zulassung von mehreren Produkten empfiehlt sich ein einheitlicher Aufbau des DMR in Form einer Standardarbeitsanweisung (SOP).

Literaturverzeichnis und Anmerkungen

Hill R, Schmitt J M (1996) Wiesbadener Kommentar zum Medizinproduktegesetz. Chemielorz Wiesbaden

Sander A (1977/1995) Arzneimittelrecht. Kohlhammer, Köln

Gesetz über Medizinprodukte (Medizinproduktegesetz – MPG) vom 2. August 1994
Richtlinie 93/42/EWG des Rates vom 14. Juni 1993 über Medizinprodukte
EN 46001 Qualitätssicherungssysteme – Medizinprodukte – Besondere Anforderungen für die Anwendung von EN 29001 (9001)
EN 46002 Qualitätssicherungssysteme – Medizinprodukte – Besondere Anforderungen für die Anwendung von EN 29002 (9002)
EN 540 Klinische Prüfung von medizinischen Geräten für Versuchspersonen
EN 1441 Medizinprodukte – Risikoanalyse

TEIL II

Bearbeitung und Modifizierung von Polymeren

Verarbeitung resorbierbarer Kunststoffe durch Einsatz der Gasbeladungstechnik

W. Michaeli, S. Seibt und O. Pfannschmidt

Institut für Kunststoffverarbeitung, RWTH Aachen, D-52056 Aachen

Einleitung

Resorbierbare Polymere werden im Körper primär durch Hydrolyse abgebaut und anschließend metabolisiert. Sie sind daher für alle die medizinischen Anwendungen geeignet, bei denen ein nur temporärer Einsatz des Implantates erforderlich ist. Resorbierbare Implantate können beispielsweise als Fixationselemente im Bereich der Osteosynthese dienen, darüber hinaus lassen sie sich auch als Wirkstoffträger einsetzen. Diese Einsatzgebiete erfordern zum einen eine hinreichend hohe Festigkeit, um von außen aufgebrachten Belastungen standhalten zu können. Zum anderen muß eine homogene Verteilung der in die polymere Matrix eingebrachten Wirkstoffe gewährleistet sein. Das Eigenschaftsprofil des Implantats kann durch Wahl eines geeigneten Werkstoffes sowie einer adäquaten Verarbeitungstechnik beeinflußt werden.

Im folgenden werden 2 innovative Verarbeitungsverfahren vorgestellt, deren Anwendung sich insbesondere im Falle resorbierbarer Kunststoffe empfiehlt und die am Institut für Kunststoffverarbeitung, Aachen, entwickelt wurden [4, 8]. Diesen beiden Verfahren ist der Einsatz der sog. Gasbeladungstechnik gemein.

Die Anforderung an die im Bereich der Urformung resorbierbarer Kunststoffe einzusetzenden Verarbeitungstechnik ist eine möglichst niedrige Prozeßtemperatur. Diese minimiert den bei den hier betrachteten Polylactiden thermisch initiierten Molekulargewichtsabbau, was sich in verbesserten mechanischen Eigenschaften des Implantats widerspiegelt [5]. Des weiteren wird erst durch die Wahl niedriger Prozeßtemperaturen eine Einarbeitung thermisch sensitiver Wirkstoffe ermöglicht. Die Zugabe niedermolekularer Substanzen zu Kunststoffen mit dem Ziel einer zu tieferen Temperaturen verschobenen Plastifizierung bietet sich an. Hierbei muß allerdings Berücksichtigung finden, daß ein konventionelles, vor der Verarbeitung zugesetztes Additiv auch im Endprodukt selbst eine plastifizierende und damit festigkeitsmindernde Wirkung besitzt. Toxische Unbedenklichkeit und eine nur temporäre, während der Verarbeitung zu verzeichnende Wirkung sind somit die Randbedingungen, denen man bei der Wahl des entsprechenden Additivs Rechnung tragen muß.

Ein Zuschlagstoff, der diesen Anforderungen gerecht wird, ist Kohlendioxid. Fügt man dem Kunststoff eine hohe Konzentration an Kohlendioxid zu, führt dies zu einer signifikanten Absenkung der Glasübergangstemperatur [10]. Die Beladung des Polymeren mit Kohlendioxid und damit die Herabsetzung der Erweichungstemperatur erfolgt in einer Druckkammer; der kennzeichnende Mechanismus dieser Prozeßphase ist der einer Absorption.

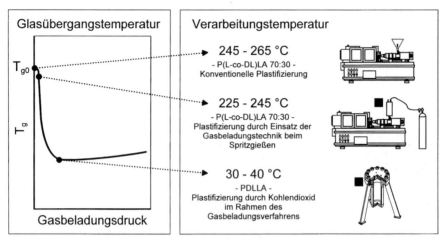

Abb. 1. Verarbeitung resorbierbarer Kunststoffe durch Einsatz der Gasbeladungstechnik

Das Polymer wird einer unter hohem Druck stehenden Kohlendioxidatmosphäre ausgesetzt. Abhängig vom Gasbeladungsdruck und damit von der Konzentration absorbierten Gases können stark differierende Glasübergangstemperaturen und Verarbeitungstemperaturen erzielt werden (Abb. 1). Unbeladenes Polymergranulat läßt sich bei Verarbeitungstemperaturen um 250°C urformen. Eine nur geringfügige Beladung des Granulatkorns vor der Verarbeitung ermöglicht eine Plastifizierung im Rahmen des Spritzgießprozesses schon bei Temperaturen von 235°C [9]. Steigert man die im Polymeren gelöste Gaskonzentration weiter, läßt sich das resorbierbare Polymer bereits bei Temperaturen um 35°C urformen; ohne aufwendige Temperierung, in dem Autoklaven selbst und im Rahmen des dann sog. Gasbeladungsverfahrens [6].

Verarbeitung von resorbierbaren Kunststoffen mit Hilfe von überkritischem CO_2 im Rahmen des Gasbeladungsverfahrens

Charakteristikum des Gasbeladungsverfahrens ist, daß der zu verarbeitende Kunststoff nahezu ausschließlich durch das absorbierte Gas plastifiziert wird.

Anlagentechnik

Der Formgebungsprozeß erfolgt in einer Hochdruckbegasungsanlage, die in 3 wesentliche Bereiche eingeteilt werden kann. Der Niederdruckbereich dient als Reservoir für das Begasungsmedium Kohlendioxid. Die Druckerhöhungseinheit gewährleistet eine Kompression des Gases auf Drücke von bis zu 250 bar. Im Hochdruckbereich stellt der temperierte Autoklav mit Druck- und Temperatursensorik den erforderlichen Arbeitsraum zur Verfügung, um die Formgebungseinheiten wie Preß- bzw. Einspritzaggregat aufnehmen zu können. Eine wesentliche Baugruppe der Hochdruckbegasungsanlage ist der Vordruckregler mit Stellmotor. Dieser wird von einem elektronischen Regler angesteuert, um eine exakte Prozeßführung in der kritischen, die Formteilmerkmale wesentlich beeinflussenden Phase, der Druckentlastungsphase, zu erlauben.

Werkzeugtechnik

Der Formgebungsprozeß erfolgt, wie bereits erwähnt, in dem Autoklaven der Hochdruckbegasungsanlage. Die eingesetzten Formgebungseinheiten, das Preß- bzw. Einspritzaggregat, wurden eigens für das Gasbeladungsverfahren entwickelt. Die Prozeßschritte beider Einheiten entsprechen einander: Die Formgebungseinheit wird mit Polymer befüllt, Federn werden bis zum Erreichen des erforderlichen Preß- bzw. Einspritzdrucks gespannt. Anschließend wird die Formgebungseinheit in dem Autoklaven der Hochdruckbegasungsanlage positioniert. Während der Verflüssigung des Kunststoffs durch die CO_2-Druckbeaufschlagung erfolgt die Formgebung.

Nach der abschließenden Druckentlastungsphase kann das Formteil aus der entsprechenden Formgebungseinheit entnommen werden.

Das entwickelte Preßwerkzeug erlaubt die Herstellung von Folien mit einem Durchmesser von 100 μm. Um die Be- und Entgasung des Kunststoffs im Werkzeug gewährleisten zu können, wird Sintermetall als Formplattenwerkstoff verwendet. Die Formplatten wiederum werden durch spezielle Trennmembranen vom eingefüllten Polymerpulver getrennt. Die mit dieser Preßeinheit hergestellten Folien können in Abhängigkeit von der Prozeßführung eine mikrozellige oder kompakte Struktur aufweisen. Die Abb. 2a zeigt exemplarisch eine mikrozellige Folienstruktur, die Poren in der Größenordnung von 5–50 μm aufweist, die Abb. 2b die Mikroskopieaufnahme einer Folie mit kompakter Struktur.

Während das Preßwerkzeug die Herstellung von Folien erlaubt, wurde für die Herstellung von komplexen Formkörpern eine Einspritzeinheit entwickelt. Diese ist den Prinzipien einer Spritzgießmaschine angelehnt, arbeitet aber innerhalb des Druckbehälters der Hochdruckbegasungsanlage. Die Einspritzeinheit hat die Aufgabe, das Polymer während der Begasung aufzunehmen und über eine Feder den nötigen Fülldruck von bis zu 10 bar zur Verfügung zu stellen. Das plastifizierte Polymer wird dann in das an die Einspritzeinheit angeflanschte Werkzeug eingespritzt. Die Formplatten werden hier wie beim Spritzgießen von 2 Aufspannplatten gehalten. Der Formplattenwerkstoff muß sowohl den besonderen Randbedingungen des Verfahrens als auch den medizinischen Anforderungen Rechnung tragen. Eine der Anforderungen des Gasbeladungsverfahrens an das Werkzeug ist, daß die Diffusion in die Form während der Gasbeladung und die Desorption aus der Form während der Druckentlastungsphase möglichst nicht behindert wird. Eine andere Anforderung ist, daß das Werkzeug einerseits formstabil gegen den Aufschäumdruck in der Kavität sein muß, aber andererseits flexibel genug, um auch Hinterschneidungen leicht entformen zu können. Aus medizinischer Sicht muß das Werkzeugmaterial toxisch unbedenklich sein, um eine Kontaminierung des Implantates während der Formgebung auszuschließen.

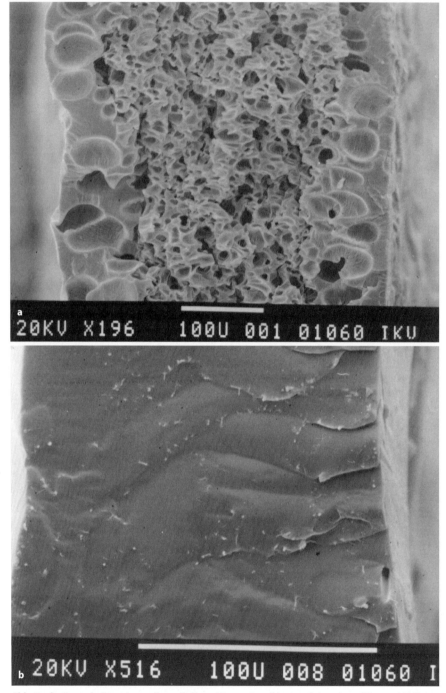

Abb. 2a, b. Querschnitt **a** einer mikrozellulären (V = 196) und **b** einer kompakten (V = 204) Folie

Wirkstoffinkorporation

Neben der Erzeugung mikrozelliger Strukturen in einem resorbierbaren Implantat ist für den Mediziner eine weitere Option von besonderer Bedeutung, die sich aus der niedrigen Prozeßtemperatur des Gasbeladungsverfahrens ergibt.

Es ist dies die Möglichkeit, thermisch empfindliche Zusätze in beliebig geformte Implantate zu inkorporieren. Neben Antibiotika stellen insbesondere Wachstumsfaktoren ein interessantes „Additiv" zum resorbierbaren Polymer dar. Durch Integration solcher wachstumsregulierender Stoffe in Implantaten kann das Nachwachsen des Knochengewebes, das das Implantat nach seiner Resorption ersetzen soll, gezielt gefördert werden. Während die thermische Schädigung dieser Proteine bekannt ist, muß zunächst die wichtige Frage geklärt werden, ob Wachstumsfaktoren unter den Prozeßbedingungen des Gasbeladungsverfahrens denaturieren und dadurch ihre biologische Aktivität verlieren.

Die Abb. 3a zeigt als Parameter der biologischen Aktivität die Syntheseleistung einer Zellkultur. Unter der Kontrolle versteht man hier die gemessene Syntheseleistung ohne Zugabe von Wachstumsfaktoren. Die übrigen Säulen geben die durch Zugabe unterschiedlichster Proteine erzielte Stimulation dieser Syntheseleistung

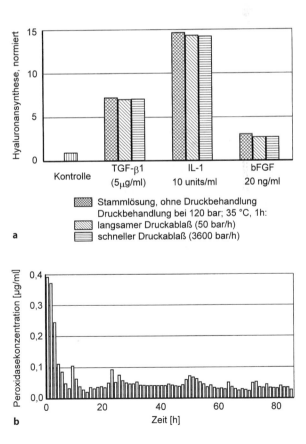

Abb. 3a, b. Biologische Aktivität und Freisetzungskinetik

wieder. Die jeweils 2. und 3. Säule jeden Blocks repräsentiert die Stimulation der Syntheseleistung durch Proteine, die den typischen Prozeßbedingungen des Gasbeladungsverfahrens ausgesetzt waren. Ohne auf Details einzugehen, zeigt die Tatsache, daß die 3 Säulen eines jeden Blocks bei allen untersuchten Proteinen annähernd gleich hoch sind, daß die biologische Aktivität von Proteinen durch das Gasbeladungsverfahren nicht beeinträchtigt wird [3].

Daß Proteine auch die Formgebung im Gasbeladungsverfahren, als Additiv zum Polymer, überstehen, zeigt Abb. 3b, in der die Freigabe eines Proteins, der Peroxidase, aus einer mikrozelligen Folie dargestellt ist. Nach einer initial hohen Freisetzung wird im weiteren Verlauf über eine wie gewünscht lange Zeit ein konstanter Wirkstoffpegel aufrecht erhalten [1]. Das Protein kann also, während das Implantat eine stützende Funktion z. B. am Knochen ausübt, kontinuierlich das Nachwachsen von Knochen oder anderem Gewebe fördern.

Spritzgießen resorbierbarer Kunststoffe durch Einsatz der Gasbeladungstechnik

Mit dem Gasbeladungsverfahren wird eine Verarbeitungstechnik vorgestellt, deren Anwendung voraussetzt, daß der zu verarbeitende Kunststoff eine hohe Konzentration an Kohlendioxid aufweist. Wie bereits einleitend erwähnt, führt aber auch schon ein geringer Gasgehalt zu einer signifikanten Beeinflussung der Übergangstemperaturen und -wärmen von Polymeren. So werden Glasübergangstemperatur und die Schmelzwärme derart erniedrigt, daß eine geringere Verarbeitungstemperatur im Spritzgießprozeß möglich wird.

Thermoanalyse

Am Beispiel eines teilkristallinen Polymers (PLLA) konnte die qualitative Änderung der Glasübergangstemperatur und des Rekristallisationsverhaltens mit Hilfe von DSC-Messungen, die unter CO_2-Druckbeaufschlagung durchgeführt wurden, festgestellt werden. Die Messungen erfolgten bei gleichen Drücken, aber unter Variation der Sorptionszeit (hier: Dauer der Druckbeaufschlagung *vor* Start der Messung). Eine Erhöhung der Sorptionszeit führt aufgrund der geringen Diffusionsgeschwindigkeit bei niedrigen Temperaturen zu einem erhöhten Gasgehalt. Es zeigt sich, daß sowohl der Glasübergang als auch die Nachkristallisation bei steigendem Gasgehalt zu niedrigeren Temperaturen hin verschoben werden kann. Darüber hinaus finden Glasübergang und Nachkristallisation über einen größeren Temperaturbereich statt. Dies ist gleichfalls ein Anzeichen für eine durch das CO_2 bewirkte erhöhte Kettenbeweglichkeit sowie für die Nukleierungseigenschaften von Kohlendioxid, die auch zu einer gezielten Beeinflussung des Kristallisationsverhaltens ausgenutzt werden könnten [7].

Die Abb. 4 zeigt, gleichfalls für das teilkristalline PLLA, die quantitative Abhängigkeit der Schmelztemperatur und der Schmelzwärme vom Begasungsdruck bei der Druck-DSC. Bei den hohen Temperaturen ist die Diffusionsgeschwindigkeit so groß, daß durch unterschiedliche Beladungszeiten keine reproduzierbare Differenz des Gasgehaltes erreicht wird, weshalb hier der Druck variiert wurde. Ein höherer Druck

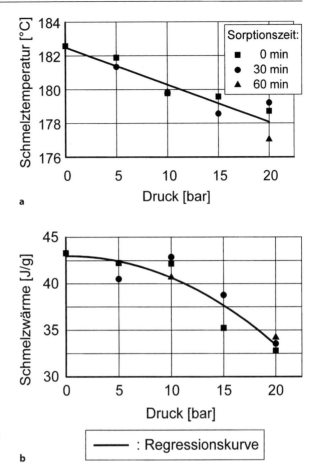

Abb. 4a, b. Beeinflussung des Schmelzverhaltens von Polylactid durch CO_2

entspricht also einem höheren Gasgehalt. Da kristalline Bereiche als diffusionsdicht gelten, ist es nicht verwunderlich, daß die Schmelztemperatur nur unwesentlich um etwa 4°C abgesenkt wird. Trotzdem unterstützt das im Kunststoff gelöste Gas das Aufschmelzen bei Erreichen der Schmelztemperatur und führt zu einer signifikanten Reduzierung der benötigten Schmelzwärme (bis zu 23%).

Rheologisches Werkstoffverhalten

Die Ergebnisse der thermischen Analysen lassen erwarten, daß im Kunststoff gelöstes Gas zu einer Verbesserung des Fließverhaltens führt. In Abb. 5a ist die Auswirkung des Plastifiziereffektes auf die Viskosität von Poly-L-Lactid wiedergegeben. Danach entspricht eine Kohlendioxidbeladung (hier: 20 h, 10–20 bar) einer Viskositätserniedrigung wie bei einer Temperaturerhöhung um ca. 10–15°C. Die mit dem Hochdruckkapillarrheometer ermittelten Werte können jedoch nur als qualitative Bestätigung des viskositätserniedrigenden Effektes von Kohlendioxid dienen. Eine

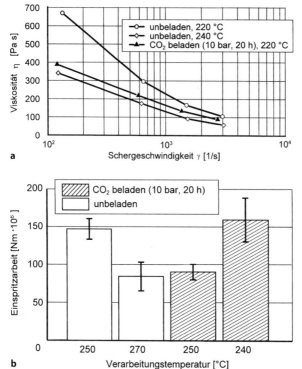

Abb. 5a, b. Viskosität (**a**) und Einspritzarbeit (**b**) mit und ohne Gasbeladung

quantitative Verwertung der Meßergebnisse hinsichtlich des Einflusses des Gasgehaltes und die Übertragung der Ergebnisse auf die realen Verhältnisse beim Spritzgießen ist nicht uneingeschränkt möglich. Beispielsweise wird durch die unterschiedlich hohen, nicht meßbaren Desorptionsverluste vor und während der Versuchsdurchführung die Beurteilung des tatsächlichen Gasgehaltes erschwert. Desorption tritt am Rheometer insbesondere beim Befüllen und während der Aufheizphase auf. Insofern sind die Verhältnisse bei den Viskositätsmessungen im Vergleich zu denen beim Spritzgießen ungünstiger einzustufen.

Spritzgießversuche

Die Anwendung der Gasbeladungstechnik im Rahmen des Spritzgießverfahrens sieht vor, daß das Polymer noch vor seiner Verarbeitung und im festen Zustand mit Kohlendioxid beladen wird. Die Beladung des Granulats erfolgt hierbei in einem als Druckpatrone ausgelegten Vorratsbehälter, der später als Einfülltrichter der Spritzgießmaschine dient. Nach Sättigung des Polymers wird die Druckpatrone am Einzug der Spritzgießmaschine montiert und dann das gasbeladene Granulat verarbeitet [9].

Der Gasgehalt im zu verarbeitenden Polymer stellt eine zentrale Einflußgröße dar. Er muß gerade groß genug sein, um eine signifikante Beeinflussung des Fließverhaltens zu bewirken. Andererseits darf nicht zu viel Gas im Polymer gelöst sein, da sonst das Prozeßverhalten negativ beeinflußt wird und ungewollt Blasen im Formteil entstehen können.

Die Spritzgießversuche wurden mit einer Maschine der Fa. Ferromatik Milacron mit der Bezeichnung FX25 durchgeführt. Diese Maschine ist aufgrund der modifizierten Einspritzeinheit, bei der eine axial feststehende Schnecke die Plastifizierung und ein Kolben das Einspritzen übernimmt, insbesondere für die Herstellung von Kleinteilen geeignet. Mit Hilfe des Meßwerterfassungssystems PROMON [2] wurden neben dem Werkzeuginnendruck der Hydraulikdruck und der Kolbenweg aufgezeichnet.

Die durchgeführten Versuche machen deutlich, daß die Einspritzarbeit beim beladenen Kunststoff um 40 % geringer ausfällt als beim unbeladenen Kunststoff. Es zeigt sich ferner, daß auf eine Gasbeladung vor der Verarbeitung nicht verzichtet werden kann, da allein ein Spülen der Einzugszone eine nicht hinreichend hohe Konzentration an Kohlendioxid in den Kunststoff eindiffundieren läßt. Weiterhin erwies sich, daß eine Verarbeitungstemperaturerhöhung von 250 °C auf 270 °C dem Effekt entspricht, der allein durch eine Gasbeladung hinsichtlich der Einspritzarbeit erreicht wird (Abb. 5b). Die durchgeführten Versuche belegen, daß eine signifikante Verringerung der Verarbeitungstemperatur von 250 °C als vormals untere Grenze bis auf 240 °C hinab durch die Gasbeladung möglich wird.

Schlußfolgerung

Abschließend läßt sich zusammenfassen, daß sowohl das Gasbeladungsverfahren wie auch der Einsatz der Gasbeladungstechnik im Bereich des Spritzgießens interessante Möglichkeiten zur Verarbeitung resorbierbarer Kunststoffe aufzeigen. Die Einarbeitung thermisch sensitiver und biologisch wirksamer Substanzen mit Hilfe des Gasbeladungsverfahrens ist prinzipiell ebenso möglich wie eine schonendere Verarbeitung der resorbierbaren Kunststoffe innerhalb des Spritzgießverfahrens.

Literatur

1. Bartsch G (1996) Dissertation, Medizinische Klinik I, RWTH Aachen (in Vorbereitung)
2. Gierth M, Wybitul K (1996) Handbuch zur Meßdatenerfassungs- und -verarbeitungssoftware PROMON. Gierth & Wybitul Ingenieurgesellschaft, Baesweiler
3. Haubeck H (1995) Ergebnisbericht 1/95. Unveröffentlichter Ergebnisbericht, Institut für Klinische Chemie und Pathobiochemie, RWTH Aachen
4. von Oepen R (1994) Entwicklung spezieller Maschinen- und Verarbeitungstechniken zur Herstellung resorbierbarer Implantate. Dissertation, RWTH Aachen
5. Offergeld HJ (1990) Verarbeitung von resorbierbaren Kunststoffen. Dissertation, RWTH Aachen
6. Pfannschmidt O (1994) Verfahren zur Herstellung mikrozelliger Schäume aus resorbierbaren Kunststoffen durch Begasung mit Kohlendioxid. Unveröffentlichte Studienarbeit, IKV Aachen (Betreuer: S. Seibt)
7. Romberg V (1994) Auswirkungen einer Gasbeladung auf thermische Eigenschaften und Fließverhalten von Polylactid. Unveröffentlichte Diplomarbeit, IKV Aachen (Betreuer: S. Seibt)
8. Seibt S (1996) Grundlagen und Anwendung der Gasbeladung resorbierbarer Polyester. Dissertation, RWTH Aachen
9. Stojek M (1995) Auswirkungen einer Gasbeladung auf das Fließverhalten von Polylactid. Unveröffentlichte Diplomarbeit, IKV Aachen (Betreuer: S. Seibt)

10. Wang WCV, Kramer EJ, Sachse WH (1982) Effects of High-Pressure CO_2 on the Glass Transition Temperature and Mechanical Properties of Polystyrene. J Polym Sci Polym Phy Ed 20: 1371–1384

Danksagung: Die Untersuchungen wurden durch das Bundesministerium für Wirtschaft über die Arbeitsgemeinschaft industrieller Forschungsvereinigungen e. V. finanziell gefördert. Beiden Institutionen sei für diese Förderung herzlich gedankt.

Materialeigenschaften von blockpolymerisiertem und spritzgegossenem PLLA im Vergleich

J. Eitenmüller[1], D. Müller[2], A. Dávid[2], A. Pommer[2] und G. Muhr[2]

1 St. Rochus Hospital, Glückaufstraße 10, D-44775 Castrop-Rauxel
2 Berufsgenossenschaftliche Kliniken Bergmannsheil, Bürkle-de-la-Camp-Platz 1, D-44789 Bochum

Einleitung

Neben den herkömmlichen Herstellungsverfahren (Blockpolymerisation = BP), bei dem aus Kalotten entsprechende Formkörper herausgefräst werden, existieren für Poly-L-Lactid alternative Produktionsmethoden, wie z. B. das Spritzgußverfahren (IM). Das Spritzgießen des PLA ist jedoch eine anspruchsvolle Technologie. Wegweisende Erkenntnisse über die physikalisch-chemischen Grundlagen konnten erst in den letzten 6 Jahren gewonnen werden [2]. Aus ökonomischen Gründen wird heute das Spritzgußverfahren vorgezogen. Außerdem ist die Formgebung entsprechend der Anatomie erheblich einfacher. Zur Untersuchung stand jedoch noch ein materialkundlicher Vergleich der chemisch identischen Polylactide an.

Material und Methode

Aus Kalotten wurden Proben der Größe H = 2 mm, B = 3 mm, L = 25 mm unter Druckluftkühlung herausgefräst und anschließend trocken gelagert (BP). Es wurden außerdem Proben aus spritzgegossenem PLLA in Anlehnung an DIN 53452 hergestellt. Das Spritzgußverfahren wurde an einer Spritzgußmaschine des Typs Klöckner-Ferromatic-Desma FX 25 am Institut für Kunststoffverarbeitung der RWTH Aachen aus dem resorbierbaren Resomer L 210 durchgeführt.

Ein Spezialwerkzeug diente zur Herstellung von Proben mit höherer (IMH)- und niedriger (IML)-Orientierung der Molekularstruktur. Hierbei wurden von einem zentralen Anguß aus zunächst 4 Proben angespritzt (IMH), die durch einen kleinen Querschnitt mit weiteren 4 Proben (IML) verbunden waren, so daß die ersteren bis in die Nachdruckphase durchströmt wurden (Abb. 1). Zur Untersuchung der Materialeigenschaften diente der 3-Punkt-Biegeversuch in Anlehnung an DIN 53452 [3], die Dauerbiegebelastung sowie die Bestimmung des Molekulargewichts. An einer Standardapparatur (UTS 10, Abb. 2) führten wir den 3-Punkt-Biegeversuch mit einer Stützweite von 20 mm und einem kraftgeregelten Vorschub von 2 N/s bis zum Bruch oder aber bis zu einer Durchbiegung von 6 mm durch. Aus den Ergebnissen errechnete der integrierte Computer die Biegefestigkeit, den Elastizitätsmodul und die

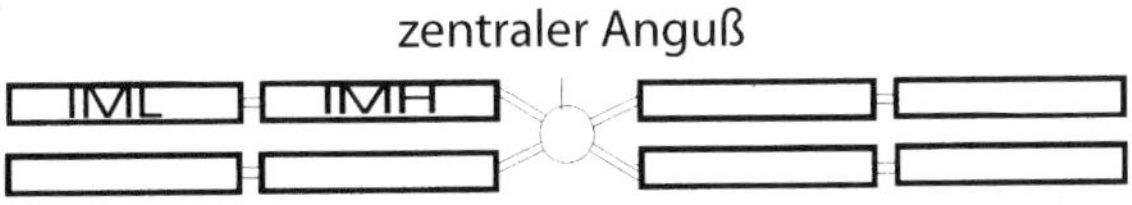

Abb. 1. Schematische Darstellung des Spritzgußwerkzeugs

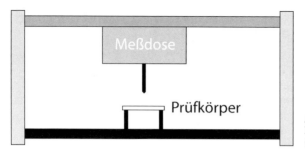

Abb. 2. Schematische Darstellung der Materialprüfmaschine (UTS 10)

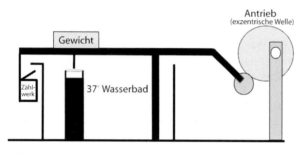

Abb. 3. Schematische Darstellung eines Segmentes der Schwelldruckbelasungsmaschine

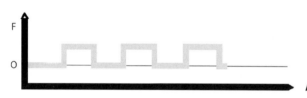

Abb. 4. Schwelldruckbelastung

Durchbiegung bis zum Bruch der Probe. Die dynamische Festigkeitsprüfung [1] erfolgte an einer eigens entwickelten Apparatur (Abb. 3) zur Applikation von Schwelldruckbelastungen (Abb. 4). Hierbei handelte sich um eine in Reihe geschaltete Anlage, bei der 11, durch DMS-Technik justierte, unabhängig voneinander laufende Schwelldruckbelastungen den in 37°C Wasserbad befindlichen Proben bis zum Bruch zugeführt und die Lastspielzyklen (LSZ) registriert wurden.

Die Bestimmung des Molekulargewichts erfolgte durch die Abteilung Entwicklung Chemikalien der Firma Boehringer Ingelheim KG. Dabei wurde das Molekulargewicht aus der inhärenten Viskosität mittels der Mark-Houwinkschen Gleichung bestimmt.

$[n] = K \cdot M^a$ (vis).

MHE-Parameter für PLLA:
$K = 1{,}29 \cdot 10^{-4}$,
$C = 0{,}1$ g/dl
$a = 0{,}82$.

Versuchsablauf

Zeitlich versetzt wurden die Proben in 0,1 m Tris-Puffer-Lösung bei einem pH von 7,4 und einer Temperatur von 37°C inkubiert und die Materialeigenschaften nach 2,4 und 6 Wochen bestimmt. Die gewonnenen Daten wurden mittels Softwareprogramm SAS [4] ausgewertet. Dabei wurde für die Daten des Biegeversuchs ein MANOVA-Modell der Dreifachklassifikation mit Wechselwirkungen verwendet. Der Dauerbiegeversuch wurde mittels Kruskal-Wallis-Test ausgewertet und die Molekulargewichte wurden durch ein ANOVA-Modell analysiert.

Ergebnisse

3-Punkt-Biegeversuch

Alle Proben zeigten einen Abfall der Biegefestigkeit in Abhängigkeit von der Zeit. Es fiel auf, daß das Blockpolymer trotz initial höherer Biegefestigkeit einen rapiden Abfall seiner Festigkeit erfuhr (Abb. 5), während für die beiden Spritzgußmaterialien anhaltend lange adäquate Festigkeitswerte nachgewiesen wurden. Der Unterschied zwischen BP und IM-PLLA war statistisch signifikant auf einem Niveau von p = 0,001. Zwischen IMH und IML-PLLA bestand ein kleiner, aber statistisch signifikanter Unterschied zugunsten des IMH von im Mittel 5,17 N/mm^2 (p = 0,05).

Schwelldruckbelastung

Ein ähnliches Verhalten offenbarte sich in der dynamischen Festigkeitsprüfung, wo das BP-PLLA bei initial etwas höherer Resistenz gegenüber zyklischen Belastungen nach 4 und 6 Wochen deutlich dem IM-PLLA unterlegen war (Tabelle 1). Um so bemerkenswerter erschien die Veränderung des Molekuargewichts (Tabelle 1). BP-PLLA zeigte ein initial hohes Molekulargewicht von ca. 550 000 gegenüber 120 000

Tabelle 1. Werte der Biegefestigkeit von BP, IML und IMH im Vergleich

Biegefestigkeit N/mm^2; [Standardabweichung], (n)			
$t = 0$	2 Wochen	4 Wochen	6 Wochen
BP 139,12 [11,80] (20)	93,52 [9,09] (15)	52,36 [6,93] (15)	27,89 [5,33] (15)
IML 124,58 [15,56] (20)	115,72 [14,48] (15)	110,12 [12,03] (15)	108,99 [19,91] (15)
IMH 124,78 [10,79] (20)	121,38 [8,24] (15)	119,40 [8,25] (15)	115,79 [13,31] (15)
Werte des Elastizitätsmoduls im Vergleich			
Elastizitätsmodul KN/mm^2, [Standardabweichung]; (n)			
$t = 0$	2 Wochen	4 Wochen	6 Wochen
BP 3,19 [0,37] (20)	2,79 [0,24] (15)	2,72 [0,20] (15)	2,72 [0,39] (15)
IML 2,61 [0,19] (20)	2,56 [0,17] (15)	2,52 [0,18] (15)	2,46 [0,16] (15)
IMH 2,81 [0,16] (20)	2,65 [0,15] (15)	2,65 [0,13] (15)	2,59 [0,15] (15)
Werte der Schwelldruckbelastung von BP, IML und IMH			
Lastspielzyklen [Standardabweichung] (n)			
$t = 0$ 35N/mm^2	2 Wochen 35N/mm^2	4 Wochen 35N/mm^2	6 Wochen 35N/mm^2
BP 100000 [0] (20)	20374 [3120] (10)	624 [366] (10)	1000 [627] (10)
IML 87152 [11354] (20)	6485 [2917] (10)	895 [199] (10)	9051 [1460] (10)
IMH 84677 [14169] (20)	7278 [1877] (10)	1094 [235] (10)	9582 [4076] (10)

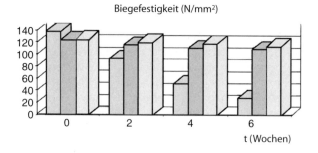
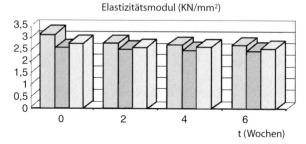
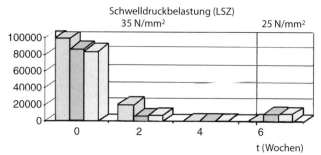
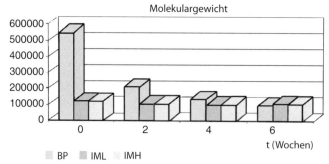

Abb. 5. Drei-Punkt-Biegeversuch

des Spritzgußmaterials (IMH und IML). Nach 2 Wochen bereits kündigte sich durch einen rasanten Abfall des Molekulargewichts eine Wende an. Nach 6 Wochen zeigte also IM-PLLA anhaltend hohe Festigkeitswerte bei nur geringer Reduktion des Molekulargewichts, während BP bereits nach 4 Wochen unter eine kritische Grenze beim 3-Punkt-Biegeversuch trotz hohen initialen Molekulargewichts fällt.

Letztlich erstaunt diese diametrale Entwicklung, ist doch eine Proportionalität zwischen Molekulargewicht und Biegefestigkeit hinlänglich bekannt.

Diskussion

Blockpolymerisiertes (BP) und spritzgegossenes (IM) PLLA sind chemisch identisch, zeigen jedoch einen erheblich differierenden Festigkeitsverlust und eine unterschiedliche Abbaudynamik. IM-PLLA hat zwar initial ein niedrigeres Molekulargewicht als das BP-PLLA, erweist sich aber nach 4 und 6 Wochen als das stabilere Material. Es sind nach 6 Wochen noch 90% der Ausgangsfestigkeit vorhanden. Auch gegen die Applikation zyklischer Schwelldruckbelastungen sind IM-PLLA-Proben resistenter. Wenn auch in unserem Fall keine großen Differenzen in der mechanischen Festigkeit zwischen IMH und IML beobachtet wurden, so kann dieser Unterschied bei Weiterentwicklung der Spritzgußtechnik an Bedeutung gewinnen. Neben ökonomischen Gründen und Vorteilen bei der Formgebung sind es v. a. die mechanischen Eigenschaften des IM-PLLA, die zur Überlegenheit des Spritzgußmaterials gegenüber dem Blockpolymer führten.

Literatur

1. Gerlach KL (1986) Tierexperimentelle Untersuchungen zur Anwendung biologisch abbaubarer Polymere in der Mund-, Kiefer- und Gesichtschirurgie. Habilitationsschrift, Köln
2. Institut für Kunststoffverarbeitung der RWTH Aachen, vertrauliche Informationen
3. Nitsche R, Wolf KA (1961) Praktische Kunststoffprüfung. Springer Berlin Göttingen Heidelberg
4. SAS: SAS/Stat Users Guide, Release 6.03 Edition. SAS Institut Inc., Cary, NC (1988)

Resorbierbare endlosfaserverstärkte Polymere für die Osteosynthese

M. Dauner[1], H. Hierlemann[1], C. Linti[1], L. Caramaro[2], Y. Missirlis[3], E. Lambiris[4] und H. Planck[1]

1 Institut für Textil- und Verfahrenstechnik (ITV), Körschtalstraße 26, D-73770 Denkendorf
2 Institut Textile de France (ITF), Lyon, Avenue Guy de Collongue, F-69132 Écully, Frankreich
3 Biomedical Engineering Laboratory (BEL), University of Patras, GR-26100 Rio, Griechenland
4 Orthopaedic Clinic (OC), University of Patras, GR-26500 Rio, Griechenland

Einleitung

In der Behandlung von komplizierten Knochenbrüchen werden Osteosyntheseimplantate zur Stabilisierung der repositionierten Fragmente eingesetzt. Diese Implantate sind heute noch zum weitaus größten Teil aus metallischen Werkstoffen, die nach erfolgter Heilung in einer Zweitoperation wieder entfernt werden müssen. Die hohe Steifigkeit der Implantate entlastet den Knochen weitgehend, so daß der die Heilung begünstigende Stimulus fehlt, wodurch die Heilung verzögert werden kann und sogar Knochenresorption beobachtet wird [1]. Abhängig vom Implantatwerkstoff wird von allergischen Reaktionen durch elektrische Potentialdifferenzen und von Korrosion berichtet [2].

Polymere Werkstoffe werden mit Kohlenstoffasern [3, 4] oder auch thermoplastischen Fasern [5] verstärkt, um ausreichende Festigkeiten und Steifigkeiten zu erzielen. Der Biegemodul kann durch Fasergehalt und -orientierung eingestellt werden; ein Wert von 50 GPa wurde als Beispiel genannt [3]. Thermoplastische Materialien können intraoperativ bis zu einem gewissen Grad durch Erwärmung über die Glasübergangstemperatur an den Knochen angepaßt werden. Ein großer Vorteil der Kunststoffe ist ihre Röntgentransparenz, ein evtl. gewünschter Marker kann eingearbeitet werden. Auch bei konventionellen Polymerwerkstoffen besteht die Notwendigkeit einer Zweitoperation zur Entfernung der Implantate.

Seit nun etwa 30 Jahren sind Implantate aus resorbierbaren Werkstoffen in der Entwicklung, einige wurden im Laufe der letzten Jahre in der Klinik eingeführt. Nichtfaserverstärkte Materialien auf Basis Polylactid [6, 7] weisen eine geringe Biegesteifigkeit und Scherfestigkeit auf. Der angegebene Modul von 4-6 GPa wurde bei Raumtemperatur und wahrscheinlich im trockenen Zustand ermittelt. Die selbstverstärkten Materialien der finnischen Gruppe [8] u.a. [9, 10] haben gute mechanische Eigenschaften (Biegefestigkeit bis zu 8 GPa bei Raumtemperatur, aber in nassem Milieu). Selbstverstärkte Polymerwerkstoffe bestehen aus reinen Fasermaterialien, ohne die Verwendung einer Matrix, die durch sehr hohen Druck unterhalb des Schmelzpunktes gesintert werden. Mit dieser Technologie ist die Auswahl der Polymere eingeschränkt, und v. a. ist nur eine weitgehend unidirektionale Verstärkung in der Hauptachse des Implantates möglich. Bohrungen, wie sie Osteosyntheseplatten notwendigerweise aufweisen, zerstören an diesen höchstbeanspruchten Stellen den Faserverbund.

Ziel des hier vorgestellten Projektes war es, eine Verfahrenstechnik aufzubauen, die es ermöglicht, Endlosfasern aus resorbierbaren Polymeren in eine Matrix einzubetten. Die Fasern sollen in die Hauptspannungsrichtungen des Implantates orientiert werden können. Insbesondere sollen hochbelastete Querschnitte, wie z. B. an Bohrungen, optimal verstärkt werden können.

Materialien

Die Entwicklung wurde auf Polymere der α-Hydroxycarbonsäure mit prinzipiell bekannter Biokompatibilität beschränkt. Am ITV wurden Polymere der Milchsäure durch die bekannte, ringöffnende Polymerisation unter Verwendung von Zinnoctoat als Katalysator synthetisiert und die chemischen Analysen durchgeführt. Reines Poly-L-Lactid (P-L-LA) wurde für die Verstärkungsfasern mit einer inhärenten Viskosität im Bereich von 1,5–3,5 dl/g hergestellt. Als Matrixmaterial wurde das amorphe Poly(L/DL-lactid 70:30) (i. V. 1,5–2,5 dl/g) aufgrund der Verarbeitungs- und mechanischen Eigenschaften ausgewählt.

Verarbeitung

Durch Schmelzspinnen wurden Fasern aus beiden Polymeren hergestellt. Die Verstärkungsfasern aus P-L-LA wurden auf möglichst hohen Elastizitätsmodul verstreckt. Es wurden Werte im Bereich von 600 ± 45 cN/tex (ca. 7.5 GPa) erzielt. Die für die Matrix vorgesehenen Fasern aus L/DL 70:30 wurden im Spinnprozeß auf die gewünschte Feinheit (Querschnitt) verstreckt.

Beide Fasern wurden z. T. mittels einer Verwirbelungsdüse im Verhältnis 50:50 bis 60:40 (Verstärkungsfaser zu Matrixfaser) zu sog. Hybridgarnen gemischt.

In einem Preßverfahren wurden am ITF die Matrixfasern unter Temperatureinwirkung unterhalb des Schmelzpunktes von P-L-LA plastifiziert und integrieren so die Verstärkungsfasern zu einem Verbundwerkstoff. Die Hybridgarne können vor dem Verpressen in die gewünschte Faserrichtung orientiert werden. Zunächst wurden die Fasern noch unidirektional in Probenlängsachse ausgerichtet, da die Entwicklung der grundlegenden Verfahrensparameter und der Polymere im Vordergrund stand.

Die Proben im Querschnitt von 3 × 10 mm, 1,5 × 5 mm einem Durchmesser von 3 mm wurden von der Fa. Péters (Bobigny, Frankreich) Ethylenoxid sterilisiert und luftdicht verpackt. Der Einfluß der EtO-Sterilisierung, die üblicherweise in feuchter Atmosphäre bei leicht erhöhter Temperatur (bis 50°C) durchgeführt wird, wurde am ITV chemisch und mechanisch evaluiert.

Prüfmethoden

Die mechanischen In-vitro-Untersuchungen wurden vorwiegend am BEL durchgeführt. Die Testmethoden sind in Tabelle 1 aufgeführt. Soweit nicht gesondert erwähnt, wurden die mechanischen Tests bei 37°C im Wasserbad bzw. in physiologischer gepufferter Lösung bei pH 7.4 vorgenommen.

Tabelle 1. In-vitro-Testmethoden

Testmethoden	Nationale bzw. internationale Standards
Inhärente Viskosität	ISO 1628 (1); 25°C; 0.1% Chloroform; Ubbelohde Oc
Gaschromatographie	ISO/DIS 13741-1 & 2; 1995-12 (Head Space – GC)
4-Punkt-Biegung	ASTM D 790M-82, II,B (in Anlehnung an)
Schertest	DIN 50 141, 21°C, trocken (in Anlehnung an)
Biegespannungsrelaxation	Vorrichtung entsprechend ASTM D 790M-82, II,B Verformung 1,4 mm in 0,4 s; Relaxationszeit 15h
Degradationstest	ISO-DIS 13781-1995, pH 7.4, 37°C

Tiermodell

Um die Ergebnisse nicht durch eventuelles funktionelles Versagen zu beeinflussen, wurden die Implantate in dieser ersten Reihe nicht belastet.

Bei 18 erwachsenen Neuseelandkaninchen (3–4,5 kg) wurde jeweils eine Platte (5 × 1,5 × 40 mm^3) an der linken Tibia fixiert. Die rechte Seite diente als Kontrolle. Im rechten distalen Femur wurde ein 3-mm-Pin transossär mittels einer Insertionshilfe der Fa. Aesculap AG mit leichtem Pressfit eingebracht.

Nach 1, 6 und 12 Monaten wurden die Tiere getötet und histologisch untersucht. Die Implantate wurden soweit möglich auf Molmasse und Festigkeit (3-Punkt-Biegung wegen kurzer Probenlänge) geprüft.

Ergebnisse

Sterilisation

Die inhärente Viskosität und der Biegemodul wurden durch die EtO-Sterilisation nur gering beeinflußt (Abb. 1). Die Festigkeit nahm unabhängig von der Sterilisationsmethode (trocken oder vorbefeuchtet) um 8% ab. Da für die Anwendung der Elastizitätsmodul ausschlaggebend ist, kann die übliche Gassterilisation als geeignet angesehen werden.

Die aus den Polyactiden hergestellten Platten und Stifte haben derzeit einen Biegemodul von 6,5 ± 0,2 GPa, was dem unteren Bereich des Biegemoduls von kortikalem Knochen (6–20 GPa) entspricht.

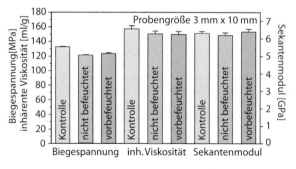

Abb. 1. Auswirkung der Gassterilisation auf die Eigenschaften der Polylactid-Faserverbundwerkstoffe; 55% P-L-LA faserverstärktes P-L/DL-LA 70:30; Probe: 3mm × 10mm × 60 mm; 4-Punkt-Biegung 37°C in Wasser, 1 h konditioniert

Schertest

Bei Fa. Aesculap wurden 3-mm-Pins im Vergleich zu spritzgegossenen Pins nach einstündiger Konditionierung in Wasser bei 37 °C im Schertest bei Raumtemperatur geprüft. Die Scherfestigkeit von 104 ± 4 MPa übertrifft die von spritzgegossenen unverstärkten Pins um den Faktor 2.5.

Degradation

4-Punkt-Biegung

Biegespannung und Biegemodul bleiben stabil über 8 Wochen Degradationszeit, gefolgt von einem schnellen Abfall auf 50 % der Ausgangswerte nach 12 Wochen und 10 % nach 26 Wochen.

Nur die nach 1 Monat explantierten Proben konnten dem Biegetest unterworfen werden. Ihre Festigkeit liegt im Bereich der In-vitro-Proben.

Inhärente Viskosität

Die inhärente Viskosität als Maß für die Molmasse nimmt am Anfang des Degradationstests sehr schnell ab. Diese Degradationsrate verlangsamt sich nach 8 Wochen (Abb. 2). Dies kann erklärt werden mit einer schnellen Degradation der Matrix innerhalb der ersten 8 Wochen. Danach überwiegt das langsamer degradierende Polymer der Fasern. Da Fasern und Matrix im gleichen Lösungsmittel gelöst werden, ist eine Auftrennung in die beiden Komponenten nicht möglich.

Aus der Implantationsstudie stehen nur 2 Zeiträume zur Verfügung. Ein grundsätzlicher Unterschied zu der In-vitro-Degradation sollte daher in die Ergebnisse nicht interpretiert werden.

Relaxation

Im Relaxationstest zeigten die Proben einen ungewöhnlichen schnellen Abfall bereits nach 15 min auf 10 % – 30 % des Ausgangswertes. Es wurden daraufhin Proben aus reinem Matrixmaterial im Vergleich bei Umgebungsbedingungen und im Wasserbad

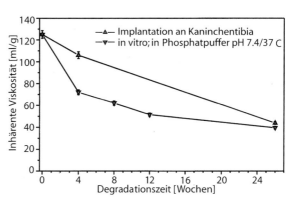

Abb. 2. Inhärente Viskosität steriler P-L-LA/P-L-DL-LA 70:30 Proben nach In-vitro- und In-vivo-Degradation

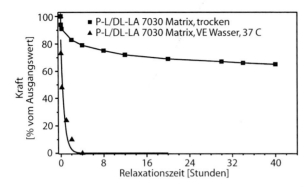

Abb. 3. Matrixmaterial L/DL 70:30 im Relaxationstest (4-Punkt-Biegung, 1,4 mm Durchbiegung)

bei 37°C getestet. Das Ergebnis (Abb. 3) deutet darauf hin, daß das in die Matrix eindiffundierte Wasser als äußerer Weichmacher den Glaspunkt unter die Prüftemperatur herabgesenkt hat. Versuche mit spritzgegossenen Proben aus dem Matrixmaterial bestätigen die grundsätzliche Tendenz.

Tierversuchsergebnisse

Die histologische Aufarbeitung wird an anderem Ort ausführlich diskutiert werden. Zusammenfassend kann festgehalten werden, daß in den Tierversuchen keine akute oder chronische Infektion auftrat. Die Implantate wurden teilweise lose bindegewebig umhüllt. Es trat keine Knochenresorption aufgrund des polymeren Implantats auf. Durch den initialen Monomergehalt konnte die Körperverträglichkeit bei fortgeschrittener Resorption im Laufe des Versuchsjahres beobachtet werden. Es ergaben sich keine Hinweise auf eine Unverträglichkeitsreaktion mit den Abbauprodukten.

Diskussion

In den mechanischen Eigenschaften (Biegemodul, Scherfestigkeit) sind die Faserverbundmaterialien den bekannten und z. T. auf dem Markt befindlichen spritzgegossenen resorbierbaren Osteosynthesematerialien weit überlegen. Ein genauer Vergleich mit den sog. selbstverstärkten Implantaten ist wegen unterschiedlicher Prüfbedingungen nicht möglich. Es werden größenordnungsmäßig vergleichbare Biegemoduli erzielt. Eine weitere Steigerung der bislang erreichten mittleren Festigkeiten und Moduli erscheint aufgrund von Einzelergebnissen verfahrenstechnisch realisierbar.

Die Festigkeit wurde gegenüber der Zielsetzung (50% in 6 Monaten) nicht erreicht. Die Degradationskinetik ist jedoch für bestimmte Anwendungen ausreichend. Die Beschleunigung der Degradation gegenüber den erwarteten Werten konnte auf sog. autokatalytische Degradation [11–13] zurückgeführt werden, die durch initial vorhandene Monomere verursacht wurde. Mikroskopische Aufnahmen der Proben zeigten bereits nach 4 Wochen einen inhomogenen Querschnitt, bei dem der Randbereich (Migrationszone µ = 0,1–0,3 mm) unverändert scheint, wogegen der Kern nach anfänglicher Weißfärbung bei längeren Auslagerungszeiten deutliche Zeichen einer degradierten Matrix in Form einer Erweichung aufweist, gefolgt vom

Zusammenbrechen der Faser-Matrix-Haftung: In der Randzone können die Monomere bzw. die mit Wasser entstehende Milchsäure aus dem Material migrieren. Wird die freie Diffusionsstrecke überschritten, übersteigt die Menge autokatalytisch erzeugter Monomere bzw. Milchsäure die aus der Probe diffundierenden Abbauprodukte, was zu einer Aufkonzentration an Milchsäure im Zentrum dickwandiger (> 2 μ = 0,2 - 0,6 mm) Proben führt. Damit wird die weitere Degradation beschleunigt.

In der Literatur vielfach veröffentlichte Degradationsgeschwindigkeiten lassen darauf schließen, daß auch in diesen Fällen Monomere aus dem Verarbeitungsprozeß vorhanden waren [9, 14 - 16]. Durch Ausschluß von initialem Monomer soll die Halbwertszeit von 6 Monaten realisiert werden.

Bezüglich des Relaxationsverhaltens der resorbierbaren Polymere wurden in der Literatur nur wenige Hinweise gefunden [17, 18], die jedoch die erhöhte Relaxation von Polylactidmaterialien unter relevanten Prüfbedingungen (Wasserbad, 27°C) bestätigen. In weitergehenden Untersuchungen wird geklärt werden, ob das viskose Verhalten bei gleichen Polymeren verfahrenstechnisch vermieden werden kann. Voraussichtlich muß auf andere, z. B. kristalline Polymere, auch für die Matrix ausgewichen werden.

Die Ergebnisse machen unzweifelhaft deutlich, daß auf Prüfung bei 37°C in wäßrigem Milieu bei der Charakterisierung der resorbierbaren Materialien auch für andere Anwendungen nicht verzichtet werden darf.

Zusammenfassung

Im Rahmen eines BRITE/EURAM-Projektes haben 4 Institute aus 3 Mitgliedstaaten der Europäischen Gemeinschaft die Verfahrenstechnik zur Herstellung endloserstärkter Osteosyntheseimplantate entwickelt. Die Verfahrenstechnik soll gegenüber herkömmlichen Technologien die optimalen Verstärkungseigenschaften von Endlosfasern unter Berücksichtigung der inhomogenen Belastungssituation ausnutzen.

Poly-L-Lactid und Poly-L/DL-Lactid wurden synthetisiert und zu Verstärkungsfasern bzw. als sog. Matrixfasern ausgesponnen. Schmelzgesponnene P-L-LA-Fasern mit bis zu 800 MPa Festigkeit wurden in eine amorphe P-L/DL-LA 70:30-Matrix durch Preßformen eingebettet. Es wurde ein Biegemodul von 6 GPa (37°C, in Wasser) erreicht. Die schnelle Degradation kann auf den Monomergehalt zurückgeführt werden. Die stark viskosen Eigenschaften des Verbundes entsprechen den wenigen vergleichbaren Werten in der Literatur. Weitere Untersuchungen müssen ergeben, ob das Kriechverhalten materialspezifisch ist oder verfahrenstechnisch beeinflußt werden kann.

Literatur und Anmerkungen

1. Tonino AJ, Davidson CL, Klopper PJ, Linclau LA (1976) Protection from stress in bone and its effects. Experiments with stainless steel and plastic plates in dogs. J Bone Joint Surg 58: 107 - 112
2. Pohler OEM (1983) Degradation of metallic orthopaedic implants. In: Rubin LR (ed) Biomaterials in reconstructive surgery. Mosby, St. Louis
3. Claes L (1989) Kohlenfaserverstärktes Polysulfon. Biomed Technik 34: 315 - 319

4. Gabrielsson C, Larsson C, Ericson LE, Thomson P (1994) Bone healing around machined PEEK, stainless steel and titanium implants. 11th Europ. Conf. on Biomaterials; Pisa, Italy, Sept. 10–14, 1994
5. UK 2 1811 438 A (1987) DH Hourane
6. PHUSIS matériaux biorésorbables, information brochure; Les Phusilines
7. SYNTHES, information brochure Polypin 2,0; Art. Nr. 016.175 1/94
8. Vainionpää S, Majola A, Mero M et al (1988) Biodegradation and biocompatibility of the polylactic acid in bone tissue and mechanical properties in in-vitro. Biomaterials 88 Transact XI: 500
9. Matsusue Y, Yamamuro T, Oka M, Shikinami Y, Hyon S-H, Ikada Y (1992) In vitro and in vivo studies on bioabsorbable ultra-high-strength poly(L-lactide) rods. J Biomed Mater Res 26: 1553–1567
10. Fini M, Giannini S, Giardino R et al (1995) Resorbable device for fracture fixation: in vivo degradation and mechanical behaviour. Int J Artific Organs 18: 772–776
11. Li SM, Garreau H, Vert M (1990) Structure-property relationships in the case of the degradation of massive aliphatic poly-(α-hydroxy acids) in aqueous media, Part 1–3. J Mater Sci Mat Med I: 123–130; 131–139; 198–206
12. Ali SAM, Doherty PJ, Williams DF (1993) Mechanisms of polymer degradation in implantable devices. 2. Poly(DL-lactic acid). J Biomed Mater Res 27: 1409–1418
13. Gutwald R, Pistner H, Reuther J, Mühling J (1994) Biodegradation and tissue-reaction in a long-term implantation study of poly(L-lactide). J Mater Sci Mater Med 5: 485–490
14. Claes L, Rehm K, Hutmacher D (1992) The development of a new degradable pin for the refixation of bony fragments. 4th World Biomaterials Congress, Transactions, p 205
15. Tunc DC, Rohovsky MW, Jadhav B, Lehman WB, Strongwater A, Kummer F (1987) Body absorbable osteosynthesis devices. In: Gebelin CHG (ed) Advances in Biomedical Polymers. Plenum, New York, pp 87–89 Polymer Science and Technology, 35
16. Törmälä P (1992) Biodegradable Self-Reinforced Composite Materials; Manufacturing Structure and Mechanical Properties. Clin Mater 10: 29–34
17. Claes L, Hanselmann K (1991) Degradierbare Materialien und bioaktive Oberflächen; 2. Symps. Materialforschung d. BMFT, Dresden 1: 155–180
18. Hofmann GO, Wagner FD (1993) New implant designs for bioresorbable devices in orthopaedic surgery. Clin Mater 14: 207–215

Danksagung: Die Forschungsarbeiten wurden im Rahmen des BRITE-/EURAM-Programms, Projekt Nr. LNBE 0446 durchgeführt. Die Projektpartner möchten sich zudem bei den finanziell und wissenschaftlich unterstützenden Firmen Aesculap AG, Tuttlingen, Deutschland und Péters Laboratoire Pharmaceutique, Bobigny, Frankreich bedanken. Weiterhin sei für das Entgegenkommen von Boehringer Ingelheim bezüglich der Lieferung von Lactid Monomeren und Polymeren gedankt.

Oberflächenmodifizierung resorbierbarer Biomaterialien durch plasmainduzierte Pfropfcopolymerisation

H. Thissen[1], D. Klee[1], H. Bienert[2], H. Thelen[2] und H. Höcker[1]

1 Institut für Textilchemie und Makromolekulare Chemie, RWTH Aachen, Veltmanplatz 8, D-52064 Aachen
2 IZKF Biomat, Interdisziplinäres Zentrum für klinische Forschung, Klinikum der RWTH Aachen, Pauwelsstr., D-52074 Aachen

Einleitung

Polylactide und deren Copolymere sind hydrolytisch abbaubare synthetische Polymere [9]. Die Polymere zeichnen sich durch ihre gute Biokompatibilität im Weich- und Hartgewebebereich aus [1]. Außerdem werden Polylactide für verschiedene Anwendungen im Blutkontakt untersucht [4, 5]. Resorbierbare Polymere sind als Implantatmaterialien für alle Anwendungen geeignet, bei denen ein nur temporärer Einsatz eines Implantates erforderlich ist. Die Möglichkeit, Medikamente zur kontrollierten Freigabe in das Polymer einzulagern, stellt einen zusätzlichen Vorteil dieser Polymere dar [6].

Auf dem Gebiet der nichtresorbierbaren Biomaterialien wurden bereits große Anstrengungen unternommen, um durch gezielte Oberflächenmodifizierungen eine Verbesserung der Oberflächeneigenschaften zu erzielen. Weiterhin ist die kovalente Immobilisierung von biologisch aktiven Wirkstoffen für eine Reihe von Anwendungen von Interesse. Beispiele für solche Wirkstoffe sind die Proteine der Extrazellulärmatrix und das Heparin. Die bisher verwendeten resorbierbaren Polyester besitzen jedoch weder auf der Polymeroberfläche noch im Polymerbulk funktionelle Gruppen zur kovalenten Kopplung solcher Wirkstoffe.

Material und Methoden

Folien

Verwendet wurden Folien der resorbierbaren Polymere Poly(L-lactid) PLLA, Poly(D,L-lactid) PDLLA und Poly(D,L-lactid-co-trimethylencarbonat) PDLLA-co-TMC der Fa. Boehringer Ingelheim (Resomer). Das Gießen von Polymerfolien erfolgte jeweils aus einer 10 % Lösung (w/v) der Polymere in $CHCl_3$.

Plasmainduzierte Pfropfpolymerisation

Die Polymerfolien wurden zunächst 60 s mit einem Argonplasma (Mikrowellengenerator, Leistung 300 W) behandelt. Nach der Plasmabehandlung wurden die Proben der Luft ausgesetzt und zu einer wäßrigen Lösung des frisch destillierten Monomeren (10 % (v/v)) gegeben [8]. Zur Initiierung der Pfropfpolymerisation wurde UV-Licht einer Wellenlänge von 308 nm benutzt. Zur Entfernung von nichtkovalent gebundenen Monomeren und Oligomeren wurde 4mal über 1 h und 1mal über 20 h mit Wasser gewaschen. Nach dem Trocknen unter Vakuum wurden die Filme im Soxhlet-

Extraktor mit n-Pentan über 8 h extrahiert. Als Monomere wurden Acrylsäure, Methacrylsäure und verschiedene Ethylenglycolmonomethacrylate mit 1, 5 und 10 Ethylenglycoleinheiten (PEGMA, n = 1,5,10) verwendet.

Charakterisierung der Polymeroberfläche

Oberflächenanalytische Daten der unbehandelten, plasmabehandelten und gepfropften Polymere wurden mit Hilfe der Photoelektronenspektroskopie (XPS) gewonnen. Die Spektren wurden auf einem X-Probe-206-Spektrometer (Surface Science Instruments, Mountain View, USA) aufgenommen. Die angegebenen Bindungsenergien beziehen sich auf den gesättigten Kohlenwasserstoffpeak bei 285.0 eV. Die Infrarotspektroskopie wurde in der Technik der abgeschwächten Totalreflexion (FTIR-ATR) unter Verwendung eines Nicolet-60-SXR-Infrarot-Spektrometers eingesetzt. Die Spektren wurden unter Verwendung eines Germaniumkristalls aufgenommen. Zur Untersuchung der Oberflächentopographie der unbehandelten und modifizierten Polymerfolien wurde ein Digital-Instruments-Nanoscope-III-Rasterkraftmikroskop (AFM) verwendet. Die Proteinadsorption wurde mit Hilfe der ELISA-Technik untersucht. Die Bestimmung der optischen Dichte erfolgte bei 410 nm.

Degradationsverhalten

Die Untersuchung des Degradationsverhaltens erfolgte bei 70°C [2]. Der Gewichtsverlust wurde gravimetrisch ermittelt, während die Veränderung des Molekulargewichts mit Hilfe der Gelpermeationschromatographie (GPC) verfolgt wurde. Die angegebenen Molekulargewichte sind auf Polystyrolstandards bezogen.

Zellverhalten in vitro

Die Zytotoxizität in vitro wurde mit Hilfe des MTT-Tests (und der Zellinie L 929) ermittelt. Der MTT-Test erfaßt den Einfluß extrahierbarer Substanzen auf das Zellwachstum. Zur Herstellung von Extraktionslösungen der unbehandelten und modifizierten Polymere wurden die Polymere über 24 h bei 37°C mit einer Konzentration von 2 cm^2 Polymeroberfläche/ml in Medium inkubiert. Die Zellen wurden in 24er Mikrotiterwells in einer Dichte von $5 \cdot 10^4$ Zellen/ml ausgesät. Die Zellen wurden über 24 h mit der Extraktlösung bzw. der Positivkontrolle und Negativkontrolle inkubiert. Nach der anschließenden Inkubation mit dem MTT-Reagenz über 2 h bei 37°C wurde die optische Dichte am ELISA-Reader vermessen. Die ermittelten Werte wurden in Relation zur Positivkontrolle (sichere toxische Wirkung) und Negativkontrolle (ungestörtes Wachstum, 100 %) gesetzt.

Hämokompatibilitätstests

Blut von gesunden Spendern, die über eine Dauer von 2 Wochen keine Medikamente eingenommen hatten, wurde in Natriumcitrat in einem Verhältnis von Blut/Citrat von 9:1 gesammelt. Plättchenreiches Plasma wurde durch Zentrifugation des Blutes bei 200 g über 10 min erzeugt. Nach der Entnahme des plättchenreichen Plasmas wurde nochmals bei 2000 g zur Erzeugung von plättchenarmem Plasma zentrifugiert. Die Plättchenzahl in plättchenreichem Plasma betrug 200.000 µl^{-1}.

Zur Bestimmung der Plättchenadhäsion verwendeten wir einen ELISA-Reader. Polymerfolien mit einem Durchmesser von 25 mm wurden bei 37 °C in einer Kammer mit 20 Kavitäten plaziert. Nach dem Waschen mit physiologischer Kochsalzlösung über 1 h wurden die Folien mit jeweils 0,8 ml plättchenreichem oder plättchenarmem Plasma über 0,5 h inkubiert. Zur Minimierung der unspezifischen Bindung von sekundärem Antikörper wurden die Folien anschließend mit einer Lösung von 1 % Ziegenserum in PBS über 1 h behandelt. Der primäre und sekundäre Antikörper (0,8 ml) wurden für jeweils 1 h zugegeben. Für die Waschschritte wurde ein PBS-Puffer benutzt. Nach 10 min Inkubation mit einer POD-Lösung wurde die Reaktion durch Zugabe von 2 M HCl abgebrochen. Schließlich wurde die Absorption bei 492 nm gemessen. Als Referenzmaterial wurden Polypropylenfolien verwendet.

Diskussion

Die plasmainduzierte Pfropfcopolymerisation [7] wurde als Methode zur Oberflächenmodifizierung vieler nichtresorbierbarer Polymere beschrieben. Ziel der Methode ist es, eine vom Polymerbulk verschiedene Oberfläche zu präsentieren, während der Bulk unverändert bleibt.

Zur Modifizierung der Polymeroberfläche wurden die Folien zunächst einem Argon-Plasma und anschließend der Luft ausgesetzt, um Peroxide auf der Polymeroberfläche zu erhalten. Die so erzeugten Peroxide wurden dann in einem 2. Schritt durch UV-Anregung wieder gespalten, um als Initiatoren für die Pfropfcopolymerisation verschiedener Monomere auf der Polymeroberfläche dienen zu können.

Die erfolgreiche Pfropfcopolymerisation von Acrylsäure, Methacrylsäure sowie Ethylenglycolmonomethacrylaten (PEGMA) verschiedener Kettenlänge auf der Oberfläche verschiedener resorbierbarer Polymere konnte mit Hilfe der Röntgenphotoelektronenspektroskopie (XPS) und der Infrarotspektroskopie in abgeschwächter Totalreflexion (FTIR-ATR) nachgewiesen werden.

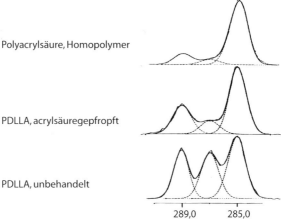

Abb. 1. C-1s-Spektrum eines unbehandelten PDLLA-Films im Vergleich zu einer Probe nach Pfropfcopolymerisation mit Acrylsäure sowie dem Acrylsäure-Homopolymer

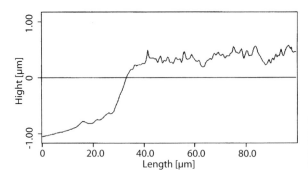

Abb. 2. Querschnitt (AFM) durch eine PDLLA-Oberfläche zur Bestimmung der Schichtdicke nach Pfropfcopolymerisation von Acrylsäure

Als Beispiel für den spektroskopischen Nachweis einer solchen neu entstandenen Schicht soll die Pfropfcopolymerisation von Acrylsäure auf PDLLA [3] dienen (Abb. 1). Das C-1s-Spektrum der aufpolymerisierten Schicht zeigt annähernd reine Polyacrylsäure. Daher kann man auf eine aufpolymerisierte Schichtdicke der Polyacrylsäure von mindestens 10 nm schließen (Eindringtiefe der XPS). Die Untersuchung der Proben mit Hilfe der FTIR-ATR zeigen dagegen nach Pfropfcopolymerisation von Acrylsäure auf PDLLA sowohl Absorptionen für die Polyacrylsäure als auch für das PDLLA. Folglich liegt die Schichtdicke der aufpolymerisierten Schicht unter der Eindringtiefe der FTIR-ATR von ca. 1 μm.

Untersuchungen des Polymerbulks (XPS und FTIR-ATR) zeigen dagegen keine Acrylsäure.

Die Rasterkraftmikroskopie (AFM) kann zur Bestimmung der Schichtdicke der entstandenen Schicht eingesetzt werden. Dazu wird vor der Polymerisation ein Stück der Folie (linke Seite) abgedeckt. An der durch das Aufpolymerisieren entstehenden Kante konnte im Falle der Acrylsäure (rechte Seite) eine Schichtdicke von wenig unter 1 μm für die gewählten Reaktionsbedingungen bestimmt werden (Abb. 2).

Als Beispiel für die Verbesserung der Oberflächeneigenschaften durch die plasmainduzierte Pfropfcopolymerisation soll die Polymerisation von PEGMA auf PDLLA dienen:

Die Oberflächenmodifizierung mit Polyethylenglykol (PEG) wurde von verschiedenen Autoren zur Verbesserung der Blutverträglichkeit nichtresorbierbarer Biomaterialien herangezogen. Man geht davon aus, daß die an der Oberfläche anwesenden PEG-Ketten zu einer reduzierten Thrombozytenadhäsion führen [10]. Da beispielsweise PDLLA keine funktionellen Gruppen zur Immobilisierung von PEG-Ketten besitzt, ist die plasmainduzierte Pfropfcopolymerisation von PEGMA eine Möglichkeit zur Einführung von PEG-Ketten an der Polymeroberfläche. Die Abb. 3 zeigt die Ergebnisse der Thrombozytenadhäsion in vitro [4] für PEGMA verschiedener Kettenlängen. Die Thrombozytenadhäsion ist im Vergleich zum unbehandelten PDLLA für alle eingesetzten Monomere deutlich herabgesetzt. Die Kettenlänge der Monomere zeigt keinen Einfluß auf die Thrombozytenadhäsion.

Eine weitere Verbesserung der Blutverträglichkeitsparameter ist zu erwarten, wenn die freien Hydroxylgruppen der PEGMA-Monomere für die kovalente Bindung von Antikoagulanzien genutzt werden.

Als Parameter für die Biokompatibilität wurde der MTT-Test herangezogen. Keine

Oberflächenmodifizierung resorbierbarer Biomaterialien

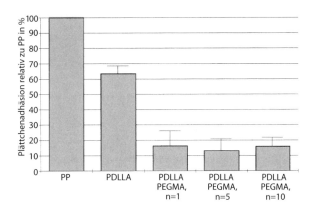

Abb. 3. Thrombozytenadhäsion von unbehandeltem und PEGMA-gepfropftem PDLLA im Vergleich zu einem PP-Standard

der untersuchten unbehandelten und modifizierten Proben zeigte dabei im indirekten Kontakt zu L-929-Zellen einen toxischen Einfluß.

Weiterhin konnte mit Hilfe der Gelpermeationschromatographie in Degradationsversuchen bei erhöhter Temperatur gezeigt werden, daß die aufpolymerisierten Schichten von PEGMA und Acrylsäure keinen signifikanten Unterschied zum Abbauverhalten von unbehandeltem PDLLA bewirkt. Da im Falle der Acrylsäure gezeigt werden konnte, daß die erzeugten Acrylsäurepolymere wasserlöslich und von geringem Molekulargewicht (unter 2000) sind, sollten diese beim hydrolytischen Abbau des Implantates über die Nieren ausgeschieden werden können.

Zusammenfassung

Die beschriebene Methode der plasmainduzierten Pfropfcopolymerisation eröffnet eine Möglichkeit zur Verbesserung der Oberflächeneigenschaften resorbierbarer Polymere sowie zur Einführung funktioneller Gruppen auf der Oberfläche resorbierbarer Polymere und damit zur kovalenten Anbindung biologisch aktiver Moleküle.

Die erfolgreiche Pfropfcopolymerisation von Acrylsäure, Methacrylsäure sowie Ethylenglycolmonomethacrylaten (PEGMA) verschiedener Kettenlänge auf der Oberfläche verschiedener resorbierbarer Polymere konnte mit Hilfe der Röntgenphotoelektronenspektroskopie (XPS) und der Infrarotspektroskopie in abgeschwächter Totalreflexion (FTIR-ATR) nachgewiesen werden. Die Rasterkraftmikroskopie (AFM) wurde u. a. zur Bestimmung der Schichtdicke der entstandenen Schicht eingesetzt. Die Schichtdicke der gepfropften Polymere lag für die gewählten Reaktionsbedingungen in einer Größenordnung von bis zu 1 µm.

Als Parameter für die Biokompatibilität wurde der MTT-Test herangezogen. Die untersuchten unbehandelten und modifizierten Proben zeigten dabei im indirekten Kontakt zu L-929-Zellen keinen toxischen Einfluß. Als Beispiel für die Verbesserung der Oberflächeneigenschaften in vitro kann die Abnahme der Thrombozytenadhäsion nach Pfropfcopolymerisation verschiedener Hydrogele auf der Oberfläche von PDLLA genannt werden.

Degradationsuntersuchungen bei erhöhter Temperatur zeigten keine signifikanten Unterschiede zwischen dem Verhalten von unbehandeltem PDLLA und einem mit Acrylsäure gepfropften PDLLA. Im Falle der Pfropfcopolymerisation von Acrylsäure auf PDLLA konnte gezeigt werden, daß die entstandene dünne Schicht aus Polyacrylsäure wasserlöslich und von geringem Molekulargewicht ist.

Literatur

1. Athanasiou KA, Niederauer GG, Agrawal CM (1996) Sterilization, toxicity, biocompatibility and clinical applications of polyactic acid/polyglycolic acid copolymers. Biomaterials 17: 93–102
2. Buchholz B (1993) Analysis and characterization of resorbable DL-lactide-trimethylene carbonate copolyesters. J Mater Sci Mater Med 4: 381–388
3. Davies MC, Short RD, Khan MA et al (1989) An XPS and SIMS analysis of biodegradable biomedical polyesters. Surf Interface Anal 14: 115–120
4. Herrmann K, Groth T, Seifert B, Romanjuk P (1994) Heparin-modified polylactide as biodegradable hemocompatible biomaterial. J Mater Sci Mater Med 5: 728–731
5. Peng T, Gibula P, Yao K, Goosen MFA (1996) Role of polymers in improving the results of stenting in coronary arteries. Biomaterials 17: 685–694
6. Seibt S, Oepen R von, Bendix D (1993) Verfahren zur Formgebung thermoplastischer Kunststoffe, insbesondere von resorbierbaren Kunststoffen. DP 42 14 968.7
7. Suzuki M, Kishida A, Iwata H, Ikada Y (1986) Graft Copolymerization of Acrylamide onto a Polyethylene Surface Pretreated with a Glow Discharge. Macromolecules 19: 1804–1808
8. Thelen H, Klee D, Kaufmann R, Höcher H (1995) Development and characterization of a wettable surface modified aromatic polyethersulphone using glow discharge induced graft HEMA-graft polymerization. Fresenius J Anal Chem 353: 290–296
9. Vert M, Li SM, Spenlehauer G, Guerin P (1992) Bioresorbability and biocompatibility of alphatic polyesters. J Mater Sci Mater Med 3: 432–446
10. Yu J, Sundaram S, Weng D, Courtney JM, Moran CR, Graham NB (1991) Blood interactions with novel polyurethaneurea hydrogels. Biomaterials 12: 119–121

Autosterilisation degradierbarer Implantate durch das Spritzgußverfahren

K. Ruffieux[1], E. Wintermantel[1], Ch. König[2] und J. Blaser[2]

1 ETH Zürich, Professur für Biokompatible Werkstoffe, Wagistr. 23, CH-8952 Schlieren, Schweiz
2 Universitätsspital Zürich, Departement für Innere Medizin, Rämistr. 100, CH-8091 Zürich, Schweiz

Einleitung

Die Sterilisation von Implantaten aus degradablen Polymeren stellt aus 2 Gründen ein besonderes Problem dar. Die Polymere weisen eine geringe Schmelztemperatur (120–200°C für Polylactid) auf und sie degradieren im Körper, d.h., auch das Innere des Bauteiles muß im Gegensatz zu nichtdegradablen Bauteilen steril sein.

Die bei einer Dampf- oder einer Heißluftsterilisation [1] auftretenden Temperaturen von 121–210°C liegen über oder im Bereich der Schmelztemperatur, womit dieses Verfahren nicht verwendet werden kann. Gassterilisationen mit Ethylenoxid (EO) oder Formaldehyd werden in der Regel bei Temperaturen von 67°C durchgeführt [4, 7, 8, 11]. Spritzgegossene Bauteile können Eigenspannungen aufweisen, die bei einer Erwärmung über die Glasübergangstemperatur (45–65°C für PLA) zu einer Relaxation führen können. Mit EO werden auch sog. Kaltgassterilisationen bei 37°C durchgeführt. Bei der Gassterilisation können jedoch Rückstände der giftigen Gase im Polymer zurückbleiben, die ein Risiko für den Patienten darstellen [6, 15].

Thermolabile Kunststoffe lassen sich auch mit γ-Strahlen sterilisieren. Verschiedene Studien [9, 10, 13, 17] haben allerdings gezeigt, daß die Bestrahlung mit der üblichen Dosis von 25 kGy eine Reduktion des Molekulargewichtes von bis zu 40 % zur Folge haben kann. Neuere Methoden, wie die dynamische Ultraviolettlichtsterilisation [3, 16] oder die Niederdruck-Plasmasterilisation [14] werden z. Z. untersucht, jedoch ist anzunehmen, daß diese sich nur für die Oberflächensterilisation eignen.

In dieser Studie wurde deshalb untersucht, ob der Spritzgußprozeß als Sterilisationsmethode für degradable Implantate verwendet werden kann. Beim Spritzgußprozeß wird hochmolekulares PLA bei Temperaturen von 120°C bis 200°C verarbeitet. Es treten hohe Drücke von bis zu 1000 bar in Kombination mit großen Scherkräften auf [12]. Diese Behandlung könnte zur Abtötung von evtl. vorhandenen Mikroorganismen ausreichend sein. Deshalb wurden 2, bei unterschiedlichen Temperaturen zu verarbeitende Polylactide mit thermoresistenten Sporen kontaminiert und nach dem Spritzgußprozeß auf Sterilität untersucht.

Einfluß von verschiedenen Sterilisationsverfahren auf die Eigenschaften von Polylactid

Der Einfluß von 2 verschiedenen Sterilisationsarten auf spritzgegossene Stäbchen (3 x 2 x 20 mm) aus hochmolekularem Poly-D,L-lactid (PDLLA, Boehringer Ingelheim) wurde an je 5 getrockneten Stäbchen untersucht:

- Kaltgassterilisation mit EO: Gasexposition 2,5 h bei 37°C, anschließend Vakuum zum Absaugen des EO, 30 min Frischluftspülung bei 37°C, Belüftung während 3 h mit mehreren Spülzyklen (3M Steri-Vac 5XL).
- γ-Sterilisation bei 5 kGy und bei 25 kGy.

Die Versuche mit der EO-Gassterilisation zeigten, daß diese Sterilisationsart auch bei 37°C zu einer Deformation von spritzgegossenen Poly-D,L-lactidproben führen kann (Abb. 1). Vermutlich wirkt das im Polymer gelöste Gas als Weichmacher. In Abb. 1 sind an der Oberfläche der Probe Poren sichtbar, die sich beim Entfernen des Gases aus dem Polymer gebildet haben. Die Stäbchen weisen einen Festigkeitsabfall von bis zu 50% der Ausgangswerte auf, das Molekulargewicht wurde um ca. 9% reduziert (Abb. 2). Bei der Sterilisation von PLA mit EO müßte das Gas viel langsamer aus dem Polymer entfernt werden.

Die γ-Bestrahlung mit 5 kGy ergab einen Festigkeitsabfall von 3%, bei 25 kGy wurde sie um 6% der Ausgangsfestigkeit reduziert. Das Molekulargewicht nahm um ca. 6% bzw. um 34% ab. Im Gegensatz zu den mit EO-sterilisierten Proben wiesen die bestrahlten Stäbchen, selbst unter dem REM betrachtet, keine sichtbaren Veränderungen der Oberflächenbeschaffenheit auf (Abb. 1).

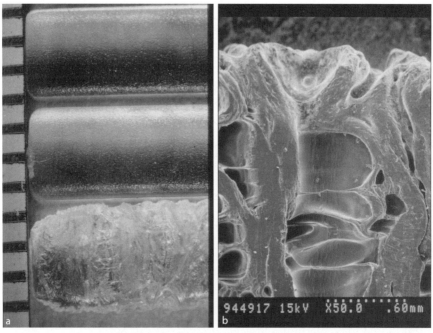

Abb. 1. a Spritzgegossenes Stäbchen aus PDLLA, nach der γ-Sterilisation mit 25 kGy, nach der Kaltgassterilisation (37°C) mit EO (von *oben* nach *unten*). **b** Vergrößerung (50×) der Oberfläche der EO-sterilisierten Probe. Es sind Poren erkennbar, die vermutlich durch das Austreten des Gases aus den Proben entstanden sind

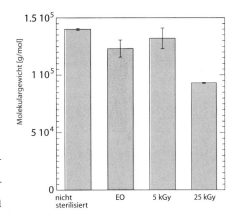

Abb. 2. Einfluß der verschiedenen Sterilisationsverfahren auf das Molekulargewicht[1] von spritzgegossenen PDLLA-Stäbchen. Bei der γ-Sterilisation ist die Dosis der Bestrahlung für das Ausmaß des Molekulargewichtsabbaus entscheidend

Material und Methode

Material

Im Spritzgußprozeß können die folgenden Parameter verändert werden: Temperatur, Druck, Schergeschwindigkeit und Zykluszeit. Allerdings sind diese Parameter nicht unabhängig voneinander frei wählbar. Es wurde hochmolekulares Polylactid mit 2 extremen Verarbeitungstemperaturen (Tabelle 1) untersucht: amorphes Poly-D,L-lactid (PDLLA, R207, Boehringer Ingelheim) und teilkristallines Poly-L-lactid (PLLA; L207). Das Granulat wurde während 3 Tagen bei 40°C für PDLLA und bei 80°C für PLLA unter Vakuum vorgetrocknet.

Anschließend wurden je ca. 220 g des Granulats mittels γ-Strahlung mit einer Dosis von 25 kGy sterilisiert (Steril Catgut Gesellschaft, Neuhausen a. Rheinfall). Das Polymer wurde in eine zu kontaminierende und eine steril bleibende Hälfte unterteilt.

Tabelle 1. Verwendete Spritzgußparameter für die 2 untersuchten Polylactide

Material	Inhärente Viskosität[a] [dl/g]	Temperatur [°C]	Druck [bar]	Zykluszeit [s]
PDLLA	1.5	120	1000	60
PLLA	1.6	200	600	35

a Herstellerangabe

Sporenproduktion

Als thermoresistente Sporen wurden die Sporen des Bacillus stearothermophilus ATCC 7953 verwendet, wie sie auch benutzt werden, um die Funktionstüchtigkeit von

---

1 Das Molekulargewicht wurde mittels Gelpermeationschromatographie (Knauer, Berlin) in Tetrahydrofuran ermittelt. Als Trennsäule wurde eine Säule von Polymer Laboratories PLgel 5μ Mixed-C, Länge: 600 mm, Innendurchmesser: 7.5 mm, Partikelgröße: 5 μm verwendet. Die Analysebedingungen waren wie folgt: Injektionsvolumen: 53 ml, Druck: 5.2 bar, Eluens: Chloroform, Flußrate des Eluens: 1 ml/min, Detektor: Refraktometer, Temperatur: 45°C. Da für Polylactide keine Standards existieren, erfolgte die Eichung mittels Polystyrol-Standards (Polymer Laboratories) mit Molekulargewichten von 128 – 1,28 Mio. g/mol mit einer sehr engen Molekulargewichtsverteilung von $M_w/M_n < 1.1$.

Dampfsterilisatoren zu überprüfen [2]. Vegetative Zellen wurden von einem biologischen Indikatorstreifen (Attest Sterilization Monitoring, 3M) in einer Casein-Pepton/Soja-Pepton-Nährlösung (CSB; BAG Med. AG, Greppen, Schweiz) bei 55 °C während 48 h kultiviert [13]. Nach dem Waschen mit destilliertem Wasser wurden die Bakterien in Wasser resuspendiert, auf Sporulationsagar [5] ausplattiert und für 110 h bei 55 °C inkubiert, bis 80–90 % der Bakterien sporuliert waren. Nach dem Abkühlen der Agarplatten wurden die Sporen mit eiskaltem destilliertem Wasser abgewaschen und 3mal mit einem Wasch-Zentrifugier-Zyklus gereinigt. Schließlich wurden die Sporen in destilliertem Wasser resuspendiert und bei 4 °C gelagert. Die Sporenkonzentration in der Lösung betrug $1.2 \cdot 10^8$ Sporen/ml.

Kontamination des Granulates

Je die Hälfte des sterilisierten Granulats wurde mit der Sporensuspension besprüht. Der Zielwert für die Kontamination betrug minimal 105 Sporen/g. Das kontaminierte Granulat wurde über Nacht unter Vakuum getrocknet und dann je ca. 2 g für die positive Kontrolle zur Bestimmung der Sporenzahl an zufälligen Stellen entnommen. Der Rest des kontaminierten Granulates wurde spritzgegossen.

Spritzguß

Das Spritzgußaggregat (Ferromatik M20) und die Form wurden gereinigt und mit Ethanol 70 % desinfiziert. Während des Spritzgußprozesses wurde mit desinfizierten Latexhandschuhen und mit Gesichtsmasken gearbeitet. Weitere Sterilitätsvorkehrungen, wie z. B. eine Reinraumumgebung, wurden nicht getroffen.

Zuerst wurde das sterile, anschließend das kontaminierte Granulat aus PDLLA spritzgegossen. Nach einer erneuten Reinigung wurde das PLLA analog verarbeitet. Vom sterilen PDLLA-Granulat wurde eine kleine Menge als negative Kontrolle ausgeschieden.

Die Spritzgußparameter sind in Tabelle 1 dargestellt. Das PLLA wurde bei 200 °C verarbeitet, was höher als die optimale Spritztemperatur ist. Damit sollte die keimtötende Wirkung der größtmöglichen Temperatur untersucht werden. Durch die niedrigere Viskosität des Polymers bei dieser Temperatur wurde damit die Zykluszeit auf 35 s reduziert. Beim Spritzgußprozeß mit dem verwendeten Aggregat blieb das Polymer während ca. 5 Zyklen im Schmelzzustand. Das heißt, das PDLLA blieb während ca. 5 min, das PLLA nur während ca. 3 min im Bereich der Schmelztemperatur.

Die zylindrischen Spritzgußbauteile (Durchmesser 10 mm, Länge 48 mm, Gewicht ca. 2,4 g) wurden einzeln luftdicht abgepackt.

Sterilitätsprüfung

Alle Polylactidzylinder wurden unter sterilen Bedingungen mit einer Raspel teilweise zerkleinert und dann bei 55 °C in gepuffertem CSB inkubiert, um eine Keimung von noch lebensfähigen Sporen zu erreichen. Ziel der Zerkleinerung war es, evtl. von Polylactid eingeschlossene Sporen freizulegen.

Inkubation der sterilen, nichtspritzgegossenen Proben

Proben von ca. 0.2 g aus sterilem, nichtspritzgegossenem PDLLA wurden in CSB gegeben. Während der Degradation wurde die Sterilität überprüft und der pH des Mediums gemessen.

Inkubation der kontaminierten, nichtspritzgegossenen Proben

4 Proben mit je ca. 0.3 g des kontaminierten, nichtspritzgegossenen PLA wurden benutzt, um die Zahl der gekeimten Sporen zu bestimmen. Die Proben wurden in 2 ml CSB suspendiert und geschüttelt. Verschiedene Verdünnungsstufen dieser Suspension wurden auf Tryptic soy broth (TSB-)Agar gegeben und nach 48 h Inkubation wurde die Anzahl der gekeimten Sporen bestimmt. Diese Suspension wurde ebenfalls dazu benutzt, um zu überprüfen, ob Sporen in der Gegenwart von PLA keimen.

Inkubation von spritzgegossenen Proben aus sterilem Granulat

Vom nichtkontaminierten, spritzgegossenen PLA wurden je ca. 0.2 g in Reagenzgläser (PDLLA: 27 Proben, PLLA: 18) mit CSB gegeben und inkubiert.

Inkubation von spritzgegossenen Proben aus kontaminiertem Granulat

Beim kontaminierten, spritzgegossenen Polylactid wurden für PDLLA 28 und für PLLA 26 Proben mit je ca. 0.2 g Polymer angesetzt.

Alle Röhrchen wurden auf eine durch Bakterienwachstum verursachte Trübung nach 1, 2 und dann alle 2 – 3 Tage während 21 Tagen bei PDLLA und analog während 56 Tagen bei PLLA überprüft. Da bei der Degradation von Polylactid eine saure Umgebung entsteht, wurde das Nährmedium beim Unterschreiten des pH von 7,1 (alle 6 – 8 Tage) gewechselt, um eine Behinderung der Sporenkeimung zu vermeiden. Das durch Dekantieren entfernte Medium wurde gefiltert (0,45 µm Bakterienfilter, Millipore). Die Filter wurden mit phosphate buffer solution (PBS) gespült und auf TSB-Agar inkubiert, damit evtl. vorhandene Sporen keimen konnten. Das Filtrat wurde mit Staphylococcus aureus ATCC 29213 inokuliert und über Nacht inkubiert, um zu prüfen, ob im Medium ein Bakterienwachstum überhaupt möglich war.

Um festzustellen, ob die Trübung durch B. stearothermophilus verursacht wurde oder ob es sich um eine andere mikrobiologische Verunreinigung handelt, wurde der Inhalt der Röhrchen mit einer Trübung auf TSB-Agar subkultiviert, anschließend Gram-gefärbt[2] und dann mikroskopisch untersucht.

---

[2] Die Bakterien werden mit Kristallviolett eingefärbt, wieder entfärbt und anschließend mit Safranin gegengefärbt, um sie mikroskopisch sichtbar zu machen.

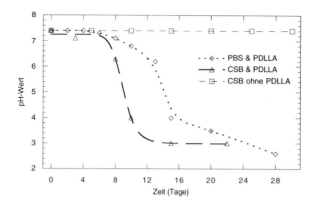

Abb. 3. pH-Erniedrigung während der Degradation von PLA im Medium bei 55°C. Durch die Ansäuerung des Mediums wurde bei der Sterilitätsprüfung das Medium bei einem geringeren pH als 7,1 gewechselt

Resultate

Sterile, nichtspritzgegossene Proben

Bei der Kultivierungstemperatur von 55°C fand eine beschleunigte Degradation statt. Nach 18–20 Tagen hatte das PDLLA-Granulat seine feste Konsistenz verloren und war teilweise im Medium gelöst. Mit der Degradation des PDLLA nahm auch der pH des Mediums bis auf einen Wert von pH 3 ab (Abb. 3). Während der Beobachtungszeit konnte keine Trübung festgestellt werden.

Kontaminierte, nichtspritzgegossene Proben

Bei der Inkubation von kontaminiertem, nichtspritzgegossenem PLA konnte innerhalb eines Tages eine Trübung festgestellt werden. Die Präsenz von PLA behinderte die Keimung der Sporen nicht. Bei jeweils 4 Proben wurde die mittlere Sporenzahl bestimmt: für PDLLA betrug sie $2{,}9 \cdot 10^5$ Sporen/g ($5{,}2 \cdot 10^4$ bis $4{,}4 \cdot 10^5$) und für PLLA $2{,}2 \cdot 10^6$ Sporen/g ($1{,}7 \cdot 10^6$ bis $2{,}6 \cdot 10^6$). Beide Werte lagen oberhalb des Minimalwertes der Kontamination.

Mit sterilem und kontaminiertem Granulat spritzgegossene Proben

Alle 27 Proben der mit sterilem Ausgangsmaterial hergestellten PDLLA-Proben blieben während der gesamten Beobachtungszeit steril (Tabelle 2). Auch alle 18 PLLA-Proben blieben steril.

Dagegen wiesen von den 28 Proben mit kontaminiertem PDLLA-Granulat 5 eine Kontamination auf. 3 Proben zeigten bereits nach 1 Tag eine Trübung, eine weitere Probe nach 2 und eine nach 6 Tagen. Die Proben stammten von 4 verschiedenen spritzgegossenen Zylindern, wobei jeweils mindestens eine weitere Probe vom gleichen Zylinder steril blieb. Die restlichen 23 Proben blieben während der Inkubationszeit steril, auch das ausgetauschte Medium wies keine Kontamination auf.

Bei den bei einer höheren Temperatur spritzgegossenen PLLA-Proben wies eine Probe von 27 nach 24 h eine Trübung auf. Alle anderen Proben blieben während der Beobachtungsdauer steril.

Tabelle 2. Sterilitätsprüfung von sterilem und kontaminiertem PLA-Granulat nach dem Spritzgußprozeß. Während das sterile Granulat beim Spritzgießen nicht kontaminiert wurde, reichte der Spritzgußprozeß für eine Sterilisierung des stark kontaminierten Granulates nicht aus

Material	Prozeßparameter			Bakteriologische Resultate	
PLA	Druck [bar]	Temperatur [°C]	Zyklus [s]	Steriles Granulat Wachstum / Total	Kont. Granulat Wachstum /Total
PDLLA	1000	120	60	0 / 27	5 / 28
PLLA	600	200	35	0 / 28	1 / 26

Gram-Färbungen von Proben mit Bakterienwachstum zeigten Gram-positive Stäbchen, die dem für die Kontamination verwendeten B. stearothermophilus glichen. Die Überprüfung der beim Mediumwechsel benutzten Filter zeigte keine weitere Kontamination. Das gefilterte Medium erlaubte ein Wachstum von S. aureus.

Diskussion

Im Rahmen dieser Studie sollte abgeklärt werden, ob sich degradable Bauteile aus Polylactid während des Spritzgußprozesses sterilisieren lassen. Es konnte gezeigt werden, daß bei einer hohen Kontamination mit thermoresistenten Sporen des Bacillus stearothermophilus nicht alle Sporen abgetötet wurden. Bei einer Verarbeitungstemperatur von 120°C trat bei 20 % der Proben ein Bakterienwachstum auf, bei einer Temperatur von 200°C wurde bei 1 Probe (4 %) ein Wachstum festgestellt. Dies stellt eine deutliche Reduktion der Sporenzahl während des Spritzgußprozesses dar. Da die PLLA-Partikel während der Versuchsdauer von 6 Wochen nicht wesentlich degradierten, kann nicht ausgeschlossen werden, daß im Innern der Partikel weitere Sporen vorhanden sein könnten.

Der Spritzgußprozeß ist somit nicht ausreichend, um als absolut zuverlässige Sterilisationsmethode für Polylactid verwendet werden zu können. Es sollte jedoch abgeklärt werden, ob z. B. bei der γ-Sterilisation mit einer geringeren Dosis gearbeitet werden kann, was in einer verminderten Schädigung des Polymers resultieren würde.

Die Versuche zeigten ebenfalls, daß während des Spritzgußprozesses, obwohl nicht in einer Reinraumumgebung durchgeführt, keine Kontamination des Materials stattfand. Alle Proben, die mit sterilem Granulat hergestellt wurden, blieben während des Spritzgießens und Abpackens steril. Wird steriles oder wenig kontaminiertes Granulat verarbeitet und die Produktion und Verpackung in einer Reinraumumgebung durchgeführt, könnte auf eine nachträgliche Sterilisation verzichtet werden.

Zusammenfassung

In dieser Studie wurde die Möglichkeit untersucht, den Spritzgußprozeß als Sterilisationsmethode für degradable Polymere zu verwenden. Während dem Spritzgießen treten hohe Temperaturen von bis zu 200°C in Kombination mit großen Scherkräften und hohen Drücken von bis zu 1000 bar auf. Diese Behandlung könnte zur Abtötung von evtl. vorhandenen Mikroorganismen ausreichen. Deshalb wurde Poly-D,L-lactid (PDLLA) bei einer Verarbeitungstemperatur von 120°C und Poly-L-lactid (PLLA) bei 200°C spritzgegossen. Granulat von beiden Polymeren wurde mit thermoresistenten Sporen von Bacillus stearothermophilus, die zur Prüfung von Sterilisationsprozessen verwendet werden, kontaminiert. Nach dem Spritzgießen von sterilem und kontaminiertem Granulat wurden die Bauteile zerkleinert und in einer Nährlösung bei 55°C während 21 Tagen für PDLLA und 42 Tagen für PLLA inkubiert.

Während dieser Zeit blieben nach dem Spritzgußprozeß bei 120°C alle der 27 Proben des nichtkontaminierten PDLLA steril. Beim kontaminierten Granulat zeigten 5 der 28 Proben ein Bakterienwachstum. Die 18 Proben des bei 200°C verarbeiteten sterilen PLLA-Granulates blieben steril, während von den 26 Proben des kontaminiert spritzgegossenen Polymers eine Probe ein Bakterienwachstum zeigte. In allen Fällen von Bakterienwachstum konnte nachgewiesen werden, daß es sich um B. stearothermophilus handelte. Diese Resultate zeigen, daß steriles Granulat steril verarbeitet werden konnte und daß eine deutliche Reduktion der lebenden Sporen stattfand. Der Spritzgußprozeß reichte jedoch zur Sterilisation von Polylactiden, die stark mit thermoresistenten Sporen kontaminiert waren, nicht aus.

Literatur

1. Baier RE, Meyer AE et al (1982) Degradative effects of conventional steam sterilization on biomaterials surfaces. Biomaterials 3: 241–245
2. CDC-Guidelines (1981) Microbiological surveillance of the environment and of personnel in the hospital. Infect Control 2: 145–146
3. Delgado AA, Schaaf NG (1990) Dynamic ultraviolet sterilization of different implant types. Int J Oral Maxillofac Impl 5(2): 117–125
4. Ernst R, Shull JJ (1962) Ethylene Oxide. Gaseaus Sterilization. Appl Microbiol 10: 337
5. Foerster HF (1983) Activation and germination characteristics observed in endospores of thermophilic strains of bacillus. Arch Microbiol 134: 175–181
6. Hameister W (1975) Äthylenoxidsterilisation, Gesundheitsschäden durch Äthylenoxid, das vom sterilisierten Gut retiniert wurde. Bundesgesundheitsblatt 18(16): 253
7. Handlos V (1977) Formaldehyd sterilization I. Arch Pharm Chem Sci 5: 163
8. Handlos V (1979) Formaldehyd sterilization II. Arch Pharm Chem Sci 7: 1
9. Heponen V-P, Pohjonen T et al (1988) The effect of gamma-radiation on mechanical properties of biodegradable poly-L-lactide fibres. The Third World Biomaterials Congress, 1988, Kyoto, Japan, p 281
10. Hutmacher D, Scholz C, Claes L (1993) The effects of gamma and ethylenoxide sterilization on different biodegradable polymers. 10th European Conference on Biomaterials, 8–11 September, 1993, Davos, Switzerland, p 66
11. Kereluk R, Grammon A, Lloyd RS (1970) Microbiological aspects of ethylen oxide sterilization III. Appl Microbiol 19: 157
12. Menges G (1990) Werkstoffkunde Kunststoffe, 3. Aufl. Hanser, München Wien
13. Merkli A, Heller J et al (1994) Gamma sterilization of a semi-solid poly(ortho ester) designed for controlled drug delivery-validation and radiation effects. Pharmaceut Res 11(10): 1485–1491
14. Rosenbauer KA (1989) Sterilisation hitzeempfindlicher Materialien im Niederdruckplasma. Forum Mikrobiol 12: 358–360
15. Scherer H, Holtmann S (1986) Gefahren bei der Verwendung gassterilisierter Materialien. Laryngol Rhinol Otol 65: 37
16. Singh S, Schaaf NG (1989) Dynamic sterilization of titanium implants with ultarviolet light. Int J Oral Maxillofac Impl 4(2): 1390–146
17. Spenlehauer G, Vert M et al (1989) In vitro and vivo degradation of poly (d,l-lactide/glycolide) type micro spheres made by solvent evaporation method. Biomaterials 10: 557–563

TEIL III

In-vitro-Degradation von resorbierbaren Polymeren

Degradation verschiedener Strukturen aus resorbierbaren Polymeren

M. Dauner, H. Hierlemann, E. Müller und H. Planck

Forschungsbereich Biomedizintechnik, Institut für Textil- und Verfahrenstechnik, Körschtalstraße 26, D-73770 Denkendorf

Einleitung

Im Bereich der Wundversorgung sind je nach Applikation unterschiedliche Strukturen von Nahtmaterialien über Folien bis zu Membranen und Vliesen erforderlich. Strukturbedingt ergeben sich spezifische mechanische Eigenschaften. In den letzten Jahren werden vermehrt degradierbare Polymerwerkstoffe auf Basis der α-Hydroxycarbonsäuren eingesetzt, bei denen nicht nur abhängig vom Polymer, sondern v. a. auch von der Verarbeitung und damit von der Morphologie, verschiedene Degradationszeiten beobachtet werden.

Geflechte (und Gewebe) aus lösungs- oder schmelzgesponnenen Filamenten aus resorbierbaren Polymeren werden als Nahtmaterialien und zur Bandaugmentation seit Jahren klinisch eingesetzt (u. a. DEXON, PDS, SAFIL, VICRYL).

Resorbierbare Vliese finden in den letzten 3 Jahren verstärkte Aufmerksamkeit als Substrat zur Züchtung dreidimensionaler Zellstrukturen, v. a. für Chondrozyten [1, 2, 7] und endokrine Zellen [1, 5, 8]. Weitere mögliche Anwendungsgebiete sind Patches zur großflächigen Abdeckung von inneren und äußeren Gewebedefekten.

Im Hygienebereich werden Vliese aus Polymeren der β-Hydroxycarbonsäuren (PHB/PHV) getestet, die nicht hydrolytisch, sondern enzymatisch abgebaut werden. Sie sind preislich erheblich günstiger als die derzeit verfügbaren Polymere der α-Hydroxycarbonsäuren, die jedoch ebenfalls als technische Qualitäten zu Preisen unter 10 DM/kg auf den Markt kommen sollen.

Resorbierbare Folien und Membranen sind ebenfalls eine Entwicklung der letzten Jahre, die unter dem Schlagwort „gerichtete Geweberegeneration" die Aufgabe haben, die Heilung hochspezialisierter Zellen (Gingiva, Osteonen, endokrine Zellen) zu ermöglichen durch Verhinderung der Infiltration von schnellwachsendem Bindegewebe, durch temporären Schutz vor Immunreaktionen oder durch Schutz gegen Kontamination [3, 4, 6].

Im Forschungsbereich Biomedizintechnik des Instituts für Textil- und Verfahrenstechnik werden Polymere und Copolymere auf Basis Milchsäure und Glykolsäure synthetisiert und zu Fasern aus der Schmelze ausgesponnen, die zu Geflechten, Geweben, Maschenwaren und Vliesstoffen weiterverarbeitet werden. Aus Lösung werden Folien und Membranen hergestellt. Im Preßverfahren können Faserverbundmaterialien produziert werden.

Die mechanischen Eigenschaften und das Degradationsverhalten von Geflechten, Vliesen, Folien und Membranen werden miteinander verglichen. Die hier zu diskutierenden Strukturen können als „dünnwandig" in dem Sinne angesehen werden, daß die Dicke der Einzelstruktur (Faser, Folie) kleiner ist als die freie Diffusionslänge

Tabelle 1. Polymere und Strukturen auf Basis von α- und β-Hydroxycarbonsäuren (*G* Geflecht, *SV* Spinnvlies, *SB* Sprühvlies, *F* Folie, *M* Membran)

Polymer	Kürzel	Geflecht	Vliese	Folien	Membranen
Polyglykolsäure	PGA	PGA-G	PGA-SV	–	–
Poly-L-Lactid	L100	L100-G	L100-SV L100-SB	L100-F	L100-M
Poly-L/DL-Lactid 70:30	LDL7030	LDL7030-G	–	LDL7030-F	LDL7030-M
Poly-DL-Lactid	DL100	DL100-G	DL100-SV DL100-SB	DL100-F	DL100-M
Poly-L-Lactid-Glykolsäure 80:20	LG8020	LG8020-G	–	LG8020-F	LG8020-M
Polyhydroxybuttersäure	PHB	–	PHB-SB	–	–
Polyhydroxybuttersäure/-valeriansäure	PHB/PHV	–	PHB/PHV-SB	–	–

von Dimeren und deren Säure im Polymer (ca. 0,3 – 0,6 mm). Damit ist im gepufferten System der Effekt der autokatalytischen Degradation ausgeschlossen (vgl. Beitrag Dauner et al., S. 52).

Materialien

Es wurden u. a. die folgenden Polymere synthetisiert (Polyglykolsäure und Polylactide) bzw. beschafft (PHB/PHV: Biopol ZENECA) und zu Strukturen gemäß Tabelle 1 verarbeitet.

Die Molmassen der verwendeten Polymere bewegen sich in vergleichbarer Größenordnung. (Die inhärente Viskosität ist im Bereich von 1,0 – 1,5 dl/g; exakte Vergleiche sind nicht möglich, da unterschiedliche Meßparameter erforderlich und Umrechnungen in Molmassen umstritten sind.)

Verarbeitung

Geflechte: Schmelzgesponnene verstreckte Filamentgarne wurden zu Geflechten verarbeitet, die dem Nahtmaterial USP 2/0 entsprechen, bzw. es wurde vergleichsweise DEXON (PGA; Braun Dexon GmbH) getestet.

Spinnvliese: Schmelzgesponnene Filamente wurden von der Düse luftverstreckt, wirr auf ein Förderband abgelegt, kalandriert und vernadelt. Beim Kalandern wird das Vlies zwischen 2 gegenläufig umlaufenden Walzen gepreßt und damit vorverfestigt. Die Hauptverfestigung geschieht durch Vernadeln, wobei eine Vielzahl Nadeln mit Widerhaken die Vliesbahn senkrecht zur Ausbreitungsebene wiederholt durchstößt. Filamente werden durch das Vlies gezogen und verbinden durch Verschlaufungen die Vlieslagen.

Sprühvliese: Eine Polymerlösung wird mittels Druckluft durch eine Zweistoffdüse versprüht, wobei das Lösungsmittel (hier: Chloroform) am Düsenaustritt schlagartig verdampft und sich Polymerfasern endlicher Länge ausbilden, die durch den Luftstrom zu einem rotierenden Stab transportiert und dort aufgewickelt werden. Die Verbindung der Fasern erfolgt kohäsiv durch Restlösemittel.

Folien: Eine Polymerlösung wird mittels einer Rakel auf einer Glasplatte verstrichen. Das Lösungsmittel (v. a. Chloroform) wird langsam unter Vermeidung von Blasenbildung verdampft.

Membranen: Eine Polymerlösung wird mittels einer Rakel auf einer Glasplatte verstrichen. Das Lösungsmittel (hier v. a. Chloroform) wird in einem Nichtlösungsmittel (v. a. Ethanol) ausgefällt, die Phasen Polymer/Lösungsmittel/Nichtlösungsmittel trennen sich, wodurch das Polymer eine poröse Struktur bildet (Phaseninversionstechnik).

Die Verarbeitungstechnologien aus Lösung sind nicht anwendbar für Polyglykolsäure, da diese lediglich in hochgiftigen und extrem teuren Chemikalien löslich ist.

PHB und PHB/PHV wurden nicht aus der Schmelze verarbeitet, da nur begrenzte Mengen zur Verfügung standen, und ihre thermoplastische Verarbeitung knapp unter ihrer Zersetzungstemperatur durchgeführt werden muß. Damit sind diese Polymere nur schwer zu Fasern auszuspinnen.

Prüfmethoden

Die verschiedenen Strukturen wurden im Zugversuch und über die inhärente Viskosität entsprechend den jeweiligen DIN-/ISO-Normen charakterisiert. Der Degradationsversuch wurde in gepufferter physiologischer NaCl-Lösung bei 37°C entsprechend ISO-DIS 13781-1995 durchgeführt (Tabelle 2).

Die mechanischen Kenndaten werden einheitlich in der querschnittsbezogenen Spannung [N/mm^2] angegeben. Es wird auch für Geflechte und Vliese die – für diese Strukturen unübliche – mechanische Dimension der Festigkeit [N/mm^2] verwendet, um sowohl eine Vergleichbarkeit zwischen den Strukturen, als auch zwischen den Materialien zu ermöglichen, da die textile Dimension [$cN\ m^2/g$] die Dichte des Materials berücksichtigt. Andererseits geht in der mechanischen Dimension [N/mm^2] die Porosität der Vliese und Membranen nicht mit ein. Für die hochporösen Vliese und Membranen kann durch Multiplikation mit dem Korrekturfaktor [$k = 1/(1-\text{Porenvolumen})$] die reine Materialfestigkeit ermittelt werden.

Die Vliese wurden in nassem Zustand gemessen (1 h in H_2O), da durch reduzierte

Tabelle 2. In-vitro-Testmethoden

Testmethoden	Nationale bzw. internationale Standards
Inhärente Viskosität	ISO 1628 (1); 25°C; 0.1% Chloroform; Ubbelohde Oc
Zugversuch (Geflechte/Vliese)	DIN 53857 (Teil 1/Teil 2)
Zugversuch (Folien/Membranen)	ISO 527 (Ersatz für DIN 53 455)
Degradationstest	ISO-DIS 13781-1995, pH 7.4, 37°C

Faden-Faden-Reibung die Festigkeit drastisch (Faktor 2–3) gesenkt wird. Die Feuchtigkeit hat dagegen bei den anderen Strukturen nur einen geringeren Einfluß auf die Festigkeitswerte (Reduktion um 0–10 %). Eine Testung im Zugversuch bei 37 °C war mangels der hierzu erforderlichen aufwendigen Vorrichtung noch nicht möglich.

Ergebnisse

Festigkeit und Porenvolumen

Der Übersichtlichkeit halber werden die mechanischen Daten in Tabellenform (Tabelle 3) dargestellt.

Bei Fasern werden durch Kristallinität (PGA, L100, LG8020) und hohen Orientierungsgrad sehr hohe Festigkeiten erzielt: 100–1.100 N/mm². Folien erreichen bei geringerer Orientierung nur einen Bruchteil der Faserfestigkeiten: 50–85 N/mm². Dies kommt v.a. bei kristallinen Materialien zum Tragen. Bei den Spinnvliesen ist neben der (Quer-) Festigkeit der Filamente die Faden-Faden-Reibung der entscheidende Festigkeitsfaktor. Durch Feuchtigkeit wird die Reibung reduziert, und damit werden noch geringere Festigkeiten erreicht.

Die Festigkeit von Sprühvliesen wird durch Kohäsion infolge von Restlösungsmitteln bestimmt. Hier ergeben sich im Gegensatz zu den Spinnvliesen bessere Werte mit den amorphen Polymeren (DL100; PHB/PHV), bei denen die Fasern untereinander besser verkleben. Bei Vliesen, wie bei Membranen, werden aufgrund der hohen Porosität generell geringere Festigkeiten erzielt. Hierbei resultiert der kohäsive Zusammenhalt bei den Membranen in höheren Festigkeiten, die unter Berücksichtigung des Korrekturfaktors 50 %–80 % der Festigkeit der Folien erreichen.

Allgemein sind die erzielbaren Festigkeiten der unterschiedlichen Strukturen zumindest aus den kristallinen Homopolymeren im Bereich dessen, was mit technischen Materialien (z.B. PA, PET) realisiert wird.

Die Porenvolumina von Vliesen aus kristallinen Polymeren und die Membranen liegen über 90 %. Die amorphen Vliese weisen einen geringeren Porenanteil auf, da diese nach dem Herstellungsprozeß aufgrund der eingeprägten Eigenspannungen

Tabelle 3. Festigkeiten und Porenvolumen der verschiedenen Strukturen; Mittelwerte; CV ca. 5 %

Polymer	Geflechte Zugfestigkeit [N/mm²]	Spinnvliese Zugfestigkeit (feucht) [N/mm²]	Spinnvliese Porenvolumen [%]	Sprühvliese Zugfestigkeit (feucht) [N/mm²]	Sprühvliese Porenvolumen [%]	Folien Zugfestigkeit [N/mm²]	Membranen Zugfestigkeit [N/mm²]	Membranen Porenvolumen [%]
PGA	900–1100	2,75	93	–	–	–	–	–
L100	600–700	0,84	90	0,21	91,5	85	3,5	90
LDL7030	140–180	–	–	–	–	65	4,0	90
DL100	100–150	0,40	85	0,99	88	50	3,9	90
LG8020	320–370	–	–	–	–	80	3,0	90
PHB	–	–	–	0,26	93	–	–	–
PHB/PHV	–	–	–	0,76	88	–	–	–

unter den Testbedingungen schrumpfen. So ist das aufgeführte P-DL-LA-Vlies um 50 % geschrumpft mit einer resultierenden Porosität deutlich unter 90 %. Bei dieser filzartigen Struktur stützen sich die Fasern gegenseitig, so daß ein relativ langer Krafterhalt realisiert wird. Vliese aus kristallbildenden Polymeren können durch thermische Nachbehandlung zur Erhöhung der Kristallinität in der ursprünglichen Struktur fixiert werden.

Degradation

Die Degradationsgeschwindigkeit resorbierbarer Polymere hängt zunächst von der chemischen Zusammensetzung ab. Die Verarbeitungstechnik kann jedoch durch mögliche Orientierungen oder gezielte Molmassenreduzierung die Degradationskinetik beeinflussen.

Nahtmaterialien, die aus hochverstreckten, kristallinen Polyglykolsäurefilamenten geflochten werden, verlieren ihre Festigkeit innerhalb von 4 Wochen (Abb. 1). Spinnvliese, deren Filamente beim Herstellungsprozeß weniger verstreckt und gar nicht nachverstreckt werden, bilden eine geringere Kristallinität aus. Dies führt zum einen zum Schrumpfen des Vlieses oberhalb der Glasübergangstemperatur, zum anderen degradiert das amorphe Polymer schneller. Bereits nach 10 Tagen ist keinerlei Festigkeit mehr vorhanden (V 15-1). Eine thermische Nachbehandlung zur Erhöhung der Kristallinität verhindert den Schrumpf und die Degradation wird, v. a. in der Anfangsphase, reduziert (V 16-2 PT). In Geflechten stützen sich die Filamente gegenseitig ab, bei Degradation einzelner Filamente kommt es nicht zum sofortigen Versagen des Geflechtes. Bei Vliesen fehlt diese Stützwirkung, Versagen einzelner Filamente kann das Versagen der gesamten Struktur bedeuten.

Der Molmassenverlust wird von der Struktur nicht beeinflußt.

Durch Auswahl des geeigneten Materials lassen sich Degradationszeiten von Vliesstrukturen von einigen Tagen (PGA) bis zu über 1 Jahr (P-L-LA) realisieren (Abb. 2). Werden Degradationsverläufe dazwischen gefordert, können Copolymere von PGA und Polylactid oder von P-L-LA und P-DL-LA zum Einsatz kommen. Hierbei ist jedoch zu berücksichtigen, daß amorphe Materialien schrumpfen. Eine alternative Methode zur Verkürzung der Degradationszeit besteht in der Behandlung mit ionisierender Strahlung, die ggf. gleichzeitig der Sterilisation dienen kann. Durch

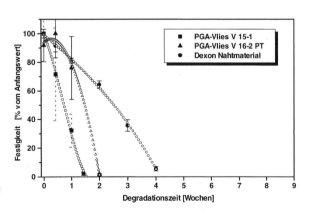

Abb. 1. In-vitro-Abbau (37°C, pH 7.4) von Spinnvliesen (unbehandelt und thermisch nachbehandelt: PT) und Nahtmaterialien aus PGA: Abnahme der Festigkeit

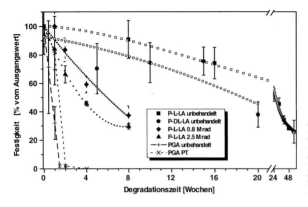

Abb. 2. In-vitro-Abbau (37°C, pH 7.4) von Spinnvliesen aus Polylactid und PGA (unbehandelt; bestrahlt: 0,8 bzw. 2,5 Mrad; oder thermisch nachbehandelt: PT); Abnahme der Festigkeit

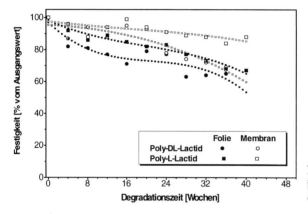

Abb. 3. In-vitro-Abbau (37°C, pH 7.4) von Folien und Membranen aus Polylactid: Abnahme der Festigkeit

Bestrahlung werden Molekülketten gespalten, d.h. die Molmasse wird reduziert, ohne daß es primär zum Verlust an Festigkeit kommt. Die Degradation wird jedoch beschleunigt. So wird die Halbwertszeit von P-L-LA-Vliesen von 25 Wochen auf 6 bzw. 4 Wochen durch Bestrahlung mit 0,8 bzw. 2,5 Mrad reduziert.

Im Vergleich von Spinnvliesen und Sprühvliesen zeigen sich keine signifikanten Unterschiede in der Abnahme der Festigkeit und im Molmassenabbau. Die anfänglich stark unterschiedlichen strukturbedingten Dehnungen (Spinnvlies: 60%; Sprühvlies: 17%) nähern sich im Abbau an den materialtypischen Wert von 18% – 20% an.

Folien und Membranen aus P-L-LA und P-DL-LA unterscheiden sich in ihrer Abbaukinetik nur wenig (Abb. 3). Beide Materialien und beide Strukturen sind nur gering orientiert und schrumpfen daher trotz geringer oder fehlender Kristallinität nicht. Im Gegensatz zu Vliesstrukturen versagt nicht die gesamte Probe, wenn Teilbereiche zusammenbrechen. Die Degradationsgeschwindigkeit von Folien und Membranen ist daher etwas geringer. Die etwas langsamere Degradation der Membranen gegenüber den Folien kann auf einen geringeren Monomergehalt zurückgeführt werden. Die Abnahme der Molmasse ist im beobachteten Zeitraum proportional dem Festigkeitsverlust, jedoch etwas beschleunigt.

Diskussion

Die Degradationszeiten unterscheiden sich hinsichtlich der Polymere (P-L-LA >LDL7030>P-DL-LA>LG8020>PGA). Der enzymatische Abbau von PHB/PHV wurde hier nicht untersucht, jedoch liegt die Resorptionszeit noch über der von P-L-LA. Die Strukturen an sich haben einen geringen Einfluß auf den Molmassenabbau. Entscheidend ist jedoch die Morphologie (kristallin/amorph), die durch den Herstellungsprozeß oder auch durch thermische Nachbehandlung beeinflußt werden kann. So ist die erzielbare Kristallinität bei PGA-Geflechten höher, die Degradation entsprechend langsamer als bei PGA-Vliesen, wohingegen bei P-L-LA gleiche Kristallinität für Geflechte und Vliese und damit ähnliche Degradationskinetik gemessen wurde. Der Struktureinfluß kommt zur Geltung, wo Versagen einzelner Bereiche das Versagen der gesamten Struktur bedeuten, also v. a. bei voluminösen Vliesen.

Durch Verwendung von Copolymeren oder mittels ionisierender Strahlung können Degradationszeiten im Spektrum von schnellresorbierendem PGA bis zu langsam abbauendem P-L-LA nahezu beliebig eingestellt werden.

Bei der Auswahl der Strukturen und der Verfahrenstechniken sind die verarbeitungstechnischen und materialspezifischen Randbedingungen zu berücksichtigen. Bei Verarbeitung aus Lösung ist die restlose Entfernung der Lösungsmittel aufwendig. Bei Verarbeitung aus der Schmelze können Monomere entstehen, die die Degradation beschleunigen. In der Regel weisen Strukturen, die aus Lösung hergestellt werden, geringere Festigkeiten auf. Ausnahmen bestehen bei der Faserherstellung im Trocken- oder Naßspinnverfahren, da aus Lösung sehr hohe Molmassen verarbeitbar sind und die Molekülketten hoch orientiert werden sowie in der Herstellung von Vliesen aus amorphen Polymeren, die aus der Schmelze nur geringe Festigkeiten aufweisen. Aus Lösung hergestellte Vliese unterliegen keinem nachträglichen Schrumpf, so daß dieses Verfahren sich für amorphe Materialien anbietet. Jedoch wurden bislang mit aus Lösung hergestellten Vliesen aus amorphen Polymeren noch keine Porenvolumina über 90% erzielt. Bei aus Schmelze hergestellten Fasermaterialien (Filamente, Vliese) aus kristallbildenden Polymeren kann ggf. durch thermische Nachbehandlung zur Erhöhung der Kristallinität ein eventueller Schrumpf verhindert werden. Gleichzeitig wird damit der Abbau verlangsamt.

Zusammenfassung

Neben der chemischen Zusammensetzung und Konfiguration polymerer Werkstoffe (z. B. Elemente, Bindungen, Molmassen) sind ihre physikalischen Zustände (z. B. Kristallinität, Eigenspannungen, Oberflächen) verantwortlich für die Produkteigenschaften. Dies gilt insbesondere auch für die Degradationskinetik resorbierbarer Materialien. Vor allem die physikalischen Eigenschaften hängen von den Verarbeitungsbedingungen (Temperaturen, Drücke, Lösungsmittel, Verstreckungsgrad) ab.

Es wurden verschiedene Strukturen (Membranen, Folien, Fasern, Vliese) aus resorbierbaren Polymeren durch verschiedene Verfahrenstechniken (aus Lösung und aus Schmelze) hergestellt, charakterisiert und auf ihr Degradationsverhalten untersucht. Letzteres wurde durch Strahlenbelastung gezielt modifiziert.

Literatur

1. Cima LG, Vacanti JP, Vacanti C, Ingber D, Mooney D, Langer R (1991) Tissue engineering by cell transplantation using degradable polymer substrates. J Biomech Engin 113: 143–151
2. Freed LE, Marquis JC, Nohria A, Emmanual J, Mikos AG, Langer R (1993) Neocartilage formation in vitro and in vivo using cells cultured on synthetic biodegradable polymers. J Biomed Mater Res 27: 11–23
3. Gogolewski S, Pennings AJ (1983) Resorbable materials of poly-(L-lactide) – III. Porous materials for medical application. Coll 6 Polymer Sci 261: 477–484
4. Gottlow J (1986) New attachment formation by guided tissue regeneration. Thesis, Dept. of Periodontology, University of Göteborg (ISBN 91-7900-140-8 (pp 1–30))
5. Mooney DJ, Park S, Kaufmann PM, Sano K, McNamara K, Vacanti JP, Langer R (1995) Biodegradable sponges for hepatocyte transplantation. J Biomed Mater Res 29: 959–965
6. Robert PM, Frank RM (1994) Periodontal guided tissue regeneration with a new resorbable Polylactid Acid Membrane. J Periodontol 65: 414–422
7. Sittinger M, Reitzel D, Dauner M et al (1996) Resorbable polyesters in cartilage engineering: affinity and biocompatibility of polymer fiber structures to chondrocytes. J Biomed Mater Res (Appl Biomater) 33: 57–63
8. Vacanti JP, Morse MA, Saltzman WM, Domb AJ, Perez-Atayde A, Langer R (1988) Selective Cell Transplantation using bioabsorbable artificial polymers as matrices. J Pediatr Surg 23, 1: 3–9

Danksagung: Die Forschungsaktivitäten wurden gefördert durch die Deutsche Forschungsgemeinschaft (Az: DFG PL 120/4-1) und dem Forschungskuratorium Gesamttextil (Az: AiF 8925) aus Mitteln des Bundeswirtschaftsministeriums und über einen Zuschuß der „Arbeitsgemeinschaft industrieller Forschungsvereinigungen". Der AiF-Abschlußbericht kann beim Institut für Textil- und Verfahrenstechnik angefordert werden.

Vergleichende Untersuchungen zur Degradationskinetik linearer Polyester und Stärkeacetate in vivo

D. Behrend[1], J. Schaffer[2], K. Metzner[2] und K.-P. Schmitz[1]

1 Universität Rostock, Medizinische Fakultät, Institut für Biomedizinische Technik, Ernst-Heydemann-Str. 6, D-18055 Rostock
2 BUNA GmbH, D-06258 Schkopau

Einleitung

In den operativen Fächern der Medizin, wie z. B. Chirurgie, Traumatologie und Urologie, ergeben sich aus der Anwendung bioresorbierbarer Werkstoffe erhebliche Vorteile. Bekanntestes Beispiel dafür ist das durch Lister seit 1882 als resorbierbares Nahtmaterial eingeführte Catgut. Neben Implantaten, die für den Dauereinsatz im menschlichen Körper bestimmt sind, wie z. B. Herzklappen und Endoprothesen, gibt es eine Vielzahl von Anwendungsfällen, wo die Implantatfunktion schrittweise wieder durch körpereigenes Gewebe substituiert werden soll. Das betrifft sowohl Weich- als auch Hartgewebe. Beispiele hierfür sind: Nahtmaterialien, Osteosynthesesysteme, intravaskuläre Stents und Folien zur Deckung von Defekten im Gesichts-Schädel-Bereich. Bis auf letzteres Anwendungsgebiet, wo Folien aus Polydioxanon (PDS) Verwendung finden, kommen für alle anderen Einsatzgebiete gegenwärtig noch immer Metallimplantate zum Einsatz. Diese verfügen über 2 Nachteile. Metallimplantate, z. B. zur Osteosynthese, machen daher fast immer einen Zweiteingriff zur Entfernung erforderlich. Ein Zweiteingriff bedeutet aber für den betroffenen Patienten ein zusätzliches Anästhesie- und Infektionsrisiko. Somit ergibt sich zwingend die Erfordernis der Entwicklung, tierexperimentellen Erprobung und des klinischen Einsatzes bioresorbierbarer Kunststoffe [1–3, 5].

Material und Methode

Von der SOW BUNA GmbH werden seit Ende der 80er Jahre Entwicklungsarbeiten auf dem Gebiet der bioabbaubaren Kunststoffe durchgeführt. Die aus dieser Produktreihe ausgewählten Werkstoffe für eine Eignungstestung als resorbierbares Biomaterial sind in Tabelle 1 aufgeführt.

Als Kennwerte für die Beurteilung von degradativen Vorgängen wurden die 3-Punkt-Biegefestigkeit, Grenzdurchbiegung, der quasistatische Biege-E-Modul und die Mikrohärte herangezogen. Oberflächenmorphologische Untersuchungen erfolgten mittels Rasterelektronenmikroskopie (REM) und Atomic-Force-Mikroskopie (AFM). Die In-vivo-Untersuchungen wurden am Tiermodell Ratte durchgeführt. Es wurden jeweils simultan in ein Versuchstier 2 Prüfkörper untergebracht. Die Prüfkörper wurden durch Preßsintern hergestellt und verfügten über abgerundete Ecken, um mechanische Irritationen im Versuchstier zu vermeiden. Die Implantationszeiten betrugen jeweils 1, 2, 4 Wochen, 6 und 12 Monate. Nach Ablauf der jeweiligen Implantationszeit wurden die Versuchstiere schmerzlos getötet, die Prüfkörper entnommen

Tabelle 1. SCONACELL lineare Polyester (Homopolymere) (*PHB 2* aufgereinigtes Homopolymer mit einem Aminosäureanteil unter 0,01%)

Werkstoff	Zusammensetzung	Gewichtsanteile (%)
PHB1	Polyhydroxybuttersäure Homopolymer (Aminosäure verunreinigt)	100
PHB2	Polyhydroxybuttersäure Homopolymer,	100
CEM	Polyethylenecarbonat	100
CPM	Polypropylenecarbonat	100
E 8	Stärkeacetat/Polyethylen-Glycol	83,5/16,5
E 32	Stärkeacetate/Polyethylen-Glycol/Polyethylencarbonat	68,6/14,2 / 17,2
W 392	Stärkeacetate/Polyethylen-Glycol/Polypropylencarbonat	57,8/ 12,2 / 30
W 489	Polyhydroxybuttersäure/Polyethylencarbonat	50/50

und mechanisch schonend freipräpariert. Die umgebenden Gewebekalli wurden in 5%iger Formaldehydlösung fixiert und einer histologischen Aufarbeitung zugeführt. Die Bestimmung der mechanischen Kennwerte erfolgte mit einer Universalfestigkeitsprüfmaschine SHIMADZU AGS 500 A. Die Mikrohärte wurde mit einem Mikrohärteprüfgerät MHT 4 (Zeiss-Oberkochen) gemessen. Ein Rasterelektronenmikroskop DSM 960 A (Zeiss Oberkochen) und ein Non-contact-Atomic-Force-Mikroskop TMX 2000 (Topometrix) kamen für die oberflächenmorphologischen Untersuchungen zum Einsatz.

Die In-vivo-Untersuchungen zur Veränderung der mechanischen Eigenschaften infolge hydrolytisch-enzymatischer Einwirkung zeigten, daß initial durch Schädigung der Probenoberfläche und der Polymermatrix eine Abnahme der mechanischen Kennwerte verursacht wird. Wie stark sich die mechanischen Eigenschaften ändern, hängt nicht nur von den Umgebungsbedingungen, sondern auch von der Änderung des Kristallinitätsgrades ab, der wesentlich durch Um- und Abbauvorgänge im Material bestimmt wird. Die kristalline Phase stellt im Gegensatz zur amorphen Phase zunächst eine Barriere für angreifende Medien dar. Beide Phasen degradieren unterschiedlich, wobei die kristalline Phase schwächer als die amorphe Phase angegriffen wird.

Bei In-vivo-Untersuchungen sind die mechanischen Kennwerte von besonderem Interesse. Sie bilden die eigentliche Grundlage für eine ingenieurtechnische Ausle-

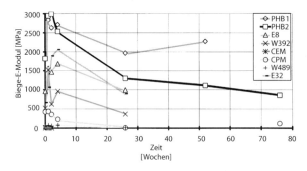

Abb. 1. Verlauf des Biege-E-Moduls über die Implantationszeit bei subkutaner Implantation

Vergleichende Untersuchungen zur Degradationskinetik linearer Polyester

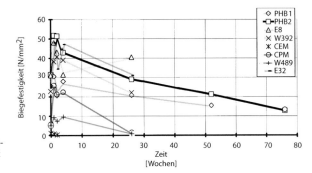

Abb. 2. Verlauf der Biegefestigkeit über die Implantationszeit bei subkutaner Implantation

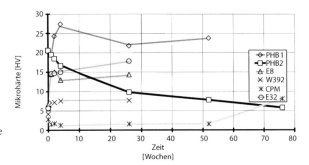

Abb. 3. Verlauf der Mikrohärte über die Implantationszeit bei subkutaner Implantation

gung von Implantaten. Eine wichtige Rechengröße, v. a. für Simulationen mit der Finite-Elemente-Methode (FEM), ist der volumenspezifische Kennwert Elastizitätsmodul sowie dessen Verlauf über die Implantationszeit (Abb. 1).

Neben dem Elastizitätsmodul als reine Rechengröße gibt der Kennwert Biegefestigkeit wichtige Aussagen über die gesamtmechanische Kompetenz eines Werkstoffes. Auch diese ist ein volumenspezifischer Kennwert, dessen Veränderungen erst nach bereits abgelaufenen Oberflächenschäden ansprechen (Abb. 2).

Der mechanische Kennwert Mikrohärte ist ein sensibler Parameter für erste, an der Oberfläche ablaufende Schädigungsmechanismen, lange bevor sie in das Werkstoffvolumen übergreifen. Auffallend ist jedoch, daß die volumenspezifischen Kennwerte Elastizitätsmodul und Biegefestigkeit mit dem Verlauf der Mikrohärte nicht korrelieren. Während Biegefestigkeit und Elastizitätsmodul v. a. bei den Stärkeacetatblends und auch bei den Polyolefincarbonaten relativ kontinuierlich absinken, ist bei der Mikrohärte keine bzw. eine verzögerte Reaktion zu verzeichnen. Dieses deutet auf das schon in der Literatur beschriebene Schalen-Matrix-Modell hin (Abb. 3) [4].

An ausgewählten degradierten Prüfkörpern der teilkristallinen PHB durchgeführte Nanomikroskopie (AFM) eignet sich besonders für die Darstellung einer Phasendegradation bis hin zu molekularer Auflösung. Während die Ausgangsproben über eine relativ glatte Oberfläche im nm-Bereich verfügen (Abb. 4), ist im Verlauf von 2 Implantationswochen ein grobstrukturiertes Relief entstanden, das sich nach 4 Wochen manifestiert (Abb. 5). Ursache dafür ist der verstärkte Angriff auf die amor-

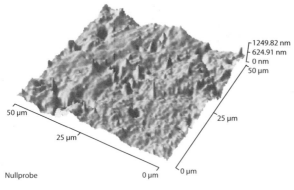

Abb. 4. Ausgangszustand der PHB2-Prüfkörperoberfläche

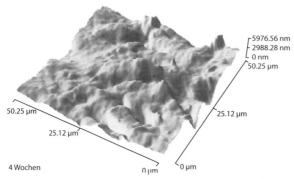

Abb. 5. PHB2-Prüfkörperoberfläche nach 4 Wochen subkutaner Implantation

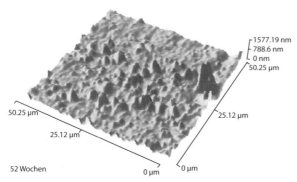

Abb. 6. PHB2-Prüfkörperoberfläche nach 52 Wochen subkutaner Implantation

phe Phase, so daß sich die kristallinen Bereiche reliefartig aus der degradierten Matrix abheben. Nach 52 Wochen Implantation ist oberflächenmorphologisch auch eine hydrolytisch-enzymatische Degradation der kristallinen Bereiche nachweisbar (Abb. 6). Auffällig ist auch hier, daß oberflächenmorphologisch nach 26 Wochen eine stärkere Degradation der subkutan implantierten Prüfkörper nachweisbar ist.

Zusammenfassung

Implantate aus thermoplastischen aliphatischen linearen Polyestern befinden sich seit einigen Jahren in der klinischen Erprobung. Die Polylactide verfügen über eine ausreichende Biokompatibilität für den Langzeiteinsatz, unterscheiden sich jedoch hinsichtlich ihrer Degradationsgeschwindigkeit im Organismus von der Polyhydroxybuttersäure. Anhand von Langzeitimplantationen im Tiermodell Ratte konnte im Vergleich zu Literaturdaten gezeigt werden, daß bei PLA und PHB unterschiedliche Degradationsmechanismen wirken. Während bei PLA eine spaltförmige Rißbildung an der Oberfläche zu verzeichnen war, erfolgte die Degradation der PHB und deren Blends mehr als Flächenerosion. Die zur Beurteilung des Degradationsverhaltens ermittelten Verläufe der mechanischen und morphologischen Kennwerte belegen zusätzlich eine unterschiedliche Schadenshöhe.

Maligne Gewebereaktionen waren bei keinem der untersuchten Werkstoffe zu verzeichnen. Entzündliche Gewebereaktionen traten bei allen Werkstoffen in der Implantatumgebung auf, jedoch nur gering ausgeprägt bei den gereinigten PHB2- und den Polypropylencarbonatproben. Das Degradationsverhalten der implantierten Werkstoffe wies große Unterschiede auf. Poly-β-Hydroxybuttersäure und Polypropylencarbonat zeigten nur geringe Veränderungen der Prüfkörpergeometrie und ihrer mechanischen Eigenschaften nach 1 Jahr Implantationszeit. Im Gegensatz dazu wiesen die Stärkeacetatblends schon im Zeitbereich der Implantation von 4–26 Wochen klare Anzeichen einer Degradation auf. Mechanische Kennwerte konnten nach 26 Wochen aufgrund der Prüfkörperveränderungen nicht mehr ermittelt werden. Das Stärkeacetatblend CEM war nach 1 Jahr Implantation vollständig degradiert. In Tabelle 2 sind die ermittelten Kennwerte und die klinisch relevanten Parameter in Übersichtsform aufgelistet.

Aus klinischer Sicht und aufgrund der vorliegenden Kennwerte sind aus der SCO-NACELL-Werkstoffgruppe lediglich die gereinigte Poly-β-Hydroxybuttersäure und das Polypropylencarbonat als resorbierbare Implantatwerkstoffe geeignet, wobei der nichtmodifizierten PHB für Langzeitimplantate, wo Abbauzeiten von ca. 1,5 Jahren erforderlich sind, der Vorzug zu geben ist. Das Eigenschaftsniveau des Polypropylencarbonates CPM eröffnet diesem Werkstoff nur in verstärkter Form, auch hier nur für mechanisch nicht hochbelastete Implantate, Anwendungsmöglichkeiten.

Tabelle 2. Veränderungen der gemessenen Parameter nach 1 Jahr Implantation im Tiermodell Ratte (++ = ausgezeichnet, + = gut, − = ungeeignet)

Kennwert Werkstoff	PHB1	PHB2	CEM	CPM	E32	W392	W489	E8
Histokompatibilität	+	++	−	++	(+)	−	−	−
Masseverlust (%) (1 Jahr)	−5%	−15%	−100%	−9%	−82%	−28%	−60%	−65%
Biegefestigkeit (%) (1 Jahr)	−8%	−33%	−	−	−	−	−	−
Biege-E-Modul (%) (1 Jahr)	−6%	−39%	−	−	−	−	−	−
Veränderung der Mikrohärte (%) (1 Jahr)	−5%	−63%	−	−43%	−	−	−	+116%
Oberflächendegradation (REM)	+	+	+	−	++	+	+	+
Volumendegradation (REM)	−	−	+	−	+	−	+	(+)
In-vitro-Korrelation	−	−	+	++	−	+	+	+
Eignung als Implantatwerkstoff	+	++	−	++	−	−	+	−

Literatur

1. Böstman O, Partio E, Hirvensalo E, Rokkanen P (1992) Foreign-body reactions to polyglycolide screws. Acta Orthop Scand 63 (2): 173–176
2. Pohjonen T, Törmälä P, Mikkola J, Laiho J, Helevirta P, Lähde H, Rokkanen P (1989) Studies on mechanical properties of totally biodegradable polymeric rods for fixation of bone fractures. Polymers Med Surg 6
3. Steinmann R, Gerngroß H, Hartel W (1990) Die Verwendung bioresorbierbarer Implantate (Biofix) in der Chirurgie. Akt Traumatol 20: 102–107
4. Su Ming Li H, Garreau M (1990) Structure-property relationships in the case of degradation of massive aliphatic poly-(α-hydroxy acids) in aqueous media. J Mater Sci Mater Med 1: 123–130

Verhalten biodegradierbarer Polymerimplantate bei postoperativer Nachbestrahlung

G.O. Hofmann[1], A. Keller[1], F.D. Wagner[1], H. Feist[2] und V. Bühren[1]

1 Berufsgenossenschaftliche Unfallklinik Murnau, Prof.-Küntscher-Str. 8, D-82418 Murnau/Staffelsee
2 Medizinische Physik, Klinik für Strahlentherapie und Radioonkologie der LMU, Klinikum Großhadern, Marchioninistr. 15, D-81366 München

Einleitung

Der Einfluß verschiedener ionisierender Strahlungen auf die Degradation von biodegradierbaren Polymeren ist bislang nur im Hinblick auf die Sterilisierbarkeit von Implantaten untersucht worden [2, 4, 7, 11, 15, 16, 18]. Für Unfallchirurgen und Orthopäden haben aber 2 andere Fragen mindestens den gleichen Stellenwert:

- Beeinflußt eine medizinisch notwendige Bestrahlung eines Operationsgebietes im Anschluß an einen operativen Eingriff das Degradationsverhalten biodegradierbarer Implantate?
- Muß ein vorzeitiger Materialzusammenbruch der Implantate befürchtet werden oder verlieren diese ganz die Fähigkeit zur Biodegradation?

Die postoperative Nachbestrahlung hat bestimmte Indikationen. Der Einsatz biodegradierbarer Polymerimplantate in diesen Fällen ist erst dann zu rechtfertigen, wenn möglicherweise zu erwartende Interaktionen zwischen Polymer und ionisierender Strahlung in In-vitro- und In-vivo-Experimenten ausreichend abgeklärt sind. In der vorliegenden Arbeit wurde das In-vitro-Degradationsverhalten von Polyglycolidimplantaten (PGA) im Anschluß an β- und γ-Bestrahlung in den üblichen Strahlendosierungen für postoperative Nachbestrahlung untersucht.

Material und Methodik

Es kamen Probekörper aus PGA zum Einsatz, die aus 98 % Polyglycolid und 2 % Polylactid bei einem Molekulargewicht von 200.000 Daltons und einer inhärenten Viskosität von 1,3 bestanden (Resomer-G-205, Boehringer-Ingelheim-KG, Ingelheim/Rhein). Alle Probekörper stammten aus einer Charge mit einer definierten zylindrischen Geometrie:

Länge 12 (+/– 0,5) mm, Durchmesser 2,5 (+/– 0,1) mm.

Die Bestrahlung der Probekörper erfolgte in einem speziellen Phantom, das üblicherweise in der Radioonkologie für die Bestrahlungsplanung eingesetzt wird (Abb. 1).
Mit dieser Vorrichtung war es möglich, die Position der Implantate im menschlichen Körper zu simulieren. Als Bestrahlungsquellen dienten:

- Eine Kobalt-60-Quelle für die γ-Bestrahlung (Energie: 15 MeV)
  - 20 Probekörper bestrahlt mit 30-Gy-Dosis
  - 20 Probekörper bestrahlt mit 60-Gy-Dosis

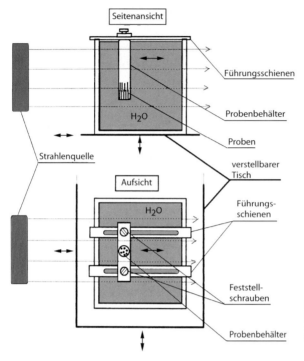

Abb. 1. Phantom für In-vitro-Bestrahlung der Probekörper. Das Wasserbad simuliert die In-vivo-Situation

- Betatron für die Elektronenbestrahlung (Energie: 21 MeV)
  - 20 Probekörper bestrahlt mit 20-Gy-Dosis
  - 20 Probekörper bestrahlt mit 40-Gy-Dosis
  - 20 Probekörper bestrahlt mit 60-Gy-Dosis
  - 20 Probekörper blieben zur Kontrolle unbestrahlt

Im Anschluß an die Bestrahlung wurden die Probekörper und die Kontrollkörper in einer speziellen Degradationskammer (Abb. 2) inkubiert, die das humide Milieu eines lebenden Organismus simulieren sollte (1% NaCl, 37°C). Kleine Gläschen, die als Behälter für die verschiedenen Probekörper dienten, wurden in einem Wasserglas in einer speziellen Vorrichtung fixiert. Die Temperatur des Wassers wurde auf 37°C (+/− 2°C) reguliert und im ganzen Wasserbad durch eine Zirkulationspumpe konstant gehalten. Das Wasserbad selbst war mit einer Styroporummantelung isoliert. Die Probekörper wurden steril gehalten, um eine bakterielle oder Pilzkontamination zu verhindern. Die NaCl-Lösung wurde wöchentlich ausgewechselt, und die Probekörper wurden aus der Inkubationsvorrichtung für die mechanische Testung entnommen. Die mechanische Testung der Probekörper erfolgte in einer Universalprüfmaschine mit einer speziellen Aufnahmevorrichtung für sehr kleine Probekörper. Die mechanische Festigkeit wurde in einem nichtzerstörenden Verfahren mit einer 3-Punkt-Biegetestvorrichtung ermittelt [5, 6]. Der Stempel der Biegevorrichtung bewegte sich mit einer Geschwindigkeit von 2 mm/min und einer Vorlast von 2,75 N. Die einwirkende Biegekraft und die Deformation der Probekörper wurden elektronisch erfaßt. In Vorexperimenten war die Bruchgrenze der Probekörper bei einer ein-

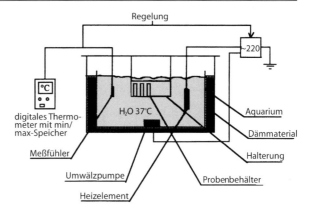

Abb. 2. Degradationskammer für die In-vitro-Simulation des humiden Milieus im lebenden Organismus

wirkenden Kraft von ca. 70 N und einer Durchbiegung von 0,5 mm festgestellt worden. Deshalb wurde in der Testphase die Durchbiegung auf 0,3 mm begrenzt.

Der erste Biegeversuch erfolgte unmittelbar im Anschluß an die Bestrahlung und vor Beginn der Inkubation. Das Experiment lief insgesamt über 3 Wochen mit wöchentlicher Testung. Nach dieser Zeit konnte kein weiterer Biegeversuch durchgeführt werden, weil die Degradation zum Zusammenbruch der Probekörper geführt hatte.

Ergebnisse

Im 3-Punkt-Biegetest war in einer Pilotstudie die Biegefestigkeit der Probekörper am Bruchpunkt ermittelt worden. Dabei zeigten sowohl die bestrahlten Testkörper als auch die Kontrollen einen relativ einheitlichen Bruch bei einer Durchbiegung von etwa 0,5 mm. Die Kräfte, die für die Zerstörung der kleinen Probekörper notwendig waren, variierten zwischen 70,0 und 79,5 N (Abb. 3). Ein signifikanter Unterschied zwischen den bestrahlten Probekörpern und den Kontrollen bestand nicht. Aus diesen Voruntersuchungen war klar geworden, daß die Biegedeviationen während des

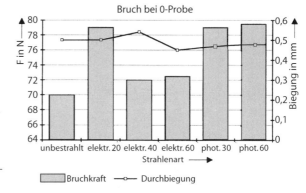

Abb. 3. Biegefestigkeit und Durchbiegung im 3-Punkt-Biegetest: Ergebnisse der Pilotstudie mit Kontrollen und unterschiedlich bestrahlten Testkörpern. Bei dieser Pilotstudie wurde keine Degradation simuliert

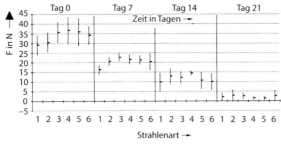

Abb. 4. Mittelwerte und Standardabweichungen der Biegekräfte als Funktion von Vorbehandlung und Degradationszeit

1 = unbehandelt
2 = elektronen 20 Gray
3 = elektronen 40 Gray
4 = elektronen 60 Gray
5 = photonen 30 Gray
6 = photonen 60 Gray

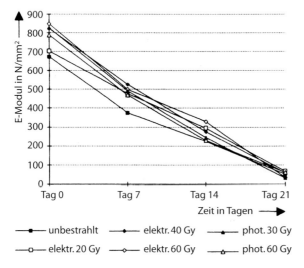

Abb. 5. Mittelwerte des Young-Moduls der bestrahlten Probekörper und der Kontrollen als Funktion von Vorbehandlung und Degradationszeit

Experimentes auf eine Durchbiegung von 0,3 mm begrenzt werden sollten, um eine Zerstörung der Stifte zu verhindern.

Mit unserem In-vitro-Versuchsansatz konnte kein statistisch signifikanter Unterschied im degradationsbedingten mechanischen Festigkeitsverlust der PGA-Probekörper zwischen den bestrahlten und den nichtbestrahlten Proben festgestellt werden. Weder unmittelbar nach der Bestrahlung und vor Beginn der Inkubation noch nach den verschiedenen Degradationszeiträumen (7, 14, 21 Tage) konnte ein signifikanter Unterschied in der Biegefestigkeit zwischen den 6 verschiedenen Gruppen festgestellt werden. Die Abb. 4 zeigt Mittelwerte und Standardabweichungen der Biegekräfte als Funktion von Vorbehandlung und Degradationszeit. Die zeitabhängige Abnahme der Biegefestigkeit während der In-vitro-Degradation ist in Abb. 5 dargestellt. Die bestrahlten Probekörper verloren ihre mechanische Festigkeit in vergleichbarer Geschwindigkeit. Der Unterschied war statistisch nicht signifikant.

Diskussion

Die postoperative Bestrahlung eines Operationsgebietes ist unter bestimmten Umständen indiziert. Nach Entfernung eines Knochentumors oder osteosynthetischer Stabilisierung einer pathologischen Fraktur kann durch eine postoperative Bestrahlung eine Reduktion des tumorassoziierten Schmerzes erreicht werden [12, 14, 19]. Auch ein stabilisierender Effekt der Bestrahlung auf frakturgefährdeten Skelettmetastasen wird diskutiert [9, 19]. Energie und Dosis der Bestrahlung bei diesen Patienten ist vergleichsweise hoch (40–50 Gy). Eine weitere Indikation für eine postoperative Nachbestrahlung in der Unfallchirurgie stellt die Vermeidung von ektopen Verkalkungen bei polytraumatisierten Patienten [3, 10] und im Anschluß an hüftendoprothetische Eingriffe [1, 13, 17] dar.

Die Implantate für diese Indikationsgebiete sind Metalle, biostabile Polymere (UHMW-PE, PMMA) und Keramiken. Deren mechanische Stabilität im Anschluß an eine Bestrahlung ist gesichert. Dagegen wurden biodegradierbare Polymere (PGA, PLA, PDA) bei diesen Indikationen nur mit größter Zurückhaltung eingesetzt. Ein Grund dafür ist ihr ungeklärtes Verhalten im Anschluß an die Exposition durch ionisierende Strahlung.

Die Erforschung der bestrahlungsinduzierten physikalischen Veränderungen in biodegradierbaren Polymeren war nicht Gegenstand dieser Untersuchung. Vielmehr interessierte uns die praktische Konsequenz der Polymerbestrahlung für die chirurgische Einsetzbarkeit der Implantate. Prinzipiell konnten 3 verschiedene Effekte der Interaktion von energiereicher Strahlung mit biodegradierbaren Polymeren erwartet werden:

- Zerstörung der Makromoleküle im Polymer und vorzeitiger Materialzusammenbruch
- Zunahme der Kettenvernetzungen im Polymer und Verzögerungen oder Verhinderung von Biodegradation und Resorption
- Keine Interaktion von ionisierender Strahlung und Polymer

Die Interaktion von γ-Strahlung mit Polymeren kann zu Kettenbrüchen und der Ausbildung von freien Radikalen führen. Diese Radikale wiederum fördern Rekombinationen der Ketten über z. B. Cross-Linking. Diese Kettenspaltung und Brückenbildung kann zu verschiedenen Vernetzungen im Polymer führen. Dabei kann die Länge der Polymerketten vergrößert oder reduziert werden und dementsprechend die mechanische Festigkeit des polymeren Implantates erhöht oder vermindert werden. Ob ein bestrahltes Polymer seine mechanischen Eigenschaften verändert, hängt weitgehend von den funktionellen Gruppen im zugrunde liegenden Monomer ab. Zum Beispiel führen funktionelle Gruppen wie -CH_3, -COOH, -Cl oder -F an Hydroxycarbonsäuren zur Zerstörung des Makromoleküles, während -H als funktionelle Gruppe eher die Gitterstruktur des Polymers durch Cross-Linking [8] vergrößert.

Die Bestrahlung von PGA mit β- oder γ-Strahlen führte bei unseren Experimenten zu einem leichten Anstieg der Biegekraft der Testkörper (Abb. 3). Ob dies ein Ergebnis von Kettenspaltung oder Cross-Linking ist, kann an dieser Stelle nicht beantwortet werden. Die Effekte waren jedenfalls statistisch nicht signifikant. Die Degradation von PGA in 1%iger Kochsalzlösung bei 37 °C vollzog sich völlig unabhängig davon, ob die Probekörper vorbestrahlt waren oder nicht. Unter der Einschränkung, daß bei unseren Experimenten lediglich eine sehr enge und niedrige Energiebandbreite und Bestrahlungsdosis verglichen mit der Sterilisation zum Einsatz kamen, konnten keine Unterschiede zwischen β- und γ-Bestrahlung festgestellt werden.

Auf den ersten Blick widersprechen die Ergebnisse unserer Experimente den meisten Beobachtungen anderer Gruppen in der Literatur [2, 4, 7, 11, 15, 18]. Gupta et al. [7] postulierten, daß eine hochenergetische γ-Bestrahlung zu Sterilisationszwecken bei PLA-Polymeren nicht in Frage kommt, weil ein unvertretbar hohes Risiko einer beschleunigten Polymerdegradation besteht. Christel et al. [4] fanden beim Einsatz von β- und γ-Strahlen für die Bestrahlung von PLA/PGA-Copolymeren eine Verringerung der inhärenten Viskosität des Polymers um 20–40%. Dem Abfall der inhärenten Viskosität entsprach der des Molekulargewichtes.

Williams u. Miller [18] nahmen Probekörper aus Polyhydroxybuttersäure (PHB, MW 200.000) und setzten sie verschiedenen γ-Bestrahlungsdosen (25, 50, 100 kGy) aus. In-vitro- und In-vivo-Experimente zeigten, daß 25 und 50 kGy keinen Effekt auf die mechanischen Eigenschaften und die Degradationsfähigkeit des PHB aufwiesen. Interessanterweise führte jedoch eine Dosis von 100 kGy zu einer signifikanten Veränderung der mechanischen Eigenschaften des PHB, aber nicht zu Veränderungen im In-vitro-Degradationsverhalten. Bielzer [2] bestrahlte PLA-Probekörper (MW 80.000–100.000) mit Elektroden (60–180 kGy) in der Annahme, daß Brückenbildungen einsetzen und der Kristallisationsgrad des Polymers erhöht wird. Die Degradation des Polymers wurde wider Erwarten beschleunigt. Spenlehauer et al. [15] fanden, daß γ-Bestrahlung (28,4–37,7 kGy) zur Sterilisation von Implantaten aus P (D, L) LA und PGA/PLA-Copolymeren das Molekulargewicht wesentlich veränderte. Unabhängig vom relativen PGA-Anteil in der Kettenstruktur des Polymers wurde ein 30- bis 40%iger Molekulargewichtsabfall (Ausgangs-MW: 54.000–100.000) festgestellt. Lähde et al. [11] beobachteten bemerkenswerte Veränderungen der Zugfestigkeit von Probekörpern aus PLA-Fasern (MW 260.000) im Anschluß an γ-Bestrahlung (35–250 kGy). Die Bestrahlung erhöhte die Zugfestigkeit des Materials, gleichzeitig aber auch dessen Sprödigkeit.

Bei allen diesen zitierten Experimenten [2, 4, 7, 11, 15, 18] lag die zum Einsatz kommende Bestrahlungsdosis ca. 1000fach über der in unseren Experimenten. Untersuchungsgegenstand der zitierten Arbeiten war die Sterilisation von polymeren Implantaten durch energiereiche Strahlung und nicht die postoperative Nachbestrahlung eines Patienten. Eine Interpolation dieser Ergebnisse, die vornehmlich mit PLA und dessen Copolymeren gewonnen wurden, auf PGA oder PDA ist ebenfalls unmöglich. Vainionpää et al. [16] fanden nur geringgradige Veränderungen im hydrolytischen Abbauverhalten von PGA-Stiften im Anschluß von γ-Bestrahlung mit Dosen von 25 kGy. Unter vergleichbaren experimentellen Konditionen wie in unseren Versuchen, zeigten die Probekörper nach Bestrahlung keine Verringerung der mechanischen Festigkeit. Die Autoren zogen die Schlußfolgerungen, daß „self-reinforced" PGA-Implantate strahlensterilisiert werden können.

Unsere In-vitro-Experimente erlauben die vorsichtige Schlußfolgerung, daß die postoperative Nachbestrahlung eines Operationssitus keine Kontraindikation für den Einsatz von biodegradierbaren Implantaten darstellt.

Literatur

1. Ayers DC, Pelligrini VD, Evarts CM (1991) Prevention of heteropic ossification in high-risk patients by radiation therapy. Clin Orthop 263: 87–93
2. Bielzer R (1987) Verarbeitung von resorbierbaren Polyestern. Diplom-Arbeit, Rheinisch-westfälische Technische Hochschule, Aachen
3. Bosse MJ, Poka A, Reinert CM, Ellwanger F, Slawson R, McDevitt ER (1988) Heterotopic ossifications as a complication of acetabulat fracture. J Bone Surg (Am) 70: 1231–1237
4. Christel P, Chabot F, Leray JL, Morin C, Vert M (1982) Biodegradable composites for internal fixation. In: Winter GD, Bibbons DR, Plenk H Jr (eds) Biomaterials. Wiley, Chichester, pp 271–280
5. Deutscher Normenausschuß (Hrsg) (1974) Materialprüfnormen für Kunststoffe, DIN-Taschenbuch, 5. Aufl, Bd 18. Beuth, Berlin
6. Deutscher Normenausschuß (Hrsg) (1974) Prüfnormen für Kunststoffe, DIN-Taschenbuch, Bd 48. Beuth, Berlin
7. Gupta MC, Deshuukh VG (1983) γ-Ray irradiation effect on polylactic acid. Proc Nuclearchem Radiochem Symp: 631–632
8. Henglein A, Schnabel W, Wendenburg J (1969) Einführung in die Strahlenchemie. Verlag Chemie, Weinheim
9. Janicek MJ, Hayes DF, Kaplan WD (1994) Healing flare in skeletal metastases from breast cancer. Radiology 192: 201–204
10. Johnson EE, Kay RM, Dorey FJ (1994) Heterotropic ossification prophylaxis following operative treatment of acetabular fracture. Clin Orthop 305: 88–95
11. Lähde H, Pohjonen T, Heponen VP, Vainonpää S, Rokkanen P, Törmälä P (1989) In vitro degradation of poly-L-lactide fibres. The Plastics and Rubber Institute, London. 6th International Conference on Polymers in Medicine and Surgery. Hazell, London, pp 7.1–7.3
12. Lewington AJ, McEwan AJC, Ackery DM, Bayly RJ, Keeling DH, Macleon PM (1991) A prospective randomized double-blind crossover study to examine the efficacy of strontium-89 in pain palliation in patients with advanced prostate cancer metastatic to bone. Eur J Cancer 27: 954–958
13. Pellegrini VD, Konski AA, Gastel JA, Rubin P, Evarts CM (1992) Prevention of heterotopic ossification with irradiation after total hip arthroplasty. J Bone Joint Surg (Am) 74: 186–200
14. Robinson RG (1993) Strontium-89-precurser targeted therapy for pain relief of blastic metastatic disease. Cancer 72: 3433–3435
15. Spenlehauer G, Vert M, Benoit JP, Boddaert A (1989) In vitro and in vivo degradation of poly (D,L-lactide/glycolide) type microspheres made by solvent evaporation method. Biomaterials 10: 557–563
16. Vainionpää S, Kilpikari J, Laiho J, Helevirta P, Rokkanen P, Törmälä P (1987) Strength and strength retention in vitro of absorbable, self-reinforced polyglycolide (PGA) rods for fracture fixation. Biomaterials 8: 46–48
17. Warren SB, Brooker AF (1992) Excision of heterotopic bone followed by irradiation after total hip arthroplasty. J Bone Joint Surg (Am) 74: 201–210
18. William DF, Miller ND (1987) The degradation of polyhydroxybutyrate (PHB). In: Pizzoferrato A, Marchetti PG, Ravaglioli A, Lee AJC (eds) Biomaterials and Clinical Applications. Elsevier, Amsterdam (Biomaterials and Clinical Applications, pp 471–476)
19. Willich N (1993) Strahlentherapie des invasiven Mammakarzinoms der Frau. Radiologie 33: 313–320

Entwicklung eines neuen resorbierbaren Stiftes: Design, mechanische Eigenschaften und In-vitro-Degradation

L. Claes[1], A. Ignatius[1], K.E. Rehm[2] und Ch. Scholz[3]

1 Universität Ulm, Helmholtzstr. 14, D-89081 Ulm
2 Klinik und Poliklinik für Unfall-, Hand- und Wiederherstellungschirurgie der Universität Köln, Josef-Stelzmann-Str. 9, D-50924 Köln
3 Biovision GmbH, Merzhauser Str. 112, D-79100 Freiburg

Einleitung

Die relativ niedrigen Festigkeiten im Vergleich zu Metallen [4, 8] und die Schwierigkeiten bei der Steuerung des Degradationsverhaltens limitieren den Einsatz resorbierbarer Implantate. Die Fixation kleiner knöcherner oder osteochondraler Fragmente ist eine der besten Indikationen für degradierbare Polymere. Resorbierbare Stifte aus Polydioxanen (PDS) [5, 10] und selbstverstärktem Polyglycolid (SR-PGA) [16] werden klinisch seit 1985 angewendet. Beide Materialien degradieren sehr schnell und verlieren schnell ihre Festigkeit. Schon nach 6 Wochen Implantationszeit sinkt die Festigkeit von PDS-Stiften auf ca. 50 % des Ausgangswertes ab [9], von SR-PGA-Stiften schon nach ca. 10 Tagen [18]. Nach 4 Wochen in vivo fällt die Biegefestigkeit von SR-PGA-Stiften vollständig ab. Durch die Verwendung von Polylactid (PLA) konnten langsamere Degradationszeiten erreicht werden, jedoch verlieren auch diese Stifte schon nach ca. 12 Wochen 50 % ihrer initialen Festigkeit [14].

Die schnelle Degradation oben genannter Implantate schränkt ihre Anwendung auf schnell heilende Frakturen ein. Zudem besitzen die Pins eine zylindrische Gestalt mit einer glatten Oberfläche, weswegen knöcherne Fragmente auf den Stiften gleiten können und nicht gegen Verrutschen gesichert sind. Ein Problem bei der Verwendung von SR-PGA-Stiften ist zudem die Entstehung von Osteolysen und sterilen Fisteln bei 5 – 22 % der Patienten [1 – 3, 11, 12, 17]. Die Gründe für diese Komplikation dürften in der schnellen Freisetzung niedermolekularer Degradationsprodukte und der relativ großen inneren Oberfläche der SR-PGA-Stifte liegen [13, 14]. PLA scheint das geeignete Material zu sein, um langsamere Degradationszeiten zu erhalten. Seine Degradationskinetik ist vom Molekulargewicht, der Copolymermischung und der Herstellungstechnik abhängig und kann im Bereich von wenigen Wochen bis zu mehreren Jahren liegen [4, 7, 8, 14].

Aufgrund der oben genannten Probleme mit den bisherigen Stiften sollte ein neuer Pin entwickelt werden, der langsamer degradiert und eine gewisse interfragmentäre Kompression im Sinne einer adaptierenden Osteosynthese erlaubt. Um die Lage des Stiftes und seine Degradation unter klinischen Bedingungen kontrollieren zu können, sollte der Stift röntgenologisch sichtbar sein. Die vorliegende Arbeit beschreibt das Design, die Materialeigenschaften und die In-vitro-Degradationscharakteristik eines neuen Stiftes, der diese Anforderungen erfüllt.

Material und Methoden

Design des Stiftes

Der Polypin (Europäische Patent Nr. 0412280, Biovision GmbH, Ilmenau, Deutschland, und Synthes Co., Bern, Schweiz) besteht aus spritzgegossenem Poly(L, DL-lactid). Er besitzt eine zylindrische Gestalt mit einem Durchmesser von 2 mm und einer Länge von 35 mm (Abb. 1). Ein kleiner Kopf mit einem Durchmesser von 2,6 mm erlaubt die Applikation geringer Kompressionskräfte auf das zu fixierende Knochenfragment. Um den Pin „press fit" im vorgebohrten Bohrloch (2 mm) implantieren zu können und das Gleiten der Fragmente auf dem Stift zu vermeiden, besitzt der Pin ringförmige Erhebungen von 0,15 mm Höhe. Im Zentrum des Stiftkopfes befindet sich ein mit Zirkoniumoxid (ZrO_2) gefüllter Hohlraum von 0,8 mm Durchmesser und 2,6 mm Länge. Die Lage des Stiftes ist dadurch röntgenologisch erkennbar (Abb. 2) [6]. Der Stift hat ein durchschnittliches Gewicht von 0,142 g ($\pm$0,5%) und kann mit einem speziellen Schneideinstrument auf eine Minimallänge von 12 mm gekürzt werden [15].

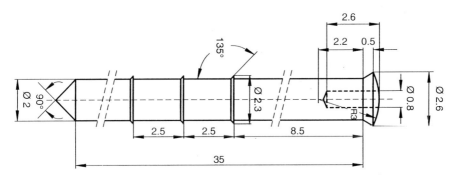

Abb. 1. Design des neuen Polypin aus Poly (L, DL-lactid) 70/30

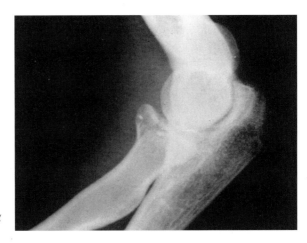

Abb. 2. Röntgenaufnahme einer Radiusköpfchenfraktur, die mit Polypins stabilisiert wurde. Die *Röntgenmarkierung* zeigt die Lage der Polypins an

Material

Nach der Prüfung verschiedener Materialien [6] wurde ein Copolymer aus 70 % Poly(L-lactid) und 30 % Poly(D, L-lactid) (LDL 73-0, Boehringer Ingelheim) ausgewählt. Das Poly(L, DL-lactid)-Granulat hatte vor dem Spritzgießen ein mittleres Molekulargewicht (M_w) von 830 000 D, eine Glastemperatur von 55 °C und ist amorph.

Verarbeitung

Die Höchsttemperatur während des Spritzgießens bei den Chargen 1 und 2 betrug 215 °C und bei allen anderen Chargen 210 °C. Ab Charge 2 wurde eine neue Spritzgußform verwendet, die stärker erwärmt wurde (35 °C statt 25 °C).

Die Stifte wurden entweder mit Ethylenoxid (EO) oder durch γ-Bestrahlung sterilisiert. Für die EO-Sterilisation wurden die Stifte nach einer Konditionierung bei 30–38 °C und 50–70 % Luftfeuchte 5 h lang bei 50 °C mit EO begast, dann 2 h lang unter Vakuum getrocknet und 16 h lang belüftet, um EO-Reste zu entfernen. Wurde eine γ-Sterilisation durchgeführt, wurden die Polypins mit einer Dosis von 28 KGy bei 45 °C bestrahlt (Co 60). Nach der Sterilisation wurden die Stifte vakuumverpackt und bei Raumtemperaturen bis zum Gebrauch gelagert.

In-vitro-Degradation

Die Stifte wurden in 30 ml steriler phosphatgepufferter Kochsalzlösung bei 37 °C oder 70 °C inkubiert. Das Verhältnis Probenmasse zu Puffervolumen betrug über 1 : 200 (g/ml). Die Untersuchungszeiträume betrugen beim 37 °C-Degradationstest 24, 36, 52 und 78 Wochen, beim beschleunigten 70 °C-Test 12, 36, 60, 84, 108, 180, 252 und 772 h. An jedem der Zeitpunkte wurde der pH-Wert gemessen und die Proben mechanisch geprüft. Nach Trocknung der Proben bis zur Gewichtskonstanz wurde das Molekulargewicht (M_w) gelpermeationschromatographisch bestimmt.

Mechanische Prüfung

Die mechanischen Eigenschaften wurden in einem 3-Punkt-Biegeversuch in einer Materialprüfmaschine (Zwick 1554, Zwick GmbH, Einsingen) bestimmt. Die Lasteinleitung erfolgte in der Probenmitte mit einer Verformungsgeschwindigkeit von 2 mm/min (Abb. 3). Die Kraft und die Durchbiegung wurden gemessen und in einem Diagramm aufgezeichnet. Die Prüfkörper aus den Degradationstests wurden bei Raumtemperatur innerhalb von 2 min nach Entnahme aus der Pufferlösung gemessen. Alle anderen Proben wurden trocken innerhalb von 2 min nach Öffnung der sterilen Vakuumverpackung geprüft. Der Durchmesser eines jeden Stiftes wurde in der Mitte mit einer Präzisionsschieblehre gemessen.

Aus dem Kraftverformungsdiagramm wurde die Maximalkraft, F_{max}, bestimmt und die Biegefestigkeit, S_{max}, nach folgender Formel errechnet:

$$S_{max} = \frac{8 \cdot F_{max} \cdot L}{d^3 \cdot \Pi}$$

S_{max} = Biegefestigkeit (MPa) L = Auflagebreite des Stiftes (mm) (Abb. 3)
F_{max} = Maximalkraft (N) d = Stiftdurchmesser (mm)

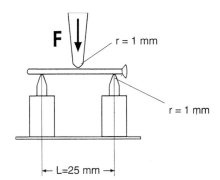

Abb. 3. 3-Punkt-Biegeprüfung des Polypins
(F applizierte Kraft)

Bestimmung des Molekulargewichts

Der Molekulargewichtsmittelwert (M_w) der Polymere wurde mit Hilfe der Gelpermeationschromatographie (GPC) bei Raumtemperatur mit Chloroform als mobiler Phase (1 ml/min) im Vergleich zu Polystyrenstandards gemessen. Die GPC (Spectra Physics, Freemont, USA) war mit PSS SDV Säulen (10^2, 10^4, 10^5 nm) der Fa. Polymer Standard Service, Mainz, ausgerüstet.

Mittelwerte und Standardabweichung des Molekulargewichts und der Biegefestigkeit wurden aus mindestens 3 Messungen ermittelt.

Ergebnisse

Einfluß des Spritzgußverfahrens

Die Biegefestigkeit des Polypin wurde durch das Spritzgußverfahren beeinflußt. Vor Optimierung des Verfahrens betrug die Biegefestigkeit 124 MPa (Charge 1, Tabelle 1). Die Biegefestigkeit stieg nach der Verbesserung des Spritzgußprozesses auf Werte von 155–163 MPa an (Charge 3 und 5). Die Pins, die unter den optimierten Bedingungen hergestellt worden waren, zeigten geringe Schwankungen in der Biegefestigkeit zwischen den verschiedenen Chargen (5,3 %).

Das Molekulargewicht nahm in Abhängigkeit vom Spritzgußverfahren in unterschiedlicher Weise ab. Das initiale Molekulargewicht M_w des Rohgranulates sank von 830 000 auf 370 000 bzw. 400 000 D (Charge 1 und 2). Nach der Optimierung der Produktionsverfahren betrug das Molekulargewicht 523 000 bzw. 600 000 D (Charge 4 und 5).

Einfluß des Sterilisationsverfahrens

Die EO-Sterilisation änderte die mechanischen Eigenschaften und das Molekulargewicht nur geringfügig (Test A und B in Tabelle 1).

Tabelle 1. Biegefestigkeit (*MPa*) und Molekulargewicht (*Mw*) verschiedener Chargen des Polypins nach Sterilisation, Lagerung oder In-vitro-Degradation. Die Daten repräsentieren die Mittelwerte mehrerer Experimente (n) ± Standardabweichung

Test	Polypin	Produktion	Sterilisation	Testzeitpunkt bzw. Testdauer	Meßbedingungen	n	Biegefestigkeit (MPa)	Molekulargewicht Mw (D)
A	Charge 1	Juni 1990	nicht sterilisiert	Juni 1990	Trocken, 20°C	3	124.1 ± 5.2	370 000
B	Charge 1	Juni 1990	EO-sterilisiert	Juni 1990	Trocken, 20°C	3	115.9 ± 5.4	-
C	Charge 1	Juni 1990	EO-sterilisiert	24 Wochen 36 Wochen 52 Wochen 78 Wochen	Feucht, 37°C Feucht, 37°C Feucht, 37°C Feucht, 37°C	3 3 3 2	132.5 ± 5.0 118.0 ± 3.0 84.0 ± 20.8 6.1 ± 2.5	-
D	Charge 1	Juni 1990	EO-sterilisiert	48 h 96 h	Feucht, 70°C Feucht, 70°C	3 3	35.9 ± 11.6 2.0 ± 0.7	-
E	Charge 2	März 1991	EO-sterilisiert	Januar 1995 nach 46 Monaten	Trocken, 20°C	15	176.6 ± 7.9	400 000 ± 31 000
F	Charge 3	Juli 1992	Nicht sterilisiert	Juli 1992	Trocken, 20°C	29	163.6 ± 5.7	-
G	Charge 3	Juli 1992	γ-sterilisiert	Januar 1995 nach 30 Monaten	Trocken, 20°C	15	169.6 ± 8.4	177 000 ± 6 500
H	Charge 4	November 1993	Nicht sterilisiert	Februar 1995 nach 14 Monaten	Trocken, 20°C	10	172.8 ± 7.8	523 000 ± 38 000
I	Charge 4	November 1993	γ-sterilisiert	Februar 1995 nach 14 Monaten	Trocken, 20°C	15	173.5 ± 6.5	183 000 ± 7 000
J	Charge 4	November 1993	γ-sterilisiert	Mai 195 0 h 12 h 36 h 60 h	Feucht, 70°C	5 5 5 5	180.8 ± 16.0 145.6 ± 17.5 48.7 ± 9.4 0.0	181 000 ± 1 800 149 000 ± 4 500 47 000 ± 500 9 500 ± 100
K	Charge 5	Februar 1995	Nicht sterilisiert	Juni 1995	Trocken, 20°C	3	155.0 ± 13.9	600 000 ± 25 000
L	Charge 5	Februar 1995	γ-sterilisiert	Juni 1995	Trocken, 20°C	10	152.4 ± 9.4	164 000 ± 1 300

Die γ-Sterilisation beeinflußte die Biegefestigkeit der Stifte kaum (Test F und G von Charge 3, Test H und I von Charge 4, Test K und L von Charge 5). Das Molekulargewicht wurde jedoch ganz erheblich beeinflußt. Es sank durch die γ-Sterilisation um 65% von 523 000 auf 183 000 D (Charge 4) ab. Auch in Charge 5 fiel das Molekulargewicht erheblich (72%) ab (Test K und L in Tabelle 1).

In-vitro-Degradation

Während der Inkubation der EO-sterilisierten Polypins bei 37°C sank die Biegefestigkeit nach ca. 18 Monaten nahezu vollständig ab (Test C in Tabelle 1, Abb. 4). Nach 9 Monaten war ein gleichmäßiger Abfall zu beobachten. Da diese langen Inkubationszeiten für Qualitätskontrollen während der Herstellung ungeeignet sind, wurde ein beschleunigter Degradationstest bei 70°C durchgeführt. Hier sank die Biegefestigkeit innerhalb von nur 96 h nahezu vollständig ab (Test D in Tabelle 1, Abb. 5) Die Degradation der γ-sterilisierten Pins war um etwa 30% beschleunigt. Bereits nach 12 h bei 70°C wurde ein substantieller Verlust der Biegefestigkeit beobachtet (Test J in Tabelle 1).

Einfluß der Lagerdauer

Die Biegefestigkeit der Pins aus Charge 3 wurde durch γ-Sterilisation und 30monatiger Lagerung unter sterilen Bedingungen bei Raumtemperatur nicht beeinflußt (Tabelle 1). Die EO-sterilisierten Pins der Charge 2 zeigten höhere Biegefestigkeiten nach 46 Monaten Lagerung als die der Charge 3 direkt nach der Herstellung. Keiner der Polypins zeigte eine Abnahme der Biegefestigkeit in den untersuchten Zeiträumen.

Diskussion

Die Anforderungen an eine neue Generation resorbierbarer Stifte zur Fixation kleiner knöcherner und osteochondraler Fragmente werden durch den Polypin erfüllt.

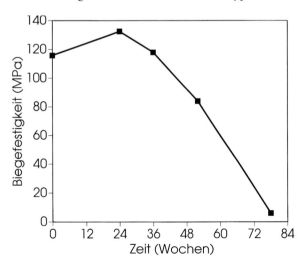

Abb. 4. Abnahme der Biegefestigkeit von Ethylenoxid sterilisierten Polypins, die bei 37°C in PBS-Puffer degradiert wurden. Jeder *Punkt* repräsentiert den Mittelwert aus 3 unabhängigen Experimenten

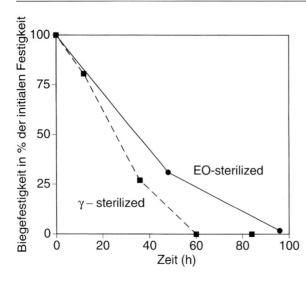

Abb. 5. Abnahme der Biegefestigkeit von strahlensterilisierten und Ethylenoxid-sterilisierten Polypins, die bei 70°C in PBS-Puffer degradiert wurden. Jeder *Punkt* repräsentiert den Mittelwert aus 3 unabhängigen Experimenten

Der Polypin aus Poly(L, DL-lactid) hat eine deutlich längere Degradationszeit als die bisherigen Stifte aus PDS [9], PGA [18] oder anderen Polylactiden [14].

Bei den EO-sterilisierten Polypins betrug die Biegefestigkeit nach 60 Wochen bei 37°C in vitro ca. 50% des initialen Wertes. γ-sterilisierte Pins degradierten im 70°C-Versuch um ca. 30% schneller als EO-sterilisierte Polypins. Extrapoliert man diese Differenz auf 37°C, würde die Reduktion der Biegefestigkeit auf 50% nach ca. 40 Wochen erreicht sein. Der Polypin sollte in vivo demnach um den Faktor 4–20 langsamer degradieren als die bisher verwendeten Stifte aus PDS, PGA und anderen Polylactiden [9, 14, 16].

Die initiale Biegefestigkeit des Polypin (155–163 MPa) war beträchtlich höher als die der PDS-Stifte (53 MPa), jedoch niedriger als die der 3,2 mm PLS-Pins (240 MPa) [14] oder der 2 mm SR-PGA-Stifte (250 MPa) [18]. Unter klinischen Bedingungen jedoch erfolgt der Festigkeitsverlust der SR-PGA-Stifte schon innerhalb weniger Tage. Der 3,2 mm PLA-Pin kann nicht direkt mit dem 2 mm Polypin verglichen werden, da der Festigkeitsverlust mit abnehmendem Stiftdurchmesser nichtlinear ansteigt [14]. Wie der SR-PGA-Stift verliert jedoch der 3,2 mm PLA-Stift während der Degradation sehr schnell an Festigkeit. Der Polypin ist aufgrund seiner längeren Stabilität daher besonders für die Fixation schlechter heilender Frakturen von Vorteil.

Die langsamere Degradationskinetik des Poly(L, DL-lactids), aus dem der Polypin hergestellt wird, verringert das Risiko der Bildung von Osteolysen und sterilen Fisteln, die besonders in Zusammenhang mit den SR-PGA-Stiften beobachtet wurden [1–3, 11, 12, 17]. In einer klinischen Studie wurden bei der Verwendung des Polypin keine sterilen Fisteln beobachtet [15]. Diese Komplikation dürfte durch die Akkumulation niedermolekularer Degradationsprodukte verursacht sein. In-vitro-Biokompatibilitätsstudien zeigten, daß die Zellreaktion von der Konzentration der Degradationsprodukte abhängt [13]. Niedrige Konzentrationen können die Zellproliferation stimulieren, hohe Konzentrationen können einen toxischen Einfluß haben.

Eine langsamere Degradation, bei der pro Zeiteinheit geringere Mengen niedermolekularer Abbauprodukte freigesetzt werden, erhöht daher die Biokompatibilität.

Das Sterilisationsverfahren beeinflußt die initiale Biegefestigkeit des Polypin erheblich. Der durch die γ-Sterilisation bedingte starke Molekulargewichtsverlust erklärt die im Vergleich zu EO-sterilisierten Polypin beschleunigte Degradation, die in vorliegender In-vitro-Untersuchung beobachtet wurde. In einer klinischen Studie [15] wurden zunächst EO-sterilisierte, dann γ-sterilisierte Polypins eingesetzt. Es konnten bezüglich des Abbauverhaltens und der Biokompatibilität keinerlei Unterschiede zwischen den beiden Sterilisationsarten festgestellt werden. Die Pins waren nach 18-24 Monaten vollständig degradiert, was mit der vorliegenden In-vitro-Untersuchung übereinstimmt, wenn man in Betracht zieht, daß die vollständige Resorption längere Zeit beansprucht als der vollständige Festigkeitsverlust.

Das ZrO_2, das als Röntgenmarkierung verwendet wurde, erwies sich als sehr hilfreich. Die Position des Polypin konnte klinisch gut kontrolliert werden [15]. Negative Reaktionen auf das ZrO_2 wurden bei keinem Patienten beobachtet [15].

Die Standardisierung des Produktionsverfahrens und seine Kontrolle sind wichtige Faktoren bei der Herstellung medizinischer Produkte. Die Schwankungen des Molekulargewichts und der Biegefestigkeit zwischen den verschiedenen Chargen, die in dieser Studie untersucht wurden, sind gering und scheinen akzeptabel. Der beschleunigte Abbautest bei 70°C ermöglicht die Beurteilung des Degradationsverhaltens in einem kurzen Zeitraum. In der vorliegenden Untersuchung erfolgte der Festigkeitsverlust bei 70°C 132mal schneller als bei 37°C. Solange das Molekulargewicht und die Glasübergangstemperatur des verwendeten Polymers nicht erheblich schwanken, können die Ergebnisse des beschleunigten 70°C-Tests zur Einschätzung der Degradation bei 37°C herangezogen werden.

Die Optimierung des Spritzgußverfahrens verbesserte die Materialeigenschaften erheblich. Die herstellungsbedingte Abnahme des Molekulargewichts vom Granulat bis zum unsterilen Pin betrug zunächst 55% (Charge 1), konnte jedoch durch Modifizierung des Spritzgußverfahrens auf 30% verringert werden (Charge 4 und 5). Von besonderer Wichtigkeit sind die Spritzgußtemperatur und die Temperatur der Spritzgußform.

Der Einfluß der Lagerungsdauer auf die Materialeigenschaften kann nicht exakt beschrieben werden, da die verschiedenen Chargen unterschiedlich sterilisiert und unterschiedlich lang gelagert wurden. In keinem Fall jedoch nahm die Biegefestigkeit der Polypins durch die 14-46monatige Lagerung ab.

Vorliegende Untersuchung zeigte, daß der Polypin eine langsamere Degradationsrate besitzt als andere, zur Fixation gering belasteter Frakturen verwendete Stifte. Die Applikation ist daher nicht auf schnell heilende Frakturen beschränkt. Die langsamere Degradation vermindert das Risiko der Entstehung von Osteolysen und sterilen Fisteln. Die standardisierte Produktion ermöglicht geringe Variationen der Materialeigenschaften der verschiedenen Chargen und die Kalkulierbarkeit der Degradationskinetik. Polypins können vakuumverpackt mindestens 3 Jahre gelagert werden.

Literatur

1. Böstman O (1992) Intense granulomatous inflammatory lesions associated with absorbable internal fixation devices made of polyclycolide in ankle fractures. Clin Orthop 278: 193–199
2. Böstman O, Vainionpää S, Hirvensalo E (1987) Biodegradable internal fixation for malleolar fractures. J Bone Joint Surg [Br] 69: 615–619
3. Böstman O, Partio E, Hirvensalo E, Rokkanen P (1992) Foreign-body reaction to polyglycolide screws. Acta Orthop Scand 63: 173–176
4. Claes LE (1992) Mechanical characterization of biodegradable implants. Clin Mater 10: 41–46
5. Claes L, Burri C, Kiefer H, Mutschler W (1986) Resorbierbare Implantate zur Refixierung von osteochondralen Fragmenten in Gelenkflächen. Akt Traumatol 16: 74–77
6. Claes L, Rehm K, Hutmacher D (1992) The development of a new biodegradable pin for the refixation of bony fragments. Transactions of the 4th World Biomaterials Congress, Berlin, p 205
7. Christel P, Chabot F, Lray JI, Morin C, Vert M (1982) Biodegradable composites for internal fixation. New York, pp 271–280 (Advances in Biomaterials, vol 3)
8. Daniels AU, Chang MKO, Andriano KP, Heller J (1990) Mechanical properties of biodegradable polymers and composites proposed for internal fixation of bone. J Appl Biomat 1: 57–78
9. Ethicon-Information
10. Greve H, Holste J (1985) Refixation osteochondraler Fragmente durch resorbierbare Kunststoffstifte. Akt Traumatol 15: 145–149
11. Hiervensalo E (1989) Fracture fixation with biodegradable rods. Acta Orthop Scand 60: 601–606
12. Hoffmann R, Krettek C, Haas N, Tscherne H (1989) Die distale Radiusfraktur, Frakturstabilisierung mit biodegradablen Osteosynthese-Stiften (Biofix). Unfallchirurg 92: 430–434
13. Ignatius AA, Claes LE (1996) In vitro biocompatibility of bioresorbable polymers: Poly (L, DL-lactide) and poly (L-lactide-co-glycolide). Biomaterials 17: 831–839
14. Matsusue Y, Yamamuro T, Oka M, Shikinami Y, Hyon SH, Ikada Y (1992) In vitro and in vivo studies on bioabsorbable ultra-high-strength poly (L-lactide) rods. J Biomed Mater Res 26: 1553–1567
15. Rehm KE, Helling HJ, Claes L (1994) Bericht der Arbeitsgruppe Biodegradable Implantate. Akt Traumatol 24: 70–74
16. Rokkanen P, Böstmann O, Vainionpää S (1985) Biodegradable implants in fracture fixation: Early results of treatment of fractures of the ankle. Lancet 22: 1422–1424
17. Ruf W, Stötzer I, Schult W (1994) The significance of steril sinus formation after osteosynthesis using resorbable polyglycolide rods (Biofix). J Bone Joint Surg [Br] 76: 97
18. Törmälä P (1992) Biodegradable self-reinforced composite materials, manufacturing, structure and mechanical properties. Clin Mater 10: 29–34

TEIL IV

Wechselwirkung von resorbierbaren Polymeren mit der biologischen Umgebung, In-vitro-Untersuchungen

Beeinflussen hydrolytische Enzyme die Degradation des Poly-L-Lactids?

D. Müller[1], A. Dávid[1], J. Eitenmüller[2], A. Pommer[1] und G. Muhr[1]

1 Berufsgenossenschaftliche Kliniken Bergmannsheil, Bürkle-de-la-Camp-Platz 1, D-44789 Bochum
2 St. Rochus Hospital, Glückaufstraße 10, D-44575 Castrop-Rauxel

Einleitung

Poly-L-Lactid ist als polymerisierte Alpha-Hydroxycarbonsäure ein Polyester, dessen Zerfallsprozeß chemisch eine Hydrolyse darstellt [1]. Bereits bei Raumluftfeuchtigkeit kommt es zur Spaltung der molekularen Bindungen durch Wasseraufnahme. Gammastrahlung führt ebenfalls zur Beeinflussung des Degradationsprozesses [2]. Ausdruck der Degradation ist zunächst die Abnahme des Molekulargewichts, später auch ein Masseverlust [5]. Weitere Parameter der Abbaudynamik sind die Eigenschaften des wäßrigen Milieus (pH, Temperatur) und auch Oberflächenbeschaffenheit bzw. die Polymerzusammensetzung. Postuliert wird ein stufenweise ablaufender Degradationsprozeß, der aber noch nicht abschließend aufgeklärt ist. Verschiedene Autoren haben in den 80er Jahren den Einfluß enzymatischer Lösungen auf den Degradationsprozeß des PLA, PGA und PDS untersucht [7, 8]. Nicht hinreichend erforscht werden konnte jedoch der Einfluß hochpotenter Hydrolasen auf die für den Chirurgen wichtigen Festigkeitseigenschaften. Unsere In-vitro-Versuche dienten der Klärung dieser Frage.

Material und Methode

Folgende hydrolytische Enzyme wurden ausgewählt: Esterase (E.C. 3.1.1.1.), Carboxypeptidase (E.C. 3.4.2.1.) und Alpha-Chymotrypsin (E.C. 3.4.4.5.). Die Lösungszusammensetzung ist in Abb. 1 dargestellt. Aufgrund des Aktivitätsverlustes der Enzyme war eine regelmäßige Erneuerung der Lösungen erforderlich. Als Kontroll-Lösung diente eine 0,1 m Tris-Puffer-Lösung (pH 7.4, 37°C)

Es wurden aus spritzgegossenem PLLA in Anlehnung an DIN 53452 Proben der Größe $2 \times 3 \times 25$ mm^3 hergestellt. Das Spritzgußverfahren wurde an einer Spritzgußmaschine des Typs Klöckner-Ferromatik-Desma (Typ FX 25) am Institut für Kunst-

Esterase 35 U/ml	Carboxypeptidase 150 U/ml	Chymotrypsin 500 U/ml
pH7.4,	37° C	0,1 m Tris-Puffer
	6 g Polymer / 50 ml Lösung Erneuerung nach 48 h	

Abb. 1. Zusammensetzung der Inkubationslösungen

stoffverarbeitung der RWTH Aachen aus dem resorbierbaren Resomer L 210 durchgeführt [4]. Die Proben wurden nach Herstellung in Kieselgel gelagert. Zur Untersuchung der Materialeigenschaften diente der Drei-Punkt-Biegeversuch, die Dauerbiegebelastung sowie die Bestimmung des Molekulargewichts. An einer Standardapparatur (UTS 10, s. Abb. 2, Beitrag Eitenmüller et al., S. 47) führten wir den 3-Punkt-Biegeversuch mit einer Stützweite von 20 mm und einem kraftgeregelten Vorschub von 2 N/s bis zum Bruch oder aber bis zu einer Durchbiegung von 6 mm durch. Aus den Ergebnissen errechnete der integrierte Computer die Biegefestigkeit, den Elastizitätsmodul und die Durchbiegung bis zum Bruch der Probe. Die dynamische Festigkeitsprüfung erfolgte an einer eigens entwickelten Apparatur zur Applikation von Schwelldruckbelastungen (s. Abb. 4, Beitrag Eitenmüller et al., S. 47). Hierbei handelte es sich um eine in Reihe geschaltete Anlage, bei der 11, durch DMS-Technik justierte, unabhängig von einander laufende, Schwelldruckbelastungen den in 37°C Wasserbad befindlichen, Proben bis zum Bruch zugeführt und die Lastspielzyklen registriert wurden. Die Bestimmung des Molekulargewichts erfolgte durch die Abteilung Entwicklung Chemikalien der Firma Boehringer Ingelheim KG. Dabei wurde das Molekulargewicht aus der inhärenten Viskosität mittels der Mark-Houwinkschen Gleichung bestimmt.

$$[n] = K \cdot M a(vis)$$

MHE-Parameter für PLLA:
$k = 1{,}29 \cdot 10^{-4}$,
$c = 0{,}1$ g/dl,
$a = 0{,}82$

Versuchsablauf

Zeitlich versetzt wurden die Proben inkubiert und die Materialeigenschaften nach 2,4 und 6 Wochen bestimmt. Die gewonnenen Daten wurden mittels Software-Programm SAS ausgewertet. Dabei wurde für die Daten des Biegeversuchs ein MANOVA-Modell der Dreifachklassifikation mit Wechselwirkungen verwendet. Der Dauerbiegeversuch wurde mittels Kruskal-Wallis-Test ausgewertet und die Molekulargewichte wurden durch ein ANOVA-Modell analysiert [6].

Ergebnisse

3-Punkt-Biegeversuch

PLLA-Proben zeigten einen Abfall der Biegefestigkeit in Abhängigkeit von der Zeit. Dieser war aber verhältnismäßig gering. Die Chymotrypsinlösung beeinflußte im Vergleich zu den beiden anderen Enzymlösungen sowohl Biegefestigkeit als auch E-Modul und Durchbiegung (Tabelle 1, Abb. 2) negativ auf einem statistisch signifikanten Niveau von $p = 0{,}01$. Die beiden anderen Lösungen hatten keinen statistisch signifikanten Einfluß auf die Materialeigenschaften. Zudem wird aus der Tabelle 1 und Abb. 2 ersichtlich, daß die Chymotrypsin induzierte Hydrolyse nach 6 Wochen ein gemessen an den Absolutwerten geringes Ausmaß einnimmt.

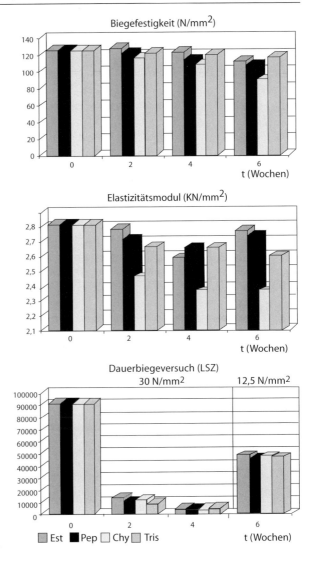

Abb. 2. 3-Punkt-Biegeversuch

Dauerbiegeversuch

Im Dauerbiegeversuch und in der Analyse des Molekulargewichts konnte durch den Kruskal-Wallis-Test bzw. durch das ANOVA-Modell keine enzymbedingte Hydrolyse festgestellt werden. Zudem fand sich eine weite Streuung der Werte.

Tabelle 1. Materialkundliche Werte unter dem Einfluß verschiedener Enzymlösungen

Biegefestigkeit (N/mm^2), [Standardabweichung], (n)				
	t=0	2 Wochen	4 Wochen	6 Wochen
Est		127,32 [10,96] (15)	122,90 [5,93] (15)	110,92 [13,22] (17)
Pep	124,78	121,40 [7,4] (12)	113,46 [14,85] (17)	108,37 [16,96] (13)
Chy	[10,79]	116,29 [15,20] (13)	107,40 [9,52] (15)	89,31 [8,93] (14)
Tris	(25)	121,38 [8,24] (14)	119,4 [8,25] (15)	115,79 [13,31] (14)
Elastizitätsmodul (KN/mm^2) [SD] (n)				
	t = 0	2 Wochen	4 Wochen	6 Wochen
Est		2,78 [0,15] (15)	2,58 [0,12] (15)	2,77 [0,18] (17)
Pep	2,81	2,71 [0,16] (12)	2,65 [0,14] (17)	2,73 [0,21] (13)
Chy	[0,16]	2,45 [0,20] (13)	2,35 [0,22] (15)	2,35 [0,12] (14)
Tris	(25)	2,65 [0,15] (14)	2,65 [0,13] (15)	2,59 [0,15] (14)
Lastspielzahlen (LSZ) [SD] (n)				
	t = 0	2 Wochen	4 Wochen	6 Wochen
	30N/m,m^2	30N/mm^2	30N/mm^2	12,5N/mm^2
Est		12398 [3695] (12)	3832 [1323] (11)	46502 [6943] (6)
Pep	91076	10655 [4359] (12)	3387 [773] (12)	45989 [8439] (6)
Chy	[9342]	11199 [4113] (12)	3623 [1087] (11)	46041 [7415] (7)
Tris	(12)	9098 [4180] (12)	4328 [1028] (12)	44666 [9213] (9)

Diskussion

Die Auswahl der Enzyme erfolgte hinsichtlich ihrer Fähigkeit zur Spaltung von Polyestern. Gefordert waren aus klinischer Sicht auch Enzyme, die Bestandteil immunkompetenter Zellen sind. Unsere Inkubationsbedingungen waren in Anlehnung an Williams [8] in der Weise modifiziert, daß jeweils 1/5 der Enzymaktivität pro Gramm PLLA verwendet wurde, allerdings über einen Zeitraum von 6 Wochen. Aus der Literatur bekannt sind die Einflüsse von Proteinase A, Bromelain, Pronase, Esterase und Varidase auf PLA und PGA. Überwiegend wurde als Nachweismethode die Dünnschichtchromatographie, ein sehr sensitives Verfahren, angewendet. Aus chirurgischer Sicht ist jedoch die Veränderung der Festigkeitseigenschaften in den ersten 6 Wochen (Frühstadium der Frakturheilung) von besonderem Interesse, so daß aufgrund der obigen Ergebnisse eine klinisch relevante enzymatische Hydrolyse auch angesichts der unphysiologisch hohen Enzymaktivitäten ausgeschlossen werden kann.

Literatur

1. Boehringer Ingelheim. Resorbierbare Polyester. Produktinformation
2. Chu CC (1983) The effect of gamma irradiation on the enzymatic degradation of polyglycolic acid absorbable sutures. J Biomed Mater Res 17: 1029–1040
3. Gerlach KL (1986) Tierexperimentelle Untersuchungen zur Anwendung biologisch abbaubarer Polymere in der Mund-, Kiefer- und Gesichtschirurgie. Habilitationsschrift, Köln
4. Institut für Kunststoffverarbeitung der RWTH Aachen (1991) Persönliche Informationen
5. Kronenthal RL (1975) Biodegradable Polymers in Medicine and Surgery. In: Kronenthal RL, Oser Z, Martin E (eds) Polymer in Medicine and Surgery. Plenum, New York, pp 119–135
6. SAS: SAS/Stat Users Guide (1983) Release 6.03 Edition. SAS Institut Inc., Cary, NC
7. Williams DF (1978) Some observations on the role of cellular enzymes in the in vivo degradation of some polymers. In: Syrett B, Achyara A (eds) Corrosion and degradation of implant materials. International Symp. of the ASTM, Kansas City, pp 61–75
8. Williams DF (1978) Enzymatic hydrolysis of polylactic acid. Engineering in medicine, vol 10, No. 1. MEP Ltd, London

Abbaugeschwindigkeit biodegradierbarer Osteosyntheseimplantate aus Polylactid bei bakterieller Kontamination

F. Wagner[1], G. Ruckdeschel[3], H. Liedtke[3], G.O. Hofmann[2] und V. Bühren

1 Berufsgenossenschaftliche Unfallklinik Murnau, Prof.-Küntscher-Str. 8, D-82418 Murnau/Staffelsee
2 Boehringer Ingelheim KG, Binger Str. 173, D-55216 Ingelheim
3 Max-von-Pettenkofer-Institut für Hygiene und medizinische Mikrobiologie, LMU, München

Einleitung

Biopolymere aus α-Hydroxysäuren sind nunmehr seit über 1 Jahrzehnt in klinischer Erprobung [7]. Gerade das Poly-L-Lactid mit seinem hohen kristallinen Anteil erscheint für die Verwendung als Osteosyntheseimplantat geeignet. Über die Degradation des Materials in vitro und in vivo liegen bereits zuverlässige Ergebnisse vor. Weitestgehend ungeklärt ist das Abbauverhalten der Biopolymere im bakteriell kontaminierten Milieu. Die Beeinflussung der Abbaukinetik von L-Poly-Lactid durch im menschlichen Organismus vorkommende Enzyme ist noch nicht abschließend geklärt. Ziel der Untersuchung ist es, den Einfluß einer bakteriellen Besiedlung auf das Abbauverhalten von spritzgegossenem Poly-Lactid 96 zu untersuchen. Muß der Chirurg durch das Auftreten einer Wundinfektion einen vorzeitigen Materialzusammenbruch befürchten? Für die chirurgischen Nahtmaterialien wurde der Einfluß der Bakterienbesiedelung auf die Degradationscharakteristiken bereits untersucht [10]. Da das Abbauverhalten eines Polymerimplantats aber von Nahtmaterialien einen stark differierenden Charakter aufweisen kann [5], ist die Untersuchung eines dem späteren Implantat sehr ähnlich dimensionierten und verarbeiteten Prüfkörpers geboten.

Im einzelnen lautete die Fragestellung des Versuches:

- Wie beeinflußt die Anwesenheit von PLA das Wachstum von Bakterienkulturen?
- Wie verläuft der pH-Wert in Bakterienkulturen unter Anwesenheit von PLA?
- Wie verläuft der Biegefestigkeitsverlust von PLA als Funktion der Zeit und der Kontamination?
- Wie verläuft die Molekulargewichtsabnahme von PLA als Funktion der Zeit und der Kontamination?

Material und Methode

Teststäbe mit einer Länge von 30 mm und einem Durchmesser von 6 mm wurden im Spritzguß aus PLA 96 mit einem Ausgangsmolekulargewicht von 300.000 Dalton hergestellt. 4 verschiedene Untersuchungen wurden zur Bestimmung des Abbauverhaltens der Probekörper durchgeführt:

- die Bestimmung der absoluten Keimzahl der Kulturansätze als Funktion der Zeit,
- die Bestimmung des pH-Wertes der Kulturen als Funktion der Zeit,
- der Abfall der Biegefestigkeit der Implantate als Funktion der Zeit,
- die Bestimmung des Molekulargewichtes der Polymere als Funktion der Zeit.

Verschiedene Gruppen von je 35 identischen Probekörpern wurden im Spritzgußverfahren hergestellt. Jede Gruppe wurde in genau definierten Bedingungen steril oder kontaminiert inkubiert. Der Unterschied in Versuchsansätzen der Gruppen 1–7 und 8–14 war ein Mediumwechsel für die Gruppen 1–7 alle 4 Tage, während für die Gruppen 8–14 kein Mediumwechsel für die ersten 40 Tage des Experiments vorgenommen wurde.

- Gruppe 1: Staphylococcus aureus (ATCC 25923) + PLA
- Gruppe 2: Staphylococcus epidermidis (Teilstamm: I-3 C) + PLA
- Gruppe 3: Pseudomonas aeruginosa (ATCC 27853) + PLA
- Gruppe 4: Escherichia coli (ATCC 25922) + PLA
- Gruppe 5: Clostridium perfringens (ATCC 13124) + PLA
- Gruppe 6: Candida albicans (ATCC 070758) + PLA
- Gruppe 7: Steriles Kontrollmedium + PLA
- Gruppe 8: Staphylococcus epidermidis
- Gruppe 9: Escherichia coli
- Gruppe 10: Candida albicans

Die Gruppen 8–10 dienten als Kontrolle für das spontane Keimwachstum der Kulturen in einem 40tägigen Zeitabschnitt.

- Gruppe 11: Staphylococcus epidermidis + PLA
- Gruppe 12: Escherichia coli + PLA
- Gruppe 13: Candida albicans + PLA
- Gruppe 14: Steriles Kontrollmedium + PLA

Die Experimente für die Gruppen 1–7 wurden über einen Zeitraum von 20 Wochen, die Gruppen 8–14 über 40 Tage vorgenommen.

Als Kulturansätze dienten im einzelnen kommerziell erhältliche Referenzkulturen des American Type Culture Collection (ATCC). Die Keimanzahl der Mikroorganismen in den Kulturen 1–6 wurde mehr oder weniger konstant auf 10^8–10^{10} Keime pro Milliliter gehalten, indem das Medium der Kulturflaschen jeden 4. Tag gewechselt wurde. Die Ansätze wurden in kommerziell erhältliche Kulturflaschen gefüllt. Die Reinheit der Bakterienkulturen wurde jeden 2. Tag durch Ausstrich auf Agar-Platten überprüft. Gleichzeitig erfolgte die Prüfung auf Sterilität der nichtkontaminierten Kontrollgruppe im 2tägigen Intervall. Alle Kulturen wurden bei 37°C im Brutschrank unter normal atmosphärischen Bedingungen bebrütet. Die Kultur Nr. 5 mit Clostridium perfringens wurde im Vakuum von 10^{-2} Torr anaerob gehalten. Die Nährmedien 1–7 wurden alle 4 Tage erneuert, indem 9/10 des Nährmediums entfernt und wieder mit frischem Nährmedium auf das Ausgangsvolumen aufgefüllt wurden.

Zur Materialtestung wurde alle 4 Tage ein Probekörper der Gruppen 1–7 herausgenommen und getestet. Die Biegefestigkeit wurde in Anlehnung an die Deutsche Industrienorm (DIN 53452 und DIN 53457) als modifizierte 4-Punkt-Biegeprüfung vorgenommen. Die Prüfung wurde an einer „Schenk"-Universalprüfmaschine bis zum Bruch der Proben durchgeführt. Die Untersuchung des molekularen Abbaus des Polylactids wurde mit High-Pressure-Liquid-Chromatographie (HPLC) vorgenommen. Nach Lösung der Proben in 0,35%igem Tetrahydrofuran (TGH) wurden die Eluate mit einer Pumpe (SP 8810.020) durch ein 5 µm PSS-Gel (10^6, 10^5, 10^3 Å, Säulengröße 300 · 8 mm von Polymer-Standard-Service/Mainz) geschickt. Zur Analyse der

Substanzen wurde ein Knauer-Universal-Refraktometer verwendet. Die HPLC wurde bei einer Flowrate von 1 ml/min bei konstanter Raumtemperatur durchgeführt.

Ergebnisse

Wie beeinflußt die Anwesenheit von PLA das Wachstum in Bakterienkulturen

Der Vergleich Gruppe 8 und 11 (Staphylococcus epidermidis), Gruppe 9 und 12 (E. coli) sowie Gruppen 10 und 13 (Candida) ergab keinen Unterschied im Keimwachstum bei 4tägigem Mediumwechsel in Anwesenheit oder Abwesenheit von Polylactidprobekörpern (Abb. 1 und 2).

Wie verläuft der pH-Wert in Bakterienkulturen unter Anwesenheit von PLA

Die In-vitro-Degradation von PLA 96 zeigte keine Änderung des pH-Wertes im sterilen Ansatz während 40 Tagen.

Die Änderung des pH-Wertes in mit definierten Bakterien kontaminierten Medien ohne PLA zeigte ein abweichendes Bild (Abb. 3). Während Candida keine Änderung des pH-Wertes seines Mediums zeigte (Gruppe 10), senkte Staphylococcus epidermidis (Gruppe 8) den pH-Wert bis auf 5 nach 12 Tagen. Escherichia coli (Gruppe 9)

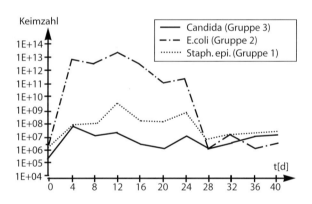

Abb. 1. Keimwachstum von Kulturen ohne Mediumwechsel

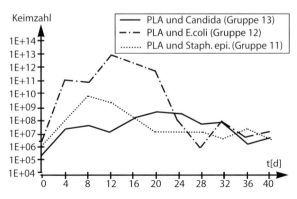

Abb. 2. Keimwachstum von Kulturen in Anwesenheit von PLA ohne Mediumwechsel

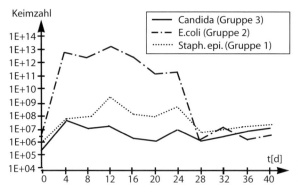

Abb. 3. pH-Wert-Verlauf in kontaminiertem Milieu ohne PLA

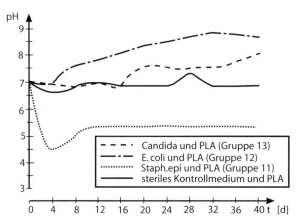

Abb. 4. pH-Wert-Verlauf in sterilem und kontaminiertem Milieu mit PLA

erreichte ein Gleichgewicht bei einem pH von 8,7 nach 20 Tagen. Die In-vitro-Degradation der Probekörper im kontaminierten Milieu zeigte hiervon keine signifikante Abweichung (Abb. 4). Der Abbau von PLA im Sterilen verblieb bei einem pH-Wert von 7,0 (Gruppe 14), Staphylococcus epidermidis (Gruppe 11) entwickelte einen stabilen pH-Wert von 5,4 in Anwesenheit des abbauenden PLA ebenso wie in Abwesenheit von PLA (Gruppe 8). Genauso entwickelte Escherichia coli den pH-Wert von 8,6, gleich ob PLA im (Gruppe 12) oder nicht im Medium (Gruppe 9) vorhanden war. Das Verhalten von Candida in Anwesenheit des abbauenden Polylactids (Gruppe 13) unterschied sich hiervon. Während Candida ohne abbauendes PLA (Gruppe 10) keine Änderung des pH-Wertes zeigte, stieg der pH-Wert im Candida-Ansatz (Gruppe 13 mit PLA) über 8. Interessanterweise ergab sich für die wachsenden Kulturen mit 4tägigem Mediumwechsel bei Anwesenheit von PLA (Gruppe 2) und in Gruppen ohne Mediumwechsel (Gruppe 11) ein Unterschied.

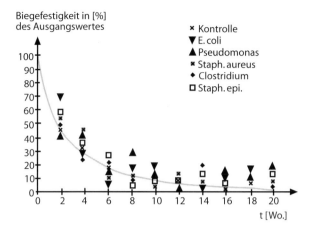

Abb. 5. Abfall der Biegefestigkeit von PLA-Probekörpern im sterilen und kontaminierten Ansatz

Wie verläuft der Biegefestigkeitsverlust von PLA als Funktion der Zeit und der Kontamination?

Die eingebrachten Testkörper zeigten erwartungsgemäß eine zeitabhängige Degradation. Die Probekörper der Gruppe 7 hatten im sterilen Medium einen Biegefestigkeitsverlust von 75% ihres ursprünglichen Wertes nach 4 Wochen erreicht. Nach 8 Wochen erreichte der Wert nur 1/10 der Ausgangsbiegefestigkeit. Nach 12 Wochen konnte keine Biegefestigkeit mehr gemessen werden. Die Probekörper der 5 verschiedenen kontaminierten Kuluransätze zeigten kein von diesem Verhalten signifikant abweichendes Festigkeitsverhalten. Nach 15 und 20 Wochen sahen wir Spontanbrüche der Probekörper, die in Staphylococcus epidermidis inkubiert waren. Im Gesamtansatz zeigten aber die Probekörper der Staphylococcus-epidermidis-Gruppe keine Abweichung im Abbauverhalten im Vergleich zu den anderen Gruppen, so daß diese Beobachtung als „nicht relevant" eingestuft wurde (Abb. 5).

Wie verläuft die Molekulargewichtsabnahme von PLA als Funktion der Zeit und der Kontamination?

Der relative zeitabhängige Molekulargewichtsabfall der Probekörper zeigte ein ähnliches Verhalten. Auch hier fand sich kein substantieller Unterschied im Molekulargewichtsabfall zwischen sterilen und kontaminierten Probekörpern (Abb. 6).

Diskussion

Überlegen sich Chirurgen, biodegradierbare Polymere als Osteosyntheseimplantate am Knochen einzusetzen, so ist die Kenntnis der Abbaugeschwindigkeit im kontaminierten Milieu von großer Wichtigkeit. Die vorgenommenen Untersuchungen, v. a. der gleichbleibende Festigkeitsverlust über die Zeit, lassen den Einsatz von Polymerimplantaten in der Chirurgie zu, ohne daß man bei einer etwaigen Wundinfektion den vorzeitigen Materialzusammenbruch befürchten muß. Die verfügbare Literatur

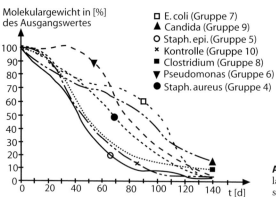

Abb. 6. Relativer Abfall des Molekulargewichtes von PLA beim Abbau in sterilem und kontaminierten Ansatz

ist sich einig, daß der Abbau von Polylactid über Hydrolyse abläuft. Williams et al. berichten über enzymatische Abbauwege [8, 9, 11]. Leenslag et al. [6] und Bos et al. [1] fanden in vergleichenden In-vitro- und In-vivo-Untersuchungen keinen enzymatisch katalysierten Biopolymerabbau. Die von Ewers und Förster [4] berichtete schnellere Degradation von PDS-Nahtmaterial in Kultur mit Staphylococcus aureus muß als polymerspezifisch diskutiert werden. Die Ergebnisse dürfen nicht auf den Abbau von kristallinem Polylactid übertragen werden.

Interessant waren unsere Ergebnisse bezüglich der pH-Werte der Kulturen. Die verschiedenen Keime zeigten ein spontanes spezifisches Einstellen eines pH-Wertes, nachdem sie ihren Steady state erreicht hatten. Dieses war unabhängig von der Anwesenheit von Polylactid. Für den beobachteten Zeitraum konnte kein Einfluß der PLA-Degradation auf den pH-Wert eines Umgebungsmilieus gefunden werden. Gleichzeitig fanden wir keinen Einfluß des PLA-Abbaus auf die Wachstumsrate von Bakterienkulturen.

Der beobachtete langsamere Molekulargewichtsabfall in der mit Pseudomonas inkubierten Gruppe 3 (ohne daß wir einen langsameren Biegefestigkeitsabfall gefunden hätten) läßt sich nicht mit einem niedrigeren pH-Wert-Verlauf korrelieren. Im Widerspruch zu dem von Cam et al. [2] vorgestellten schnelleren PLA-Abbau im alkalischen Milieu fanden wir keine beschleunigte Degradation der Probekörper im Milieu von pH 8,6.

Trotzdem ist die Übertragbarkeit der vorgestellten Untersuchungen auf die direkte Anwendung in der Klinik nicht zulässig. Unser Beobachtungszeitraum von 40 Tagen bzw. 20 Wochen erreichte nicht den Endpunkt der Polylactiddegradation. Zu diesem Zeitpunkt fallen vermehrt Abbauprodukte an, die u. U. die Beeinträchtigung des Umgebungsgewebes hervorrufen können. Tatsächlich ist vermutlich gerade dieser Mechanismus für die Entstehung von sterilen Fistelbildungen nach Polymerimplantationen verantwortlich [3].

Zuletzt berücksichtigt der Versuchsansatz natürlich nicht die zelluläre und humorale Immunantwort eines menschlichen Organismus sowie die Freisetzung spezifischer und unspezifischer Mediatoren und Substrate von Entzündungszellen [3].

Die Untersuchung des Abbauverhaltens der Biopolymere in einem In-vitro-Entzündungsmodell wäre von größtem Interesse.

Literatur

1. Bos RRM, Rozema FR, Boering G, Leenslag JW, Pennings AJ, Verwey AB (1988) In-vivo and in-vitro degradation of poly (L-lactide) used for fracture fixation. In: Putter C de, Lange GL de, Groot K de, Lee AJC (eds) Implant materials in Biofunction. Elsevier, Amsterdam, pp 245–250 (Advances in Biomaterials, vol 8)
2. Cam D, Suonh-Hyu H, Ikada Y (1995) Degradation of high molecular weight poly(L-Lactide) in alkaline medium. Biomaterials 16: 833–843
3. Dawes E, Rushton N (1994 The effects of lactic acid on PGE_2 production by macrophages and human synovial fibroblasts: a possible explanation for problems associated with the degradation of poly/lactide implants. Clin Mater 17: 157–163
4. Ewers R, Förster H (1984) Resorbierbare Osteosynthesematerialien. In: Rettig HM (Hrsg) Biomaterialien und Nahtmaterial. Springer, Berlin Heidelberg New York Tokio, S 273–278
5. Grizzi I, Garreau H, Li S, Vert M (1995) Hydrolytic degradation of devices based on poly(DL-lactid acid) size-dependence. Biomaterials 16: 305–311
6. Leenslag JW, Pennings AJ, Bos RRM, Rozema FR, Boering G (1987) Resorbable materials of poly(L-lactide). VII. In vivo and in vitro degradation. Biomaterials 8: 311–314
7. Rokkanen P, Böstman O, Vainionpää S, Mäkelä EA et al (1996) Absorbable devices in the fixation of fractures. J Trauma 40: 123–127
8. Williams DF, Mort E (1977) Enzyme-accelerated hydrolysis of polyglycolid acid. J Bioeng 1: 231–238
9. Williams DF (1979) Some observations on the role of cellular enzymes in the in-vivo degradation of polymers. Spec Tech Publ 684: 61–75
10. Williams DF (1980) The effect of bacteria on absorbable sutures. J Biomed Mater Res 14: 329–338
11. Williams DF (1981) Enzymic hydrolysis of polylactid acid. Enging Med EP 10(1): 5–7

In-vitro-Biokompatibilitätsprüfung von Poly(L, DL-lactid) und Poly(L-lactid-co-glycolid)

A. Ignatius und L. Claes

Abteilung Unfallchirurgische Forschung und Biomechanik Universität Ulm, Helmholtzstr. 14, D-89081 Ulm

Einleitung

Die Polyester mit ihren wichtigsten Vertretern, dem Polylactid (PLA), dem Polyglycolid (PGA) und ihren Copolymeren stellen die wichtigste Substanzklasse der resorbierbaren Polymere zur Fixation gering belasteter Frakturen [13, 19]. Die Biokompatibilität dieser Materialien wird kontrovers diskutiert.

Zahlreiche experimentelle und klinische Daten berichten über eine gute Gewebeverträglichkeit bei Implantation in den Knochen. Cutright et al. implantierten verschiedene Polymere und Copolymere aus PLA und PGA in Rattenfemora [10] bzw. in die Mandibula von Rhesusaffen [9]. Die Polymere wurden durch Bindegewebe, Knochenmark oder Knochen ersetzt und verursachten keine entzündlichen Reaktionen. Zu ähnlichen Ergebnissen kamen auch Leenslag et al. [18], die bei der Fixation von Mandibulafrakturen bei Schafen und Hunden auch während der Degradation der Polymere keine negativen Reaktionen beobachten konnten. Hollinger [14] schreibt dem PLA sogar „osteogenetische" Eigenschaften zu. Auch eine ganze Anzahl klinischer Studien berichtet über die gute Biokompatibilität dieser Materialien [2, 8, 21]. Im Gegensatz dazu stehen andere Untersuchungen, die unspezifische Entzündungsreaktionen und Osteolysen nach der Implantation von PLA und PGA in den Knochen beobachtet [3–5, 20, 27]. Diese Reaktionen treten i. allg. zu dem Zeitpunkt auf, an dem der Abbau der Polymere einsetzt [27], und werden daher mit der Akkumulation von Degradationsprodukten in Zusammenhang gebracht. Aufgrund der kontroversen Diskussion über die Biokompatibilität von PLA und PGA sollte die biologische Wirkung v. a. der Degradationsprodukte genauer untersucht werden. Eine sehr sensible Methode zur Untersuchung der Toxizität löslicher Polymere und ihrer Degradationsprodukte sind In-vitro-Biokompatibilitätsstudien. Zellkulturstudien gelten gegenüber In-vivo-Studien als empfindlicher und sind als effektive Methode zur Biokompatibilitätsprüfung anerkannt [17, 25]. Es gibt bisher jedoch nur wenige In-vitro-Untersuchungen zu PLA oder PGA [7, 12, 16, 22, 29, 30].

Das Ziel der vorliegenden Arbeit war es daher, die akute Toxizität von 2 Copolymeren dieser Gruppe, Poly(L, DL-lactid) (PLDLA) und Poly(L-lactid-co-glycolid) (PLGA) mit Hilfe mehrerer In-vitro-Biokompatibilitätstests zu untersuchen.

Material und Methoden

Prüfmaterial

Die beiden Copolymere Poly(L, DL-lactid) 70:30 und Poly(L-lactid-co-glycolid) 90:10 wurden von Biovision GmbH, Ilmenau, bezogen. Die Prüfkörper hatten die Form von 0,5 mm dicken Scheibchen mit 5 mm Durchmesser, einer Oberfläche von 47 mm^2 und einem durchschnittlichem Gewicht von 12,4 mg. Die Polymere wurden γ-sterilisiert (25 KGy) und im Verlauf der Untersuchungen steril behandelt. Die Molekulargewichte (M_w) betrugen 136 500 (PLDLA) bzw. 99 000 (PLGA) und die Polydispersität ($I = M_w/M_n$) 2,1 (PI-DLA) bzw. 2,2 (PLGA).

In-vitro-Biokompatibilitätsprüfung

Die Materialien wurden in fester Form im Agardiffusionstest und im Filtertest geprüft. Um Langzeiteffekte des Körpermilieus auf die Biomaterialien zu simulieren, wurden Extrakte in phosphatgepufferter Kochsalzlösung (PBS) hergestellt. Diese Extrakte wurden im 3-(4,5-dimethylthiazol-2-yl)-2-5-diphenyltetrazoliumbromid (MTT)-Test und im DNA-Synthese-Test über die Inkorporation von 5-Bromo-2'-deoxyuridin (BrdU) geprüft.

Zellkulturen

L929-Mäusefibroblasten wurden im Agardiffusions- und Filtertest und die embryonale Mäusezellinie BALB3T3 im MTT-Test und BrdU-Test verwendet (ICN Biomedicals, Costa Mesa, CA, USA). Dic L929-Zellen wurden in Eagle's minimum essential medium (EMEM) und die BALB3T3-Zellen in Dulbecco's modified Eagle's medium (DMEM) mit 10 % Hitze-inaktiviertem FCS, Penicillin (100 U/ml), Streptomycin (100 μg/ml) und 0,5 % 1-Glutamin bei 37 °C, gesättigter Luftfeuchte und 5 % CO_2 kultiviert. Kulturmedien, Seren und Chemikalien wurden von Biochrom, Berlin, bezogen.

Agardiffusionstest

Der Agardiffusionstest wurde nach ISO 10993-5, und wie unter 23 detailliert beschrieben, durchgeführt. L929-Zellen wurden in einer Konzentration von $1,8 \cdot 10^6$ Zellen in Petrischalen ausgesät und nach 24stündiger Inkubation mit agarhaltigem DMEM überschichtet. Nach Erstarren der Agarschicht wurde eine Vitalfärbung der Zellen mit Neutralrotlösung vorgenommen. Auf die Platten wurden je 2 Proben der zu untersuchenden Prüfsubstanz sowie eine positive Referenzsubstanz (Latex) aufgebracht. Als negatives Kontrollmaterial wurde hochmolekulares Polyethylen (Chirulen, Hoechst AG, Frankfurt) verwendet. Nach einer Expositionszeit von 24, 48 und 72 h erfolgte die makroskopische und mikroskopische Beurteilung der Zellreaktion. Die Zytotoxizität der Substanzen wurde anhand der zellulären Aufnahme von Neutralrot beurteilt, das lebende Zellen intensiv rot färbt. Das Ausmaß der Zellschädigung kann anhand der Größe der Entfärbungszone um die Prüfsubstanzen und den morphologischen Anzeichen des Zellunterganges ermittelt werden.

Filtertest

Der Filtertest wurde nach ISO 10993-5 und wie unter 23 detailliert beschrieben durchgeführt. Mit L929-Zellen bewachsene Filterscheiben (Porengröße 0,45 µm, Millipore, HAWO 047S3 wurden mit der Zellseite nach unten auf eine erstarrte, agarhaltige Schicht aus Nährmedium aufgebracht. Die Prüfkörper wurden auf die Rückseite des Filters gelegt. Nach 24 h Expositionszeit wurden die Prüfsubstanzen vorsichtig entfernt. Die Bestimmung der Zytotoxizität erfolgte anhand des zytochemischen Nachweises der Succinatdehydrogenaseaktivität auf den Filtern. Vitale Zellen färben sich intensiv blau. Als positives bzw. negatives Referenzmaterial wurde Latex bzw. hochmolekulares Polyethylen verwendet.

Herstellung der Extrakte

Um die Toxizität der Degradationsprodukte zu beurteilen, wurden Extrakte in PBS hergestellt. Hierzu wurden 0,05 g Polymer/ml Puffer 10 Tage lang bei 37 °C bzw. 70 °C extrahiert. Polymere degradieren bei erhöhter Temperatur schneller. Daher werden höhere Konzentrationen an Abbauprodukten in die Extrakte freigesetzt. Am Ende der Extraktionszeit wurde der pH-Wert der Extrakte auf pH 7,2 angepaßt. Um die Konzentration der Degradationsprodukte in den Extrakten zu schätzen, wurde das verbleibende Polymer getrocknet und rückgewogen. Die Extrakte wurden mit doppelt konzentriertem Zellkulturmedium 1:1 verdünnt. Die so hergestellten Medien wurden direkt BALB3T3-Zellen zugesetzt.

MTT-Test

Die Extrakte wurden in verschiedenen Konzentrationen BALB3T3-Zellen zugesetzt. Als positive Kontrolle diente 2 % Dimethylsulphoxid (DMSO), als negative Kontrolle Zellkulturmedium ohne Extraktzusatz. Nach 24, 48 und 72 h Exposition wurde der MTT-Test, wie unter 23 detailliert beschrieben, durchgeführt. Als Maß für die Vitalität der Zellen galt die Aktivität der mitochondrialen Dehydrogenasen, die anhand der Umsetzung von MTT zu Formazan, dessen Konzentration photometrisch bestimmt wurde, gemessen wurde.

DNA-Synthese-Test

Die Messung der DNA-Synthese von BALB3T3-Zellen nach 24stündiger Exposition von Polymerextrakten erfolgte über den Einbau des Pyrimidinanalogs BrdU in die Zell-DNA, welches immunzytochemisch über einen Testkit (Fa. Boehringer, Mannheim) nachgewiesen wurde.

Statistik

Die Ergebnisse des MTT- und DNA-Synthese-Tests wurden mit dem nichtparametrischen Wilcoxon-Mann-Whitney-Test für ungepaarte Proben ausgewertet. Die Vertrauensgrenze lag bei 95 %.

Ergebnisse

PLDLA

PLDLA-Scheibchen wurden im Agardiffusionstest untersucht. Zu keinem der untersuchten Expositionszeitpunkte (24, 48, 72 h) konnte eine negative Reaktion beobachtet werden. Wie Abb. 1 zeigt, konnte keine Entfärbungszone um die Prüfkörper nachgewiesen werden. Auch die Zellen direkt unter dem Prüfmaterial waren morphologisch völlig intakt (Abb. 2). Der Filtertest ergab ebenso keine Anzeichen für zytotoxische Einflüsse. Alle Filter waren gleichmäßig intensiv blau gefärbt, d. h. die Zellen auf dem Filter hatten eine hohe mitochondriale Aktivität (nicht dargestellt).

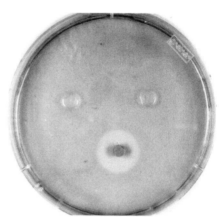

Abb. 1. Agardiffusionstest mit 2 Prüfkörpern aus PLDLA (*oben*) und Latex als Negativkontrolle. Um die Prüfkörper sind, im Gegensatz zum Latex, keine Entfärbungszonen zu sehen

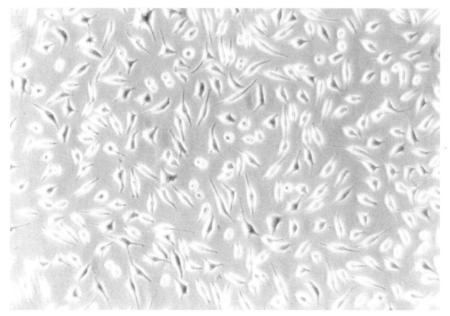

Abb. 2. Agardiffusionstest mit L929-Zellen direkt unter dem Prüfmaterial. Die Zellen sind völlig intakt

Nach 10 Tagen Extraktion in PBS hatte das verbleibende ungelöste PLDLA ein Gewicht von 96 ± 2% der Einwaage bei einer Extraktionstemperatur von 37°C und von 40 ± 5% bei 70°C. Unter der Voraussetzung, daß das „fehlende" Material im Extrakt gelöst war, können die Konzentrationen der unverdünnten Extrakte auf 2 mg/ml (37°C-Extrakte) bzw. 30 mg/ml (70°C-Extrakte) geschätzt werden.

Die Ergebnisse des MTT-Tests sind in Abb. 3 und 4 graphisch dargestellt, in diesen wurde die Absorption, die die mitochondriale Aktivität der Zellen repräsentiert, gegen die Expositionszeit aufgetragen. Tabelle 1 zeigt das durchschnittliche Zellwachstum prozentual auf die Mediumkontrolle bezogen. Zellen, die mit den niedriger konzentrierten 37°C-Extrakten inkubiert wurden, hatten ähnlich geformte Wachstumskurven wie die Kontrollen. Es zeigte sich keine Hemmung der mitochon-

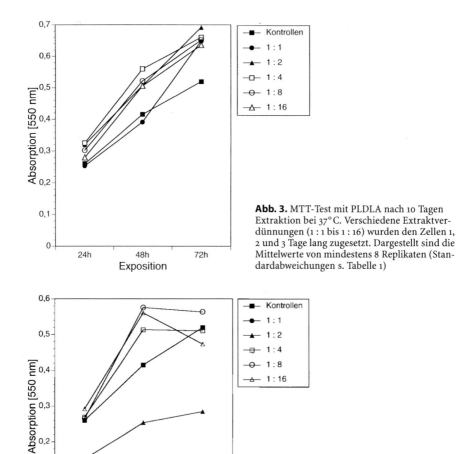

Abb. 3. MTT-Test mit PLDLA nach 10 Tagen Extraktion bei 37°C. Verschiedene Extraktverdünnungen (1 : 1 bis 1 : 16) wurden den Zellen 1, 2 und 3 Tage lang zugesetzt. Dargestellt sind die Mittelwerte von mindestens 8 Replikaten (Standardabweichungen s. Tabelle 1)

Abb. 4. MTT-Test mit PLDLA nach 10 Tagen Extraktion bei 70°C. Verschiedene Extraktverdünnungen (1 : 1 bis 1 : 16) wurden den Zellen 1, 2 und 3 Tage lang zugesetzt. Dargestellt sind die Mittelwerte von mindestens 8 Replikaten (Standardabweichungen s. Tabelle 1)

In-vitro-Biokompatibilitätsprüfung von Poly(L, DL-lactid) und Poly(L-lactid-co-glycolid)

Tabelle 1. Ergebnisse des MTT-Tests mit Polymerextrakten prozentual auf die jeweilige Kontrolle (100%) bezogen (* = signifikant) (confidence level 95%) bei Prüfung gegen die jeweilige Kontrolle (Wilcoxon-Mann-Whitney-Test, Vertrauensbereich 95%) ($ = signifikant bei Prüfung gegen den entsprechenden 37°C-Wert; Wilcoxon-Mann-Whitney-Test, Vertrauensbereich 95%)

Extraktdilution	Extrakttemperatur	Exposition von PLDLA			Exposition von PLGLA		
		24h	48h	72h	24h	48h	72h
1:1	37°C	97.3 ± 10.1	94.3 ± 7.7	125.0 ± 14.0*	92.5 ± 14.9	96.2 ± 11.3	98.1 ± 17.0
	70°C	5.1 ± 5.2*$	0.2 ± 1.2*$	2.2 ± 1.0*$	4.5 ± 3.9*$	0.7 ± 1.1*$	0.4 ± 1.6*$
1:2	37°C	122.9 ± 13.4*	122.2 ± 6.2*	133.2 ± 18.5*	117.8 ± 20.0	112.0 ± 9.5*	99.9 ± 15.0
	70°C	57.9 ± 5.4*$	60.9 ± 5.5*$	54.7 ± 13.3*$	101.4 ± 19.9	91.2 ± 9.9$	99.1 ± 12.3
1:4	37°C	124.9 ± 6.4*	134.8 ± 5.7*	127.2 ± 17.8*	113.0 ± 10.2	121.9 ± 7.9*	83.5 ± 4.0*
	70°C	103.2 ± 20.9$	123.8 ± 6.2*$	98.3 ± 21.1$	107.6 ± 12.9	119.8 ± 12.2$	109.5 ± 6.7$
1:8	37°C	115.9 ± 7.9*	125.7 ± 12.1*	125.5 ± 15.6*	113.1 ± 13.0	125.6 ± 11.1*	80.9 ± 11.2*
	70°C	101.8 ± 6.7$	138.7 ± 3.3*$	108.5 ± 18.3$	110.8 ± 10.2	130.7 ± 6.1*	105.4 ± 12.9$
1:16	37°C	107.3 ± 8.7	121.7 ± 14.3*	122.3 ± 27.8*	114.0 ± 9.9	114.4 ± 13.8	77.2 ± 5.6*
	70°C	112.3 ± 9.0	135.1 ± 9.8*	91.1 ± 9.6$	100.3 ± 7.6	126.6 ± 10.5*	98.4 ± 3.5$

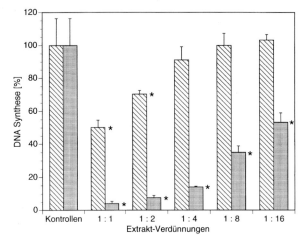

Abb. 5. DNA-Synthese mit PLDLA nach 10 Tagen Extraktion bei 37°C (*schraffierte Säulen*) und 70°C (*dunkle Säulen*). Verschiedene Extraktverdünnungen (1 : 1 bis 1 : 16) wurden 24 h den Zellen zugesetzt. Dargestellt sind die Mittelwerte von mindestens 8 Replikaten (* = signifikanter Unterschied zur Kontrolle; (Wilcoxon-Mann-Whitney, Vertrauensgrenze 95%)

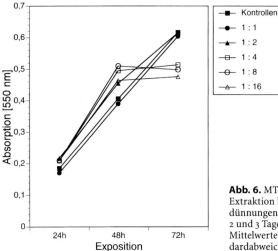

Abb. 6. MTT-Test mit PLGA nach 10 Tagen Extraktion bei 37°C. Verschiedene Extraktverdünnungen (1 : 1 bis 1 : 16) wurden den Zellen 1, 2 und 3 Tage lang zugesetzt. Dargestellt sind die Mittelwerte von mindestens 8 Replikaten (Standardabweichungen s. Tabelle 1)

drialen Aktivität, sondern im Gegenteil eine leichte Stimulation. Dagegen wurde die mitochondriale Aktivität von Zellen, die mit den hochkonzentrierten 70°C-Extrakten behandelt wurden, konzentrationsabhängig gehemmt (Abb. 4). Die DNA-Synthese, die über die Inkorporation von BrdU bestimmt wurde, wurde signifikant durch die beiden kleinsten Verdünnungen der 37°C-Extrakte und durch alle Verdünnungen der 70°C-Extrakte erniedrigt (Abb. 5).

PLGA

Die Ergebnisse für das PLGA entsprachen im wesentlichen dem PLDLA. Sowohl im Agardiffusionstest als auch im Filtertest ergaben sich keine Hinweise für einen zytotoxischen Einfluß.

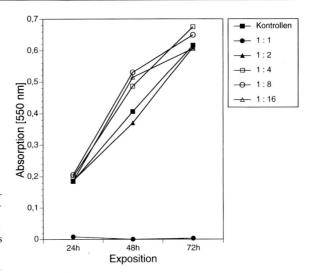

Abb. 7. MTT-Test mit PLGA nach 10 Tagen Extraktion bei 70 °C. Verschiedene Extraktverdünnungen (1 : 1 bis 1 : 16) wurden den Zellen 1, 2 und 3 Tage lang zugesetzt. Dargestellt sind die Mittelwerte von mindestens 8 Replikaten (Standardabweichungen s. Tabelle 1)

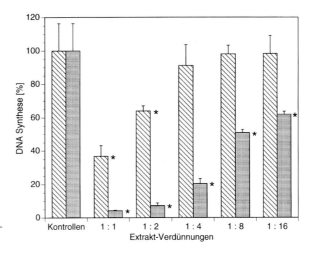

Abb. 8. DNA-Synthese mit PLGA nach 10 Tagen bei 37 °C (*schraffierte Säulen*) und 70 °C (*dunkle Säulen*). Verschiedene Extraktverdünnungen (1 : 1 bis 1 : 16) wurden 24 h den Zellen zugesetzt. Dargestellt sind die Mittelwerte von mindestens 8 Replikaten (* = signifikanter Unterschied zur Kontrolle; (Wilcoxon-Mann-Whitney, Vertrauensgrenze 95 %)

Die Konzentrationen der unverdünnten Extrakte wurden aufgrund des Gewichtes des ungelösten PLGA auf ca. 2,5 mg/ml bei 37 °C Extraktionstemperatur und auf ca. 15 mg/ml bei 70 °C geschätzt. Wie bei PLDLA hemmten die PLGA-Extrakte, die bei 70 °C hergestellt wurden, die mitochondriale Zellaktivität deutlicher als die niedriger konzentrierten 37 °C-Extrakte (Abb. 6 und 7). Die DNA-Syntheserate wurde durch die 70 °C-Extrakte signifikant stärker erniedrigt als für die 37 °C-Extrakte (Abb. 8).

Diskussion

Verschiedene Studien berichten über eine relativ hohe Rate an osteolytischen und entzündlichen Veränderungen nach Implantation von PLA und PGA oder ihren Copolymeren in den Knochen [3-5, 27]. Da diese Komplikationen immer dann auftreten, wenn die Degradation der Polymere einsetzt, hält man die Akkumulation der niedermolekularen Degradationsprodukte für die Ursache. Dies wird durch Untersuchungen des Exsudates aus osteolytischem Knochen bestätigt [3]. Splenlehauer et al. konnten zeigen, daß, unabhängig von der Zusammensetzung des Polymers, Entzündungsreaktionen auftreten, wenn das Molekulargewicht von PLA/PCA auf Werte unter 10 000 - 20 000 abfällt [26]. Bei diesen Molekulargewichten werden PLA und PGA flüssig [24].

PLA und PGA werden durch hydrolytische Spaltung abgebaut [23]. Einige Arbeiten berichten auch über eine enzymatische Degradation [31] oder über eine Beschleunigung des Abbaus durch freie Radikale [1]. Unabhängig vom Degradationsmechanismus entstehen als Endprodukte L- oder D-Milchsäure oder Glycolsäure. Diese auch natürlich vorkommenden Substanzen werden via Citratzyklus zu Kohlendioxid und Wasser abgebaut und über Lunge und Nieren ausgeschieden [6]. Obwohl die Degradationsprodukte bekannt sind, ist die Ursache der gelegentlich beobachteten Osteolysen und Entzündungsreaktionen nicht geklärt.

Als eine wesentliche Ursache wird der lokale pH-Abfall während der Degradation angesehen [11, 28]. In vorliegender Untersuchung wurde der pH-Wert der hergestellten Extrakte auf physiologische Werte eingestellt und kann daher auf die Ergebnisse keinen Einfluß haben.

Extrakte, die bei 37°C hergestellt wurden, hatten keinen oder nur einen geringen Einfluß auf die mitochondriale Aktivität und die DNA-Syntheserate der Zellen. Es konnte im Gegenteil sogar ein leichter Anstieg der Aktivität der Succinatdehydrogenase, eines Schlüsselenzyms des Citratzyklus in den Mitochondrien, beobachtet werden. Milchsäure und Glycolsäure werden zu Pyruvat bzw. Glyoxylsäure umgesetzt, Metaboliten, die letztlich über den Citratzyklus verstoffwechselt werden. Der beobachtete leichte Anstieg der mitochondrialen Aktivität könnte durch ein größeres Angebot an Reaktionspartnern für die Succinatdehydrogenasen hervorgerufen werden.

Polymere degradieren bei erhöhten Temperaturen schneller. Daher wurden bei 70°C Extraktionstemperatur höhere Konzentrationen an Degradationsprodukten freigesetzt. In vorliegender Untersuchung verursachten diese Extrakte eine deutliche konzentrationsabhängige Hemmung im MTT-Test. Die DNA-Syntheserate der Zellen wurde ebenfalls gehemmt. Daniels et al. [11] und Taylor et al. [28] verglichen die Wirkung von PLA-Extrakten, die bei 37°C in Wasser oder Trispuffer hergestellt wurden, in einem biologischen Test mit Photobacterium phosphoreum, das als Maß für seine metabolische Aktivität Licht emittiert. Ohne den pH-Wert physiologischen Werten anzugleichen, fanden die Autoren signifikant unterschiedliche Ergebnisse für PLA-Extrakte in Wasser oder Puffer. Der erniedrigte pH-Wert in den Extrakten, die mit Wasser hergestellt wurden, korrelierte mit einer steigenden Toxizität, während die neutralen Pufferextrakte keine Effekte hervorriefen. Aufgrund dieser Ergebnisse zogen die Autoren den Schluß, daß die Azidität während der Degradation die Hauptursache für zytotoxische Effekte sei. In der vorliegenden Untersuchung wurden jedoch zytotoxische Effekte bei den hochkonzentrierten 70°C-Extrakten beobachtet, obwohl der pH-Wert auf physiologische Werte eingestellt war. Daher scheinen die Degradationsprodukte selbst die Ursache zu sein.

In einer anderen Studie untersuchten Van Sliedregt et al. [29, 30] die Proliferation verschiedener Zelltypen auf PLA-Filmen mit unterschiedlichem Molekulargewicht. Die Wachstumskurven der Zellen auf den PLA-Filmen waren den Kontrollen ähnlich, jedoch konnte eine leichte Retardierung des Zellwachstums beobachtet werden. Wurden PLA-Extrakte zugesetzt, sahen die Autoren sowohl hemmende als auch stimulierende Effekte auf die Zellproliferation, die mit dem Zelltyp, der Art des Polymers und der Versuchsanordnung variierten. Ein deutlicher Einfluß wurde jedoch nicht beobachtet, weshalb die Autoren auf eine gute Biokompatibilität des PLA schlossen. In der vorliegenden Untersuchung konnte im Agardiffusions- und Filtertest kein Einfluß der festen Polymere auf die Zellproliferation und Morphologie festgestellt werden. Jedoch wurden starke hemmende Effekte der hochkonzentrierten 70°C-Extrakte im MTT- und im DNA-Synthese-Test beobachtet. Diese Ergebnisse stehen zunächst im Widerspruch zu den Untersuchungen von Van Sliedregt et al. [29, 30], können jedoch durch die Tatsache erklärt werden, daß in vorliegender Studie etwa 5mal höhere Konzentrationen untersucht wurden. Niedrigere Konzentrationen hatten ebenso keinen zytotoxischen Einfluß.

Einige andere Studien untersuchten die Proliferation, Adhäsion und Morphologie von Osteoblasten [12, 16] oder Hepatozyten [7] auf PLA und/oder PGA. Alle Autoren fanden im Vergleich zu Kontrollmaterialien gute Ergebnisse und schlossen daher auf eine gute Biokompatibilität. In diesen Studien wurden die Zellmedien jedoch täglich gewechselt, um die Akkumulation von Degradationsprodukten und pH-Wert-Verschiebungen zu vermeiden. Somit wurden ideale Bedingungen geschaffen, wie sie in vivo sicher nicht zu erwarten sind.

In vivo sind die Art und Konzentration der Degradationsprodukte und der pH-Wert im das Implantat umgebenden Gewebe nicht genau bekannt. Die Bedingungen in vivo hängen von der implantierten Polymermenge, der Fähigkeit des lokalen Gewebes, Degradationsprodukte zu beseitigen, und von der Degradationskinetik des Polymers ab, die wiederum vom initialen Molekulargewicht, der Copolymerzusammensetzung, der Form und Gestalt des Implantats und von mechanischen Bedingungen am Implantationsort beeinflußt wird. Daher ist es schwierig, In-vitro-Ergebnisse direkt auf die In-vivo-Situation zu extrapolieren. Ebenso können In-vitro-Ergebnisse aus verschiedenen Studien nur eingeschränkt verglichen werden, da die Testbedingungen stark variieren können.

Aufgrund der vorliegenden Untersuchung kann die Biokompatibilität von PLDLA und PLGA in niedrigen Konzentrationen als sehr gut bewertet werden. Dies steht in Einklang mit Untersuchungen anderer Autoren. Hohe Konzentrationen der Abbauprodukte verursachten jedoch toxische Reaktionen in den verwendeten Zellkultursystemen. Diese Reaktionen könnten die klinisch gelegentlich beobachteten Osteolysen und unspezifischen Entzündungsreaktionen erklären.

Literatur

1. Ali SAM, Doherty PJ, Williams DF (1993) Mechanisms of polymer degradation in implantable devices. 2. Poly(DL-lactic acid). J Biomed Mater Res 27: 1409–1418
2. Bos RRM, Boering G, Rozema FR, Leenslag JW (1987) Resorbable poly(L-lactide) plates and screws for the fixation of zygomatic fractures. Oral Maxillofac Surg 45: 751–753
3. Böstman O, Hirvensalo E, Mäkinen J, Rokkanen P (1990) Foreign body reactions to fracture fixation implants of biodegradable synthetic polymers. J Bone Joint Surg [Br] 72: 592–596
4. Böstmann OM (1991) Osteolytic changes accompanying degradation of absorbable fracture fixation implants. J Bone Joint Surg [Br] 73: 679–682
5. Böstman O, Päivärinta U, Partio E, Vasenius J, Manninen M, Rokkanen P (1992) Degradation and tissue replacement of an absorbable polyglycolide screw in the fixation of rabbit femoral osteotomies. J Bone Joint Surg [Am] 74: 1021–1031
6. Brandt RB, Waters MG, Rispler MJ, Kline ES (1984) D- and L-lactate catabolism to C_2 in rat tissues. Proc Exp Biol Med 175: 328–335
7. Cima LG, Ingber DE, Vacanti JP, Langer J (1991) Hepatocyte culture on biodegradable polymeric substrates. Biotech Bioeng 38: 145–158
8. Claes L, Burri C, Kiefer H, Mutschler W (1986) Resorbierbare Implantate zur Refixierung von osteochondralen Fragmenten in Gelenkflächen. Akt Traumatol 16: 74–77
9. Cutright DE, Hunsuck EE, Beasley JD (1971) Fracture reduction using a biodegradable material, polylactic acid. J Oral Surg 29: 393–397
10. Cutright DE, Perez B, Beasley JD, Larson WJ, Posey WR (1974) Degradation rates of polymers and copolymers of polylactic and polyglycolic acids. Oral Surg 37: 142–152
11. Daniels AU, Taylor MS, Andriano KP, Heller J (1992) Toxicity of absorbable polymers proposed for fracture fixation devices. Proc Orthop Res Soc 88
12. Elgendy HM, Norman ME, Keaton AR, Laurencin CT (1993) Osteoblastlike cell (MC3T3-E1) proliferation on bioerodible polymers: an approach towards the development of a bone-bioerodible polymer composite material. Biomaterials 14: 263–269
13. Hofmann GO (1992) Biodegradable implants in orthopedic surgery – A review on the state-of-the-art. Clin Mater 10: 75–80
14. Hollinger JO (1983) Preliminary report on the osteogenic potential of a biodegradable copolymer of polyactide (PLA) and polyglycolide (PGA). J Biomed Mater Res 17: 71–83
15. Ignatius AA, Claes LE (1996) In vitro biocompatibility of bioresorbable polymers: poly(L, DL-lactide) and poly(L-lactide-co-glycolide). Biomaterials 17: 831–839
16. Ishaug SL, Yaszemski MJ, Bizios R, Mikos AG (1994) Osteoblast function on synthetic biodegradable polymers. J Biomed Mater Res 28: 1445–1453
17. Johnson HJ, Northup SJ, Seagraves PA, Atallah M, Garvin PJ, Lin L, Darby TD (1985) Biocompatibility test procedures for materials evaluation in vitro. II. Objective methods of toxicity assessment. J Biomed Mater Res 19: 489–508
18. Leenslag JW, Pennings AJ, Bos RR, Rozema FR, Boering G (1987) Resorbable materials of poly(L-lactide). VI. Plates and screws for internal fracture fixation. Biomaterials 8: 70–73
19. Litsky AS (1993) Clinical reviews: Bioabsorbable implants for orthopedic fracture fixation. J Appl Biomat 4: 109–111
20. Nelson JF, Stanford HG (1977) Evaluation and comparisons of biodegradable substances as osteogenic agents. Oral Surg 43: 836–843
21. Rehm KE, Claes L, Helling HJ, Hutmacher D (1993) Application of a polylactide pin. An open clinical study, ISFR Symposium on Biodegradable Implants in Fracture Fixation, Hong Kong, Book of Abstracts pp 44–45
22. Rice RM, Hegyeli AF, Gourlay SJ, Wade CW, Dillon JG, Jaffe H, Kulkarni RK (1978) Biocompatibility testing of polymers: In vitro studies with in vivo correlation. J Biomed Mater Res 12: 43–54
23. Schakenraad JM, Hardonk MJ, Feijen J, Molenaar I, Nieuwenhuis P (1990) Enzymatic activity toward poly(L-lactic acid) implants. J Biomed Mater Res 24: 529–545
24. Schakenraad JM, Dijkstra PJ (1991) Biocompatibility of poly(D, L-lactic acid/glycolide) copolymers. Clin Mater 7: 253–269
25. Sgouras D, Duncan R (1990) Methods for the evaluation of biocompatibility of soluble synthetic polymers which have potential for biomedical use: Use of the tetrazolium-based colorimetric assay (MTT) as a preliminary screen for evaluation of cytotoxicity. J Mater Sci Mater Med 1: 61–68
26. Splenlehauer G, Vert M, Benoit JP, Boddaert A (1989) In vitro and in vivo degradation of poly(D,L-lactide/glycolide) type microspheres made by solvent evaporation method. Biomaterials 10: 557–563
27. Suganuma J, Alexander H (1993) Biological response of intramedullary bone to poly-L-lactic acid. J Appl Biomat 4: 13–27

28. Taylor MS, Daniels AU, Andriano KP, Heller J (1994) Six bioabsorbable polymers: In vitro acute toxicity of accumulated degradation products. J Appl Biomat 5: 151–157
29. Van Sliedregt A, Radder AM, De Groot K, Van Blitterswijk CA (1992) In vitro biocompatibility testing of polylactides. Part I: Proliferation of different cell types. J Mater Sci Mater Med 3: 365–370
30. Van Sliedregt A, De Groot K, Van Blitterswijk CA (1993) In vitro biocompatibility testing of polylactides. J Mater Sci Mater Med 4: 213–218
31. Williams DF, Mort E (1977) Enzyme accelerated hydrolysis of polyglycolic acid. J Bioeng 1: 231–238

Danksagung: Diese Arbeit wurde durch das Bundesministerium für Forschung und Technologie unterstützt. Die Autoren danken Biovision GmbH, Ilmenau, für die Bereitstellung der Materialien, und Frau A. Vogele für die technische Assistenz.

TEIL V

Wechselwirkung von resorbierbaren Polymeren mit der biologischen Umgebung, In-vivo-Untersuchungen

Vollständige Biodegradation von spritzgegossenen Polylactid-Osteosynthesematerialien in Hart- und in Weichgewebe in vivo im Langzeitversuch bis zu 36 Monaten

H. Pistner[1], R. Gutwald[2], G. Schwartz[1], J. Mühling[3] und J. Reuther[1]

1 Klinik und Poliklinik für Mund-, Kiefer-, Gesichtschirurgie der Universität Würzburg, Pleicherwall 2, D-97070 Würzburg
2 Klinik und Poliklinik für Mund-, Kiefer-, Gesichtschirurgie der Universität Freiburg, Hugstetter Str. 55, D-79106 Freiburg
3 Klinik und Poliklinik für Mund-, Kiefer- und Gesichtschirurgie der Universität Heidelberg, Im Neuenheimer Feld 400, D-69120 Heidelberg

Einleitung

Polylactide stehen seit Jahren im Brennpunkt des Interesses an resorbierbaren Osteosynthesematerialen. Von ihnen als Polymere der körpereigenen Substanz Milchsäure nimmt man an, daß sie sich im Körper auflösen. Bisherige Untersuchungen [3, 4, 7, 9] konnten nur über einen teilweisen Abbau des verwendeten Materials berichten. Andererseits wurde über unerwünschte Spätreaktionen berichtet [1].

Material und Methode

In einem Grundlagenversuch zu Biodegradation implantierten wir in den Rücken von 70 männlichen Cararatten aus der Eigenzucht der Abteilung für Experimentelle Zahnmedizin der Universität Würzburg (Direktor: Prof. Dr. Ing. Roger Thull) je 3 Probekörper von drei verschiedenen Polylactiden.

Nach 1–116 Wochen wurden die Ratten in Äthernarkose getötet und die Implantate entnommen. Die werkstoffkundlichen Proben der Größe 25 × 3 × 2 mm wurden gereinigt, im Exsiccator getrocknet und feingewogen. Nach Photodokumentation wurden Biegefestigkeit und Elastizitätsmodul der explantierten materialkundlichen Polylactidproben auf einer Werkstoffprüfmaschine nach DIN 53.457 und DIN 53.452 untersucht. Nach dem Bruchversuch wurde bei einem Teil der Proben die Bruchfläche rasterelektronenmikroskopisch dargestellt. Bei den übrigen Proben wurde das Molekulargewicht M_{vis} aus der inhärenten Viskosität nach der Mark-Houwink-Gleichung errechnet, weiterhin das Molekulargewicht M_w und M_n über Gel-Permeations-Chromatographie (GPC) gegen engverteilte Polystyrolstandards als Eichung bestimmt. Über die Messung der DSC (Differential Scanning Calorimetry) wurde ferner die Kristallinität der explantierten Proben aus der Messung des Energieverbrauchs beim Aufschmelzen mit 5 K/min ermittelt.

Die histologischen Probekörper der Größe 3 × 3 × 2 mm wurden mitsamt umgebendem Gewebe formalinfixiert. Das Trenndünnschliffverfahren nach Donath wurde zur Herstellung der histologischen Präparate gewählt, um den anfänglich harten Kunststoff im Geweberverband darstellen zu können (Abb. 1).

In den Femur von 24 männlichen Meerschweinchen wurden jeweils 3 schrauben-

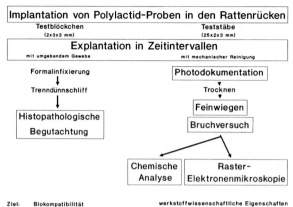

Abb. 1. Untersuchungsschema der Weichgewebeimplantate

förmige spritzgegossene amorphe Polylactidproben unterschiedlicher Mischungen implantiert.

Im Langzeittierversuch konnten Implantationszeiten von 4–190 Wochen (entsprechend 41 Monaten oder knapp 3 1/2 Jahren) erzielt werden. Die entnommenen Femora wurden ebenfalls im unentkalkten Trenndünnschliff nach Donath aufgearbeitet und nach Masson-Trichrom-Goldner gefärbt (Tabelle 1).

Ergebnisse

Makroskopisch-morphologische Veränderungen der Implantate

Das makroskopische Erscheinungsbild der Probekörper aus Blockmaterial veränderte sich von „leicht milchig" bei Implantation zu „vollständig opak, weiß" nach acht Wochen. Eine Auflösung der Block-Poly(L-Lactid)-Probekörper konnte in der

Tabelle 1. Verwendete Polymere: *PLLA* Poly(L-Lactid), *PDLLA x/y* Poly (D,L-Lactid) im Verhältnis x/y, *PLcoDLLA x/y* Poly(L co D,L-Lactid) im Verhältnis x/y

Charge	Block-PLLA W 84	PLLA EC 8711	PLLA EC 8716	PLLA EC 8902	PLLA/PDLLA 80/20 96011	PLcoDLLA 90/10) PDLA 80/20 96013
Implantat-Typ	Gefräste Stangen	Spritzgegossene Stangen	Spritzgegossene Stangen	Spritzgegossene Schrauben	Spritzgegossene Schrauben	Spritzgegossene Schrauben
Inhärente Viskosität η_{inh}	4,9 dl/g	18,82 dl/g	2,76 dl/g	1,36 dl/g	1,37 dl/g	1,3 dl/g
Molekulargewicht M_{vis}	429 000	120 000	203 000	80 500	81 300	76 200
Implantations-Ort	Ratte, Weichgewebe	Ratte, Weichgewebe	Ratte, Weichgewebe	Meerschweinchen, Femur	Meerschweinchen, Femur	Meerschweinchen, Femur

Vollständige Biodegradation von spritzgegossenen Polylactid-Osteosynthesematerialien 135

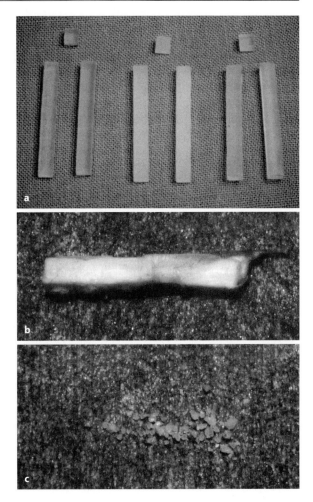

Abb. 2a–c. Makroskopisch-morphologischer Implantataspekt. **a** Implantatkörper direkt vor Operation. **b** Werkstoffkundliches kristallines Blockpolylactidexplantat nach etwa 2 Jahren. **c** Reste des ursprünglich ebenfalls 25 mm langen spritzgegossenen materialwissenschaftlichen Polylactidkörpers

Lebensspanne der Ratten von maximal 116 Wochen nicht beobachtet werden. Block-Poly(L-Lactid) blieb weitgehend form- und volumenkonstant (Abb. 2a, b).

Die zunächst transparenten spritzgegossenen Polylactide wurden nach 40 Wochen in vivo ebenfalls opak und verloren nach 1 Jahr ihre Form. Jenseits von 100 Wochen in vivo war das Spritzguß-Polylactid zerfallen (Abb. 2c).

Festigkeitsverhalten in vivo

Die mechanische Belastbarkeit von Block-Polylactid nahm ab der zweiten Implantationswoche rapide ab. Nach 3 Wochen war mit einer Biegefestigkeit von 61 MPa +/− 4 etwa die Hälfte, nach 6 Wochen mit 32 MPa +/− 4 1/4 der Ausgangsfestigkeit erreicht. Demgegenüber blieben die mechanischen Eigenschaften der spritzgegossenen Polylactide in vivo bis zur 12. Woche stabil. Danach kam es zu einem linearen Abfall der

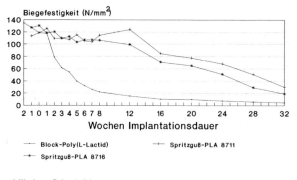

Abb. 3. Festigkeitsverhalten verschiedener Polylactide in vivo

Festigkeit. Anders als beim Blockmaterial blieb der Elastizitätsmodul der Spritzgußpolylactide über 32 Wochen weitgehend unverändert (Abb. 3).

Elektronenmikroskopie

Elektronenoptisch zeigten Bruchflächen des Block-Poly (L-Lactides) im Ausgangszustand eine mikroporöse und kristalline Struktur. Hinweise auf geringe duktile Verformung waren bei den Proben nur im Ausgangszustand und nach 1 Woche Implantationszeit in Form von gratartigen Ausziehungen erkennbar. Nach mehr als 100 Wochen Implantationszeit veränderte sich das elektronenoptische Bild vom Querschnitt der Probekörper bis auf eine Vergröberung der kristalloiden Strukturen kaum. Die Aufnahmen der Probekörperbruchflächen der beiden gespritzten Polymere unterschieden sich hiervon deutlich: Ihre Bruchflächen erschienen amorph und homogen mit fahnenartigen duktilen Ausziehungen. Mit zunehmender Implantationszeit schien eine Versprödung von außen nach innen einzutreten und es kam zu einer Art von Rindenbildung. Tiefe Risse und Kanäle von 15–30 μm durchzogen die Probe. Nach 80 Wochen in vivo waren Poren mit 1–3 μm Durchmesser entstanden (Abb. 4).

Chemische Veränderungen der Implantate

Das durchschnittliche Molekulargewicht aller 3 Polylactide fiel exponentiell ab. Ab etwa 8 Wochen post implantationem verlief der Molekulargewichtsabbau in etwa parallel. Bei sehr langen Implantationszeiten fand sich ein tendenziell langsamerer Molekulargewichtsabbau des Blockmaterials (Abb. 5).

Mit der GPC-Methode wurde bei diesem Material nach einer Implantationszeit von einigen Wochen eine immer breitere Molekulargewichtsverteilung mit mehrmodalen Spitzen vorgefunden. Gegenläufig zum Molekulargewicht verhielt sich der Kristallinitätsgrad der implantierten Block-Poly(L-Lactid)-Proben: Mit zunehmender Implantationsdauer stieg er von einem Ausgangswert um 70% immer weiter an und erreichte nach 44 Wochen in vivo 96% (Abb. 4a).

Vollständige Biodegradation von spritzgegossenen Polylactid-Osteosynthesematerialien

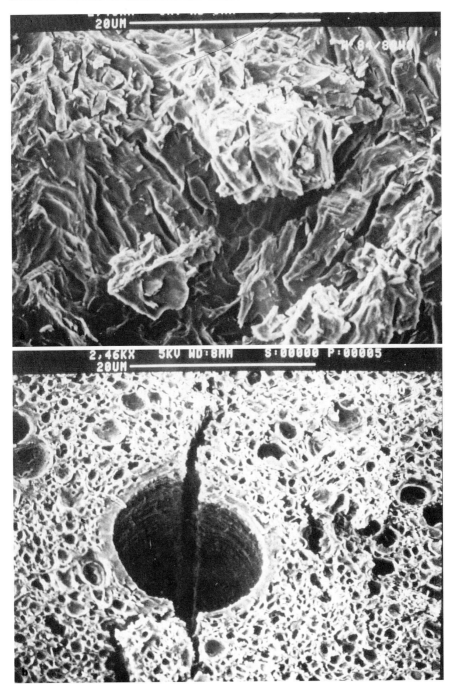

Abb. 4a, b. Rasterelektronenmikroskopische Darstellungen von Polylactidproben nach 80 Wochen Implantation in vivo. Vergrößerung 2460fach. **a** Kristallines Blockpoly(L-Lactid). Grobe Kristalloide. **b** Spritzguß Poly(L-Lactid). Porenstruktur

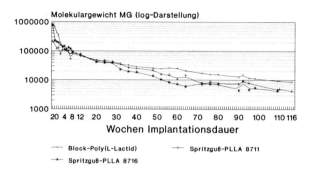

Abb. 5. Abbau des Molekulargewichtes in vivo von verschiedenen Polylactiden. Halblogarithmische Darstellung

Bei den spritzgegossenen Polylactiden fand sich weder eine mehrmodale Verteilung noch ein chemisch in gleicher Weise faßbarer Kristallinitätsanstieg, sondern ein kontinuierlicher monomodaler Molekulargewichtsabbau.

Histologie

Bei allen Proben im Rattenweichgewebe bildete sich bis zur 3. Woche eine zellreiche bindegewebige Einscheidung. Danach reduzierte sich die Zellzahl und erhöhte sich der Faseranteil. Fremdkörperriesenzellen verschwanden weitgehend und blieben nur an den Ecken und Kanten in geringer Zahl auffindbar.

Das Blockmaterial behielt die scharfen Konturen über 116 Wochen bei.

Beim amorphen Spritzgußpolylactid rauhten die Oberflächen schon nach 6 Wochen auf. Nach 1 Jahr entstanden Risse und Lakunen mit phagozytierenden Fremdkörperriesenzellen. Nach 90wöchiger Implantationszeit fanden wir scholligen Zerfall mit Makrophagen und Schaumzellen als Ausdruck einer milden resorptiven histiozytären Entzündung.

Nach 116 Wochen in vivo waren die niedrigermolekularen histologischen Spritzgußprobekörper völlig resorbiert. Auch im polarisierten Licht ließen sich keine Kunststoffbestandteile, sondern nur noch von Makrophagen umgebene kleinste Restzysten auffinden (Abb. 6).

Auch intraossär im Meerschweinchenfemur heilten die Polylactidimplantate reizlos ein und zeigten 8 Wochen post operationem direkten Knochenkontakt. Schon ab der 12 Woche waren kleinere Risse in der Mantelstruktur auszumachen, die sich im weiteren Verlauf vergrößerten und von Zellen der histiozytären Reihe infiltriert wurden. Die schraubenförmigen Implantate verloren zunehmend an Substanz und Form und schienen sich von innen her zu verflüssigen und aufzulösen. Der entstehende Spaltraum zwischen Kunststoff und Knochen wurde zunächst bindegewebig und im weiteren Verlauf durch knöcherne Strukturen ersetzt. Ab der 90. Woche zerfielen die Schrauben zunehmend in mehrere Fragmente, die von resorptiven Schaumzellen und Fremdkörperriesenzellen umscheidet und resorbiert wurden. Der Resorptionsprozeß schien um die 100. Woche am intensivsten und war nach etwa 120 Wochen post implantationem bereits wieder rückläufig. Nach 150 und 190 Wochen konnten

Vollständige Biodegradation von spritzgegossenen Polylactid-Osteosynthesematerialien

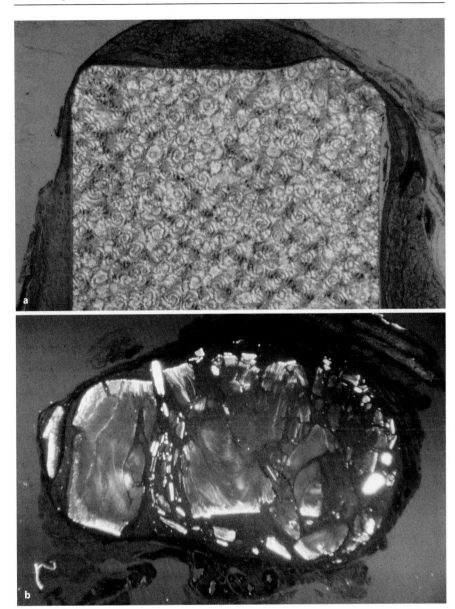

Abb. 6a–c. Trenndünnschliffpräparate nach Implantation von 2 × 3 × 3 mm Testblöckchen in den Rattenrücken, ca. 7 µm dick, Masson-Goldner, polarisiertes Licht. **a** Kristallines Blockpoly(L-Lactid) nach 116 Wochen in vivo. Weitgehende Konstanz von Volumen und Struktur. Kristalloide Strukturen. Vergrößerung 40fach. **b** Amorphes Spritzgußpoly(L-Lactid) nach 98 Wochen in vivo. Starke Fragmentation. Vergrößerung 40fach.

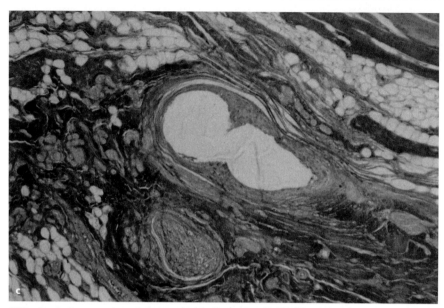

(**Abb. 6**) **c** Nach 116 Wochen ist das Spritzgußpoly(L-Lactid) (Charge EC 8711) vollständig degradiert. Kleine Resorptionszyste am Implantationsort. Vergrößerung 100fach

keine Polymerreste mehr dargestellt werden. Die ehemaligen Schraubenlager waren mit reizlosem knöchernen Gewebe aufgefüllt (Abb. 7).

Diskussion und Schlußfolgerung

Für die Verwendung als Osteosynthesematerial zeigen amorphe spritzgegossene Polylactide gegenüber dem Block-Poly(L-Lactid) klare Vorzüge: Die mechanische Stabilität über 12 Wochen ist das für den Knochenheilungsprozeß erwünschte Verhalten. Danach kann ein langsamer, linearer Festigkeitsabbau des Osteosynthematerials zur graduellen Übernahme der mechanischen Last durch den verheilenden Knochen überleiten.

Der Festigkeitsverlust von hochmolekularem kristallinem Block-Polylactid kommt hier zu früh und verläuft zu steil. Die vollständige biologische Resorbierbarkeit dieses Materials ist durchaus zweifelhaft. Bei einer anderen Versuchsreihe stellten wir noch nach 5 Jahren in vivo beträchtliche Mengen an implantiertem kristallinem Block-Polylactid fest [10]. Auch im klinischen Versuch mußten wir ebenso wie Bergsma et al. [1] unspezifische Fremdkörperreaktionen auf dieses Material feststellen. Vermutlich führt die Phagozytose der entstandenen Kristallite von kritischer Größe zwischen 20 und 60 µm zum Zelltod der Makrophagen und damit, in einer Kettenreaktion, zur weiteren lokalen aseptischen Entzündungsreaktion.

Spritzgegossenes Polylactid hingegen wurde in einem überschaubaren Zeitraum von etwas über 2 Jahren zunächst durch Hydrolyse, später auch durch aktive Zelleistung abgebaut. Histologisch verblieb im Weichgewebe eine bindegewebige Narbe. Im Knochen wurde das ehemalige Implantatlager wieder mit Hartgewebe aufgefüllt.

Vollständige Biodegradation von spritzgegossenen Polylactid-Osteosynthesematerialien

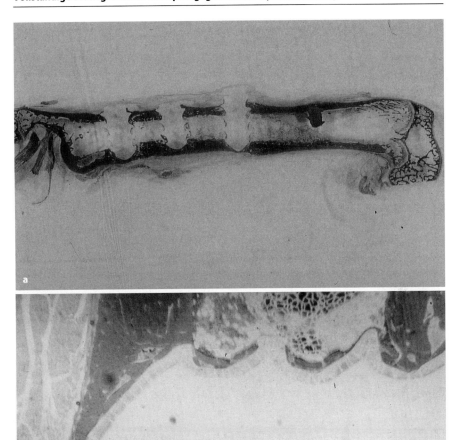

Abb. 7a–f. Trenndünnschliffpräparate nach Implantation von 3 mm durchmessenden Schraubenanteilen in den Meerschweinchenoberschenkel, ca. 7 µm dick, Masson-Goldner. **a** Übersicht. **b** Hartgewebsimplantat nach 8 Wochen. Vergrößerung ca. 10fach. Teilweise direkter Kontakt Polymerknochen

Trotz des unterschiedlichen Lagergewebes fanden sich keine wesentlichen Unterschiede bezüglich des Biodegradationscharakters und des zeitlichen Verlaufs.

Nach zunächst völlig reizloser Einheilung in Hart- und in Weichgewebe zeigte das Gewebe in vivo im weiteren Verlauf stets die Fähigkeit, sich an die Biodegradationsveränderungen der amorphen Polymere adäquat anzupassen und die Degradationsprodukte abzubauen oder abzutransportieren. Dies äußerte sich aufgrund der

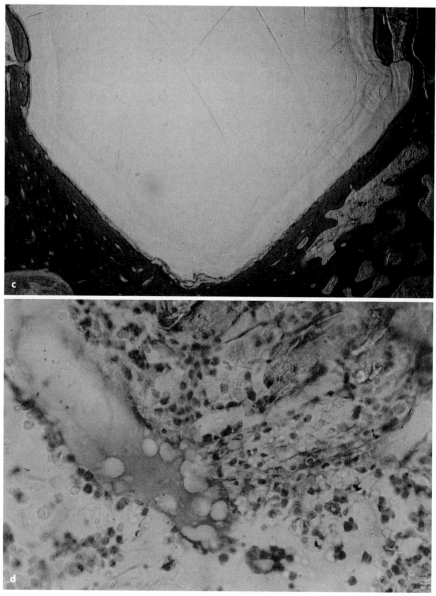

(**Abb. 7**) **c** 60 Wochen Implantationszeit. Vergrößerung ca. 10fach. Risse und Resorptionslakunen am Polymerrand. **d** 102 Wochen Implantationszeit. Vergrößerung ca. 450fach. Resorptive Entzündung um das Restpolymer. Tropfenförmige Abschnürung des gelartig verflüssigten Kunststoffes

zunächst vornehmlich inneren Auflösung der Implantate in einer zeitlich relativ langen Phase (10. bis 90. Woche), die als protrahiert resorptiv bezeichnet werden kann und in der eine geringgradige chronisch-resorptive Entzündung mit einer milden bis

Vollständige Biodegradation von spritzgegossenen Polylactid-Osteosynthesematerialien

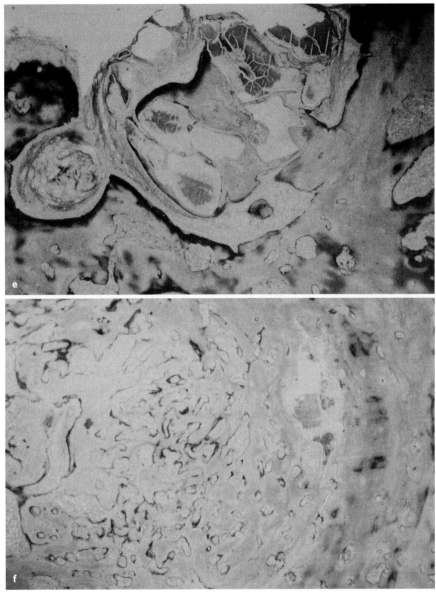

(**Abb. 7**) **e** 120 Wochen Implantationszeit. Vergrößerung ca. 25fach. Rückläufige Entzündung. Buntes Bild von histiozytärer Reaktion neben lockerer bindegewebiger oder knöcherner Einscheidung des Restpolymers. **f** 150 Wochen Implantationszeit. Vergrößerung ca. 25fach. Knöcherne Auffüllung des ehemaligen Schraubenlagers

moderaten histiozytären Reaktion zu beobachten war [5]. Die schnellere innere Degradation der amorphen Polylactide wurde offenbar, wie Li et al. [8] bereits in vitro beobachten konnte, durch einen autokatalytischen Prozeß, der durch die hydro-

Tabelle 2. Stadien der Biodegradation von amorphen Polylactiden

Stadium	Gewebereaktionen
1. Einheilungsphase	Polymer unverändert Bildung einer fibroblastenreichen Bindegewebekapsel
2. Latenzphase	Polymer unverändert Verschmälerung der Bindegewebekapsel und Umwandlung zu einem faserreichen Bindegewebe bzw. direkter Kontakt zu neugebildetem Knochen
3. Protrahiert-resorptive Phase	Vorwiegend zentrale Autolyse des Polymers, Rißbildungen, milde bis moderate histiozytäre Reaktion mit Makrophagen und Fremdkörperriesenzellen
4. Progredient-resorptive Phase	Zerfall und schließlich vollständige Auflösung des Polymerkörpers, ausgeprägt histiozytäre Reaktion mit Schaumzellen, Makrophagen und Fremdkörperriesenzellen
5. Rückbildungsphase	Polymer nicht mehr nachweisbar Bildung eines Narbenareals bzw. physiologische Knochenstrukturierung

lytische Spaltung anfallenden Carboxylendgruppen verursacht, welche die Polymerstruktur nur verzögert verlassen können. In einem verlaufenden Übergang kam es dann um die 100. Woche zu einer progredient resorptiven Phase, die aufgrund des Verlustes des Massenzusammenhaltes und der vollständigen Auflösung der Polymerkörper von einer ausgeprägten histiozytären Reaktion und Resorption der Materialreste geprägt war. Auch in dieser Phase wurde die Resorptions- und Phagozytosekapazität des umliegenden Gewebes im Tierversuch an der Ratte und im Meerschweinchen nicht überschritten, so daß unerwünschte lokale aseptische Entzündungen mit Gewebedestruktion nicht auftraten, wie sie z. T. bei schnell degradierenden Polyglykolidimplantaten zu beobachten waren [2]. Nach vollständiger Resorption der amorphen Polymere kam es in einer letzten Phase zu einer vollständigen Rückbildung der entzündlichen Resorption und physiologischer Knochenstrukturierung bzw. Bindegewebe-(Narben-)bildung (Tabelle 2).

Die Anforderungen an die Biokompatibilität, insbesondere hinsichtlich der letzten Phase der Resorption, scheinen durch die untersuchten amorphen Polylactide erfüllt zu werden. Der Einsatz von spritzgegossenen Polylactidimplantaten im klinischen Versuch für biomechanisch definierte Osteosynthesen, vorzugsweise zur Lagestabilisation, ist daher gerechtfertigt und verspricht Erfolg [11, 12]. Perspektiven für weitere Verwendbarkeiten ergeben sich nach Fortentwicklung des Materials und Verbesserung der mechanischen Eigenschaften, z. B. durch Faserverstärkung mit resorbierbaren Mineralfasern oder durch Steigerung der Grundfestigkeit durch Verwendung von Legierungen verschiedener biodegradierbarer Polymere.

Zusammenfassung

Spritzgegossene amorphe Poly(L-Lactide) degradierten bei sehr guter Gewebeverträglichkeit im Langzeitresorptionsversuch bis 116 Wochen in der Rückenmuskulatur der Ratte vollständig, während chemisch ähnliches, aber kristallines Block-Poly(L-

Lactid) über diesen Zeitraum form- und volumenkonstant blieb. Die mechanische Ausgangsfestigkeit des Spritzgußmaterials war trotz niedrigeren Molekulargewichts gleich gut oder besser. Die mechanischen Eigenschaften blieben bei spritzgegossenem Polylactid in vivo über 12 Wochen erhalten, während es beim Blockmaterial nach 2 Wochen zu einem rapiden Festigkeitsverlust kam.

Auch im Oberschenkel des Meerschweinchens degradierten spritzgegossene amorphe Polylactide nach vorangegangener Einheilung mit direktem Knochenkontakt am intensivsten im Zeitraum von 100–130 Wochen. Nach 3 Jahren waren keine Polymerreste mehr darstellbar und die ehemaligen Schraubenlager waren mit knöchernem Gewebe aufgefüllt.

Diese Eigenschaften empfehlen spritzgegossene amorphe Polylactide als Osteosynthesematerial.

Literatur

1. Bergsma E, Rozema F, Bos R, de Bruijn W (1993) Foreign body reactions to resorbable poly(L-lactide) bone plates and screws used for the fixation of unstable zygomatic fractures. J Oral Maxillofac Surg 51: 666–670
2. Böstmann O, Hirvensalo E, Mäkinen J, Rokkanen P (1990) Foreign-body reactions to fracture fixation of biodegradable synthetic polymers. J Bone Joint Surg [Br] 72: 592
3. Bos RRM (1989) Poly (L. Lactide) osteosynthesis. – Development of bioresorbable bone plates and screws. Thesis, Groningen
4. Gerlach KL (1986) Tierexperimentelle Untersuchungen zur Anwendung biologisch abbaubarer Polymere in der Mund-, Kiefer- und Gesichtschirurgie. Habilitationsschrift, Köln
5. Gutwald R (1994) Biodegradation und Biokompatibilität von verschiedenen Poly(L-Lactid)-Materialien. Med. Diss. Würzburg
6. Illi OE, Stauffer U, Sailer H, Weigum H (1991) Resorbierbare Implantate in der kraniofazialen Chirurgie des Kindesalters. Ein Beitrag zur Konzeption von Polylactid-Implantaten. Helv Chir Acta 58: 123–127
7. Kulkarni RK, Pani KC, Neumann C, Leonhard F (1966) Polylactid acid for surgical implants. Arch Surg 93: 169
8. Li S, Garreau H, Vert M (1990) Structure-property relationships in the case of the degradation of massive poly(α-hydroxy acids) in aqueous media, part 3: Influence of the morphology of poly(L-lactic acid). J Mater Sci Mater Med 1: 198–206
9. Miller RJ, Brady J, Curtright D (1977) Degradation rates of oral resorbable implants (polylactates and polyglycolates): Rate modification with changes in PLA/PGA copolymer ratios. J Biomed Mater Res 11: 711–719
10. Pistner H (1992) Osteosynthese mit Blinddübeln und Platten aus biodegradierbarem Block-Poly(L-Lactid). Akademischer Verlag, München
11. Pistner H, Mühling J, Reuther J (1991) Resorbierbare Materialien zur Osteosynthese in der kraniofazialen Chirurgie. In: Schwenzer N, Pfeiffer G (Hrsg) Fortschritte der Kiefer- und Gesichts-Chirurgie, Bd XXXVI: Traumatologie des Mittelgesichtes. Thieme, Stuttgart New York, S 77–79
12. Pistner H, Gutwald R, Mühling J (1991) Biodegradation von resorbierbaren Osteosynthesematerialien. Biomed Tech 36: 114

Tierexperimentelle Langzeituntersuchung über Fremdkörperreaktionen und Osteolysen nach Verwendung von Polyglykolidimplantaten

A. Weiler[1], H.-J. Helling[2], U. Kirch[3] und K.E. Rehm[2]

1 Unfall- und Wiederherstellungschirurgie, Virchow-Klinikum der Humboldt-Universität zu Berlin, Augustenburger Platz 1, D-13353 Berlin
2 Klinik und Poliklinik für Unfall-, Hand- und Wiederherstellungschirurgie der Universität zu Köln, Josef-Stelzmann-Str. 9, D-50924 Köln
3 Rebengässli 6, CH-5200 Windisch

Einleitung

Die hohe Biokompatibilität biodegradierbarer Polymere in Nahtmaterialien wurde in verschiedenen tierexperimentellen und klinischen Untersuchungen bestätigt. Basierend auf diesen Erfahrungen wurden erstmalig 1985 PGA-Implantate zur Frakturstabilisierung vorgestellt [12, 23, 40, 41]. Die hervorragenden klinischen Resultate wurden dann jedoch durch die ersten Berichte über Fremdkörperreaktionen gemindert. So berichtete Böstman erstmalig 1987 über das Auftreten von Weichteilreaktionen in 7,1 % der Fälle nach Stabilisierung von Sprunggelenksfrakturen [12]. Seitdem zeigten weitere Untersuchungen, daß Fremdkörperreaktionen in ihrer Intensität von einfachen osteolytischen Veränderungen bis hin zu intensiven granulomatösen Weichteilreaktionen variieren können [5, 6, 39]. Die Inzidenz von Weichteilreaktionen schwankte dabei in Abhängigkeit der anatomischen Region von 4 % bis 14,6 % bei Sprunggelenksfrakturen, bis hin zu 22,5 % bis 40 % bei Handgelenksfrakturen [13, 19, 22, 24]. Osteolytische Veränderungen der Implantatlager werden in der Literatur mit 14,3 % bis 60 % angegeben [13, 17]. In tierexperimentellen Untersuchungen zur Frakturheilung oder der intraossären Biokompatibilität wurden bisher keine Weichteilreaktionen beschrieben [2, 7, 8, 33, 37]. Erstmalig beschrieben Böstman et. al. Osteolysen bei 3 von 6 Tieren im Tierversuch. Langzeitergebnisse über den zeitlichen Verlauf und die mögliche Reversibilität liegen jedoch nicht vor [9].

Wir haben daher die Inzidenz, Intensität und den Verlauf von Fremdkörperreaktionen bei der Verwendung von ungefärbten, faserverstärkten PGA-Stiften in einem Tiermodell untersucht.

Material und Methoden

12 ausgewachsenen weiblichen Merinoschafen, mit einem mittleren Körpergewicht von 44,25 kg (38 – 57 kg) wurde in Intubationsnarkose eine osteochondrale Abscherfraktur gesetzt. Hierzu wurde der mediale Femurkondylus über eine laterale Arthrotomie dargestellt. Das Fragment wurde dann in der Hauptbelastungszone mit einem 15-mm-Meißel abgeschlagen [14]. Die mittlere Länge betrug 17,8 mm (15 – 21 mm), die mittlere Breite 16,5 mm (13 – 25 mm). Das osteochondrale Fragment wurde mit 3 ungefärbten, faserverstärkten PGA-Stiften (Biofix) (Bioscience Ltd., Tampere, Finland / B. Braun-Dexon GmbH, Spangenberg), mit einem Durchmesser von 2 mm und einer mittleren Länge von 22,4 mm (15 – 25 mm) fixiert. Die Stifte wurden in 2-mm-

Bohrlöcher in divergenter Richtung eingeschlagen und unter das Knorpelniveau versenkt. Nach schichtweisem Wundverschluß mit PGA-Fäden (Dexon) (B. Braun-Dexon GmbH, Spangenberg) und der Einlage einer intraartikulären Redonsaugdrainage erfolgte eine 1. postoperative Röntgenkontrolle. Die Tiere durften den linken Hinterlauf unmittelbar voll belasten und bekamen zur Analgesie für 3 postoperative Tage 50 mg Tramadol und 1 g Metamizol intramuskulär verabreicht.

Regelmäßige Röntgenkontrollen in 2 Ebenen wurden bis zur Explantation der Kniegelenke durchgeführt und die ersten Tiere nach 6 Monaten eingeschläfert. Die Standzeiten der verbleibenden Tiere betrugen 12 Monate (2 Tiere), 18 Monate (2 Tiere) und 24 Monate (1 Tier), im Mittel 11,4 Monate. Nach Inspektion und Synovialisbiopsie wurden die Kniegelenke en bloc entfernt, geröntgt und in gepuffertem Formalin fixiert. Zusätzlich wurde in allen Fällen ein linksseitiger inguinaler Lymphknoten entnommen. Die Kniegelenke der letzten 3 Tiere wurden zusätzlich computertomographisch untersucht. Nach Entwässerung in der aufsteigenden Alkoholreihe wurden die Präparate unentkalkt in Methylmetakrylat gebettet. Transversale (proximal) und sagittale (distal) Schnitte (15 µm und 50 µm) wurden nach Paragon, Synovialis und Lymphknoten mit Hämatoxylin und Eosin gefärbt. Eine polychrome Sequenzmarkierung erfolgte in 5 Fällen mit Calcein grün (10 mg/kg subkutan) 2 Wochen postoperativ, Xylenol orange (90 mg/kg subkutan) 4 Wochen postoperativ und mit Tetrazyklin (25 mg/kg intravenös) 3 Tage vor Entnahme der Kniegelenke. Eine isolierte Tetrazyklinmarkierung erfolgte in 2 Fällen 6 bzw. 12 Monate vor der Explantation. Zur Untersuchung in der Fluoreszenz stand ein Leitz Ploemopak 2.4 (Leitz Wetzlar GmbH) Auflichtilluminator zur Verfügung. Die Beurteilung von Frakturheilung und zellulärer Reaktionen erfolgte mit der konventionellen Lichtmikroskopie, kristalline Implantatreste wurden im polarisierten Licht identifiziert.

Ergebnisse

Alle Tiere entlasteten den linken Hinterlauf für 3 bis 7 Tage und belasteten dann voll. Wundheilungsstörungen wurden nicht beobachtet. Nach Abschluß der Wundheilung wurden alle Tiere zu einem Schäfer transferiert. Dort verschwanden jedoch 2 Tiere aus studienunabhängigen Gründen, deren Röntgenbilder bis zu einem Zeitpunkt von 6 Monaten vorliegen und daher mit in die Auswertung genommen wurden.

Bei der Explantation zeigten 8 von 10 Fällen glatte Kniegelenke. In 6 Knien zeigten sich fistelähnliche Verbindungen in den ehemaligen Bohrkanälen (Abb. 1) und in 2 Fällen sogar im Tibiaplateau. Nach 6 Monaten erschien die Synovialis von 3 Tieren zottig verdickt. Bei einem dieser Fälle kam es zur entzündlichen Zerstörung der medialen Femurkondyle, bei einem weiteren zu entzündlichen Veränderungen des gesamten Knorpels mit zystisch veränderter Knorpeloberfläche und eingewachsener Synovialmembran. Die mikrobiologischen Untersuchungen dieser Fälle waren negativ. Später explantierte Kniegelenke waren normal.

11 der 12 Flakes heilten ein. In einem Fall kam es zur Dislokation im Intervall nach 4 Wochen. In diesem Fall zeigte das postoperative Röntgenbild eine unbefriedigende Frakturreposition und später im röntgenologischen Verlauf ausgeprägte osteolytische Veränderungen. Als Indikator für eine ungestörte Frakturheilung zeigten alle Fälle, die einer Fluorchrommarkierung unterzogen wurden, eine intensive Fluores-

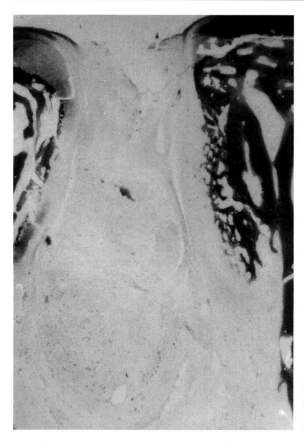

Abb. 1. Zystisch erweitertes Implantatlager nach 6 Monaten mit fistelähnlicher Verbindung zum Gelenkbinnenraum. (Paragon, × 3,7)

zenz der früh gegebenen Fluorchrome (Calcein grün und Xylenol orange) in der Frakturheilungszone und innerhalb des osteochondralen Fragments.

Im röntgenologischen Verlauf wurden nach 4 Wochen erste osteolytische Veränderungen der Stiftlager beobachtet. Zur besseren Beurteilung wurden die Osteolysen in Kategorien von mild bis schwer eingeteilt (Tabelle 1). In 10 von 12 Fällen wurden ausgeprägte bis schwere osteolytische Veränderungen, mit einer maximalen Ausdehnung nach 12 Wochen, beobachtet (Tabelle 1). Die maximale Breite dieser Osteolysen wurde typischerweise im distalen Anteil des Implantatlagers gefunden (Abb. 2a). Röntgenologisch zeigten die Osteolysen im Verlauf eine deutliche Randsklerosierung (Abb. 2b) und waren nur in 2 Fällen rückläufig.

Histologisch zeigte sich nach 6 Monaten eine erste Knochenneubildung am Rand der Osteolysen. In später explantierten Fällen nahm diese randständige Knochenneubildung zu, wie dies auch im röntgenologischen Verlauf als Sklerosezone sichtbar ist. Eine erste, isolierte Knochenneubildung im Inneren der Osteolysen zeigte sich in nur wenigen Fällen (Abb. 3a) und nur in 1 Fall kam es zur kompletten knöchernen Restitution eines proximalen Stiftlagers (Abb. 4c). Die Tetrazyklinmarkierung bestätigte, daß es schon früh zur Knochenneubildung kommt, die jedoch nur sehr langsam

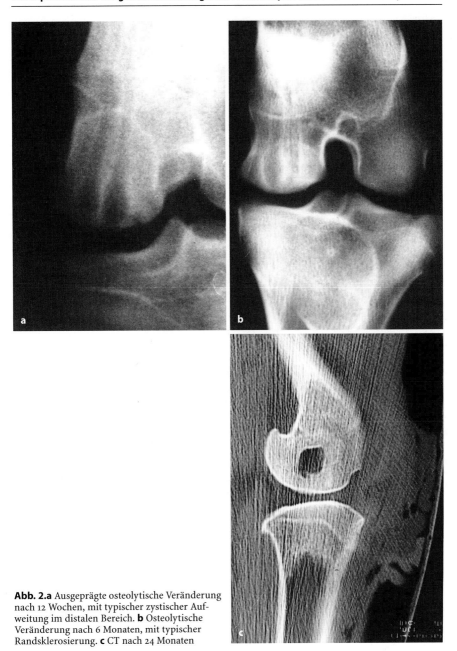

Abb. 2.a Ausgeprägte osteolytische Veränderung nach 12 Wochen, mit typischer zystischer Aufweitung im distalen Bereich. **b** Osteolytische Veränderung nach 6 Monaten, mit typischer Randsklerosierung. **c** CT nach 24 Monaten

fortschreitet und zu einer langsamen „Umbauung" der Osteolysen mit dichter Randsklerose führt (Abb. 3b). Selbst nach 24 Monaten zeigte 1 Fall noch ausgeprägte Osteolysen, mit nur einer Spur neuen trabekulären Knochens im Inneren (Abb. 2c).

Tabelle 1. Osteolytische Veränderungen der Stiftlager im zeitlichen Verlauf. 0 = keine Osteolyse, + = milde Osteolyse (das Stiftlager umgebende Aufhellung), ++ = ausgeprägte Osteolyse (zystisch erweitertes Stiftlager), +++ = schwere Osteolyse (zu einer Höhle konfluierende Osteolysen)

Schaf	2 Wochen	3 Wochen	4 Wochen	6 Wochen	3 Monate	6 Monate	12 Monate	18 Monate	24 Monate
1	+	-	+++	-	---	+++			
2	0	-	++	-	-	++			
3	0	-	0	-	++	++			
4	-	0	-	+	-	++			
5	0	-	+++	-	+++	++			
6	0	-	+	-	+++	+++			
7	0	-	0	-	++	++			
8	+	-	+	-	++	++	++		
9	-	0	-	0	-	+	+		
10	0	-	0	-	-	++	++	+	
11	-	0	-	+	-	+	+	+	
12	-	0	-	++	-	++	++	++	++

Die histologische Untersuchung im polarisierenden Licht zeigte bei allen Tieren nach 6 Monaten kristalline Implantatreste im Zentrum der Osteolysen. Diese waren von dichten Granulozyten- und Rundzellinfiltraten umgeben. Eine Wanderung des Implantatdebris in Richtung Markraum und innerhalb der mit fibrösem Bindegewebe gefüllten Bohrlöcher konnte beobachtet werden (Abb. 4a, b). In später explantierten Fällen fand sich kein kristalliner Debris mehr im Implantatlager (Abb. 4c). Die Untersuchung der drainierenden inguinalen Lymphknoten ergab, daß dort in allen Fällen kristalline Stiftpartikel in Makrophagen deponiert wurden (Abb. 4d). Die Lymphknoten imponierten durch das Vorhandensein von Sekundärfollikeln und erweiterten Sinus als reaktiv verändert. Diese Veränderungen waren nach 12 Monaten rückläufig.

Die histologische Untersuchung der Synovialisbiopsien nach 6 Monaten zeigte in 1 Fall eine Synovialitis mit ulkusähnlichen Veränderungen, in einem 2. dichte Rundzellinfiltrate und in 3 weiteren fibröses Narbengewebe. In später explantierten Fällen fand sich eine unspezifische Proliferation der Synoviumdeckzellen. Kristalline Partikel konnten nicht gefunden werden.

Diskussion

PGA-Stifte sind eine verläßliche Alternative zur Fixierung osteochondraler Fragmente. Die guten Resultate, die in vergleichbaren Studien erreicht wurden, in denen Polydioxanonstifte mit geringerer mechanischer Festigkeit verwandt wurden, und die Tatsache der fehlenden postoperativen Immobilisierung unterstützen diese Aussage [14, 20, 38].

Die initiale Euphorie gegenüber biodegradierbaren Implantaten zur Frakturbehandlung wurde schnell durch die ersten Berichte über Fremdkörperreaktionen gebremst. Daher ist es an dieser Stelle wichtig, den potentiellen Ursachen auf den Grund zu gehen und die Diskussion strikt für die einzelnen Materialien wie PGA, PDS, Polylactid (PLA) und deren Copolymere und Stereocopolymere zu trennen.

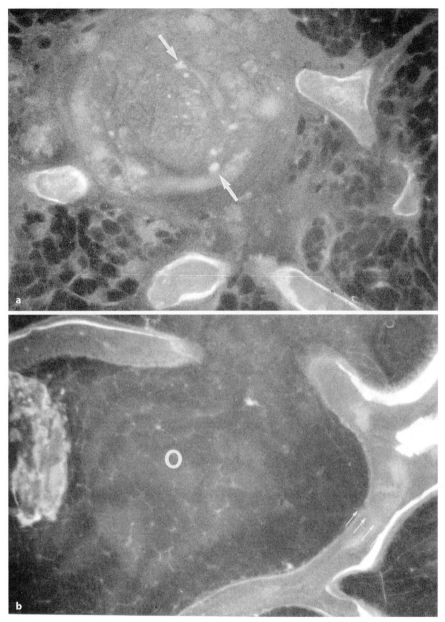

Abb. 3. a Zentrum einer Osteolyse nach 6 Monaten mit Stiftresten (*Pfeile*), umgeben von neu gebildeten Knocheninseln (Tetrazyklindarstellung, × 14,7). **b** Rand einer Osteolyse (*O*), 12 Monate nach Tetrazyklinmarkierung; Knochenwachstum innerhalb von 12 Monaten (*Pfeile*). (Tetrazyklindarstellung, × 14,7)

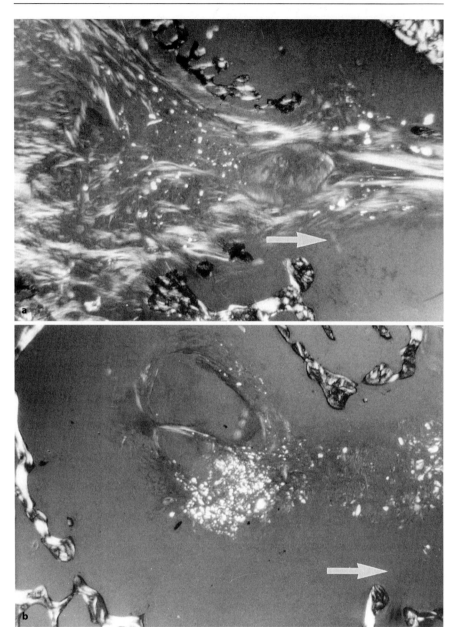

Abb. 4.a Kristalline Stiftreste im distalen Implantatlager mit Verbindung zum Gelenkraum (*Pfeil*) (polarisiertes Licht, × 3,7). **b** Kristalline Stiftreste in großer Osteolyse nach 6 Monaten mit Verbindung zum Markraum (*Pfeil*) polarisiertes Licht, × 3,7).

Tierexperimentelle Langzeituntersuchung über Fremdkörperreaktionen und Osteolysen

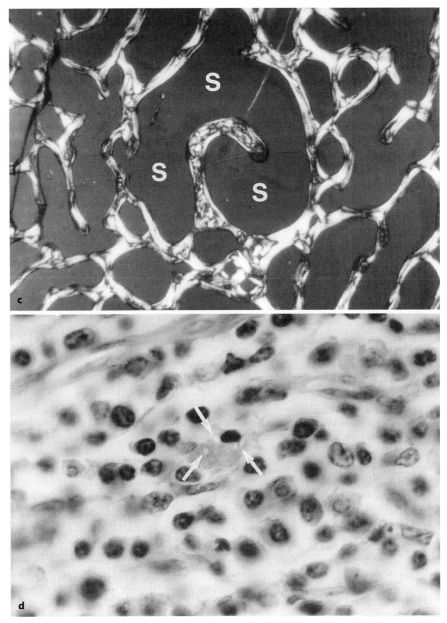

(**Abb. 4**) **c** Komplette knöcherne Restitution eines proximalen Stiftlagers (*S*) nach 18 Monaten, keine kristallinen Stiftreste mehr nachweisbar (polarisiertes Licht, × 3,7). **d** Inguinaler Lymphknoten mit intrazellulär deponiertem Material (*Pfeile*). (HE, × 230)

Die beschriebenen Osteolysen nach der Verwendung von PGA-Implantaten sollten grundsätzlich nicht als eine Komplikation gewertet werden, sondern vielmehr als eine normal zu erwartende Reaktion auf das Implantat, da sie in klinischen Verläufen in bis zu 60% der Fälle [13] auftraten und in der vorliegenden Studie sogar in 100% der Fälle zu beobachten waren. Nach unserem Wissen haben milde osteolytische Veränderungen keinen Einfluß auf die statischen Eigenschaften des Knochens oder die Frakturheilung. Sollten sie jedoch ein gewisses Maß überschreiten, besteht die Möglichkeit, daß die Frakturheilung gestört werden kann, zumal ihr erstes Auftreten nach 4-8 Wochen noch innerhalb der Zeit der Frakturheilung liegt. Dies gilt besonders für apikale Frakturen. So berichteten Svensson et al. über 2 Fälle von gestörter Frakturheilung bei Radiusköpfchenbrüchen. Schwere osteolytische Veränderungen waren dem vorausgegangen und führten zu einer Sequestration der Radiusköpfchen mit nachfolgend notwendiger Resektion [44]. Derartige Probleme konnten in der vorliegenden Studie nicht nachgewiesen werden.

Über den Langzeitverlauf osteolytischer Veränderungen ist wenig bekannt. Nur Böstman beschrieb bisher, daß Osteolysen noch 52 Wochen nach Implantation von PGA-Implantaten radiologisch nachweisbar waren [5]. Aus der vorliegenden Arbeit ist ersichtlich, daß die Rückbildung von Osteolysen nur sehr langsam fortschreitet. Des weiteren hat sich gezeigt, daß eine komplette Restitution der Osteolysen möglich sein kann. Sie sollte jedoch nicht innerhalb der ersten 2 Jahre nach Implantation erwartet werden.

Der genaue Enstehungsmechanismus lokaler Fremdkörperreaktionen auf biodegradierbare Implantate ist bisher ungeklärt. Die ersten Überlegungen, die Fremdkörperreaktionen seien allein durch einen Farbstoff im PGA-Implantat ausgelöst, wurden wieder verworfen. Neben der vorliegenden Studie berichteten auch Ahl et al. 1994 über Fremdkörperreaktionen, obwohl ungefärbte Stifte verwendet wurden [1]. Auch Santavirta et al. zeigten, daß die immunologische Reaktion auf pigmentierte und nichtpigmentierte PGA-Implantate gleich ist [42]. Böstman et al. berichteten jedoch, daß die Inzidenz von Gewebereaktionen nach der Verwendung ungefärbter Stifte von 18,1% auf 4,5% sank [10].

Daß die zunehmende Anzahl niedermolekularer Fragmente während der Degradation des Implantates zu einer Erhöhung des osmotischen Drucks im Implantatlager führt und es somit zur Extrusion des Debris in die Weichteile kommt, ist eine Hypothese, die von Böstman et al. formuliert wurde [7]. Hiernach kann eine Fistelung vermieden werden, wenn der Debris in die Markhöhle gepreßt wird. Da dies von der Dichte der knöchernen Trabekelstruktur abhängig ist, wurde versucht, die variierende Inzidenz der Fremdkörperreaktion in den verschiedenen anatomischen Regionen zu erklären. Des weiteren ist es verständlich, daß die Nähe zwischen Implantatlager und Markraum zu einer Reduktion des polymeren Debris in der proximalen Zone führt und man anhand dessen versuchen kann, z. B. die bevorzugt distale Ausdehnung der Osteolysen zu erklären. Es ist aber ebenso möglich, daß der polymere Debris durch die ehemaligen, mit fibrösem Bindegewebe gefüllten Bohrlöcher in den Gelenkspalt bzw. das umgebende Weichteilgewebe ausgeschleust werden kann. Es ist anzunehmen, daß gerade die entzündlichen Weichteilveränderungen mit einer deutlichen Akkumulation von Stiftabbauprodukten korreliert sind und daß es somit bei einem sehr schnell degradierenden Material zu einer starken Anhäufung von Abbauprodukten pro Zeiteinheit kommt, die die Klärkapazität des Knochengewebes überschreitet und nur durch Extrusion nach außen entfernt werden kann. Untersuchungen zur In-vitro-Degradation der PGA-Stifte zeigten, daß es schon in der 1. Woche zu einem Festigkeitsverlust kommt, und daß, je nach Autor, schon nach ca. 2–6 Wochen ein Festigkeitsabfall um 50 % zu beobachten ist [29, 48].

Der Mechanismus, der während der Degradation biodegradierbarer Implantate über Knochenresorption zu osteolytischen Veränderungen führt, ist nicht bekannt. Untersuchungen aus der Endoprothetik haben gezeigt, daß z. B. Debris aus Polyethylen oder Polymethylmetacrylat über den Weg der Makrophagenaktivierung zur Knochenresorption führt [25, 32, 36]. Die Aktivierung des Makrophagensystems führt zu einer Mediatorfreisetzung, was wiederum zur Aktivierung von Osteoklasten und somit zur Knochenresorption führt [15, 27, 28, 35]. Auch bei der Degradation biodegradierbarer Materialien kommt es zur Freisetzung von Partikeln, bei deren Phagozytose Makrophagen eine entscheidende Rolle spielen [42, 45]. Lam et al. konnten am Beispiel von Poly-L-lactid zeigen, daß Granulozyten und Makrophagen den polymeren Debris phagozytieren und daß die Phagozytose zum Zelltod der Makrophagen führen kann und somit zu einer akuten entzündlichen Reaktion [31]. Genau diese Anhäufung von Makrophagen an der Implantatoberfläche während der Degradation der PGA beschreiben Päivärinta et al. [37]. Ihr maximales Vorkommen zu einem Zeitpunkt von 12 Wochen korreliert mit der maximalen Ausdehnung der osteolytischen Veränderungen in der Literatur und den von uns beobachteten maximalen Osteolysen.

Ein weiterer Faktor, der ursächlich die Biokompatibilität zu beeinflussen scheint, ist eine pH-Verschiebung durch die während der Degradation der Poly-α-Hydroxysäuren anfallenden sauren Valenzen. Nach Daniels und Taylor soll die pH-Verschiebung der wesentliche Grund für die entzündliche Reaktion sein [16, 46]. Korreliert mit der schnellen Degradation scheint dies evtl. auch den bakteriziden Effekt der PGA erklären zu können bzw. den niedermolekularen Abbauprodukten einen toxischen Effekt zuzuschreiben [47]. Neuere In-vitro-Untersuchungen zeigten sogar, daß die Akkumulation von niedermolekularen Abbauprodukten ab einer bestimmten Konzentration einen hemmenden Effekt in Zellkulturen auslösen kann, nachdem ein pH-Ausgleich durchgeführt wurde [26]. Über In-vivo-Veränderungen des pH-Wertes und die Konzentration von Abbauprodukten im Implantatlager ist wenig bekannt. Auch die Tatsache, daß die Inzidenz von Fremdkörperreaktionen in Abhängigkeit von der anatomischen Applikationsregion z. T. erheblich divergiert, zeigt uns, daß die lokale Klärkapazität des Knochengewebes sehr unterschiedlich sein kann. So konnten selbst langsam degradierende und amorphe PLA-Implantate im Tierversuch osteolytische Reaktionen provozieren [21].

Ein weiterer Punkt in der Diskussion um die Biokompatibilität scheint die Kristallinität eines Polymers zu sein [30, 42]. Die Kristallisierung verhindert die späte hydrolytische Spaltung im Implantat und kann somit die Degradation erheblich hinauszögern. So beschreiben Bergsma et al. Fremdkörperreaktionen nach Stabilisierung von Jochbeinfrakturen mit blockpolymerisiertem Poly-L-lactid [4]. Ähnliche Beobachtungen machten auch Böstman et al. in einer Langzeituntersuchung nach Verwendung von PLA-Schrauben [11]. Bei den vorliegenden Untersuchungen fand sich bei allen Tieren nach 6 Monaten noch kristallines Material im Implantatlager, bei später untersuchten Fällen hingegen nicht mehr, so daß angenommen werden kann, daß das Implantatlager im Intervall zwischen 6 und 12 Monaten von kristallinem

Debris geklärt wird. Es kommt jedoch nicht zur kompletten Degradation, da selbst 24 Monate nach Implantation noch kristalline Partikel in den inguinalen Lymphknoten gefunden werden konnten. Dies zeigt, daß kristalline Implantatbestandteile nur sehr langsam degradieren und intrazellulär deponiert werden. Ähnliches beobachteten auch Verheyen et al. für Poly-L-lactid und Margevicius et al. [49] für Abriebpartikel synthetischer Bandersatzmaterialien [34, 48].

Ein weiterer Aspekt, der die Biokompatibilität der PGA-Stifte reduziert, ist die Möglichkeit von Synovialitiden bei deren intraartikulärer Applikation. Barfod et al. [3] und Friden et al. [18] berichteten erstmalig über diese Komplikation. Nach intraartikulärer Verwendung kam es bei insgesamt 3 Patienten 6 bis 12 Wochen postoperativ zu einer akuten Arthritis des Kniegelenks. Nach Synovektomie konnte in der Synovialishistologie doppelbrechender Debris mit einer dichten Rundzell- und Fremdkörperriesenzellinfiltration als Ursache identifiziert werden. Es ist verständlich, daß der polymere Debris, der bei extraartikulärer Applikation in die umgebenden Weichteile abgegeben wird, bei intraartikulärer Applikation zu einer akuten Synovialitis führen kann. Diese Komplikation sollte als besonders schwerwiegend eingestuft werden, und der Kliniker sollte daran erinnert werden, daß selbst noch 12 Wochen postoperativ derartige Komplikationen auftreten können. In unserer Studie zeigten 3 von 5 Tieren mit fistelähnlicher Verbindung zwischen Implantatlager und Gelenkraum nach 6 Monaten makroskopisch entzündlich veränderte, zottige Synovialmembranen. Das typische histologische Bild, das von Barfod et al. beschrieben wurde, fand sich jedoch nicht.

Obwohl es sich bei der vorliegenden Arbeit um eine tierexperimentelle Untersuchung handelt und die Inzidenz von Fremdkörperreaktionen sogar zwischen verschiedenen Versuchstierspezies divergieren mag, traten häufig intensive Fremdkörperreaktionen auf. Daran sollte erinnert werden, besonders wenn erwogen wird, PGA-Implantate in solch vulnerablen Regionen wie dem Kniegelenk einzusetzen. Des weiteren sollte darauf geachtet werden, daß selbst spät, assoziiert mit der Degradation, noch intensive Fremdkörperreaktionen auftreten können.

Zusammenfassung

Fremdkörperreaktionen auf Polyglykolid(PGA)-Implantate wurden erstmalig bei ihrer klinischer Verwendung am Menschen beobachtet. Verschiedene tierexperimentelle Studien haben die mechanischen Eigenschaften dieser Implantate für die Osteosynthese untersucht. Bisher wurden jedoch keine Fremdkörperreaktionen beschrieben. Daher haben wir die Reaktionen auf PGA-Implantate in einem Tiermodell untersucht.

Bei 12 Schafen wurde eine osteochondrale Fraktur der medialen Femurkondyle mit ungefärbten, faserverstärkten PGA-Stiften (Biofix) fixiert. Die Tiere wurden zu verschiedenen Zeitpunkten von 6–24 Monaten eingeschläfert und die Kniegelenke histologisch untersucht. Regelmäßige Röntgenuntersuchungen wurden bis zur Explantation durchgeführt.

11 der 12 Fragmente heilten ein. In 6 Fällen fanden sich fistelähnliche Verbindungen zwischen Implantatlager und Gelenkbinnenraum. Osteolysen konnten bei allen Tieren beobachtet werden und wurden daher zur Verlaufsbeurteilung klassifiziert.

10 von 12 Fällen zeigten ausgeprägte bis schwere Osteolysen. Histologisch waren diese Veränderungen nur sehr langsam rückläufig und konnten sogar nach 24 Monaten noch nachgewiesen werden. Nach 6 Monaten fanden sich bei allen Tieren kristalline Stiftreste im Implantatlager. In später explantierten Fällen waren die Stiftlager von Stiftresten geklärt, doch selbst nach 24 Monaten wurden noch polarisierende Implantatpartikel in den inguinalen Lymphknoten gefunden.

Obwohl osteochondrale Frakturen sicher durch die Verwendung von PGA-Stiften zur Ausheilung gebracht werden können, treten häufig intensive Fremdkörperreaktionen und Osteolysen auf. Diese osteolytischen Veränderungen sind nur sehr langsam rückläufig. Eine komplette knöcherne Durchbauung der Stiftlager ist prinzipiell möglich, sollte jedoch nicht innerhalb der ersten 2 Jahre nach dem 1. Auftreten der Osteolysen erwartet werden. Im Zeitraum zwischen 6 und 12 Monaten wird das Implantatlager von Stiftresten geklärt. Es kommt jedoch nicht zur kompletten Degradation der Stiftreste, sondern zur Migration und Deponierung kristalliner Partikel.

Literatur

1. Ahl T, Dalen N, Lundberg A, Wykman A (1994) Biodegradable fixation of ankle fractures. Acta Orthop Scand 65: 166–170
2. Axelson PB (1989) Fixation of cancellous bone and physeal fractures in dogs and cats. A comparison of the use of self-reinforced biodegradable devices to the use of metallic devices and external fixation. Acta Vet Scand 30: 259–265
3. Barfod G, Svendsen RN (1992) Synovitis of the knee after intraarticular fracture fixation with Biofix. Report of two cases. Acta Orthop Scand 63: 680–681
4. Bergsma EJ, de Bruijn WC, Rozema FR, Bos RRM, Boering G (1995) Late degradation tissue response to poly(L-lactide) bone plates and screws. Biomaterials 25–31
5. Böstman O (1991) Osteolytic changes accompanying degradation of absorbable fracture fixation implants. J Bone Joint Surg [Br] 73: 679–682
6. Böstman O (1992) Intense granulomatous inflammatory lesions associated with absorbable internal fixation devices made of polyglycolide in ankle fractures. Clin Orthop 278: 191–199
7. Böstman O, Päivärinta U, Manninen M, Rokkanen P (1992) Polymeric debris from absorbable polyglycolide screws and pins. Acta Orthop Scand 1992; 63: 555–559
8. Böstman O, Päivärinta U, Partio E, Manninen M, Vasenius J, Majola A, Rokkanen P (1992) The tissue-implant interface during degradation of absorbable polyglycolide fracture fixation screws in the rabbit femur. Clin Orthop 285: 263–272
9. Böstman O, Päiverinta U, Partio E, Vasenius J, Manninen M, Rokkanen P (1992) Degradation and tissue replacement of an absorbable polyglycolide screw in the fixation of rabbit femoral osteotomies. J Bone Joint Surg [Am] 74: 1021–1031
10. Böstman O, Partio E, Hirvensalo E, Rokkanen P (1992) Foreign-body reaction to polyglycolide screws – Observation in 24/216 malleolar fracture cases. Acta Orthop Scand 63: 173–176
11. Böstman O, Pihlajamäki H, Partio E, Rokkanen P (1995) Clinical biocompatibility and degradation of polylevolactide screws in the ankle. Clin Orthop 320: 101–109
12. Böstman O, Vainionpää S, Hirvensalo E, Mäkelä A, Vihtonen K, Rokkanen P (1987) Biodegradable internal fixation for malleolar fractures: a prospective randomized trail. J Bone Joint Surg [Br] 69: 615–619
13. Casteleyn PP, Handelberg F, Haentjes P (1992) Biodegradable rods versus Kirschner wire fixation of wrist fractures. J Bone Joint Surg [Br] 74: 858–861
14. Claes L, Burri C, Kiefer H, Mutschler W (1985) Refixation of osteochondral fragments with resorbable polydioxanone pins in animal experiments. Trans Soc Biomater 163
15. Cohn ZA (1987) The activation of mononuclear phagocytes: Fact, fancy, and future. J Immunol 121: 813–816
16. Daniels AU, Taylor MS, Andriano KP, Heller J (1992) Toxicity of absorbable polymers proposed for fracture fixation devices. Proc Orthop Res Soc 88
17. Fraser RK, Cole WG (1992) Osteolysis after biodegradable pin fixation in children. J Bone Joint Surg [Br] 74: 929–930

18. Friden T, Rydholm U (1992) Severe aseptic synovitis of the knee after biodegradable internal fixation. Acta Orthop Scand 63: 94-97
19. Frokjaer J, Moller BN (1992) Biodegradable fixation of ankle fractures. Acta Orthop Scand 63: 434-436
20. Greve H, Holste J (1985) Refixation osteochondraler Fragmente durch resorbierbare Kunststoffstifte. Akt Traumatol 15: 145-149
21. Helling HJ, Rehm KE, Claes L, Hierholzer U, Weiler A, Fischbach R (1994) Experimentelle Prüfung biodegradierbarer Polyglycolid- und Polylactid-Stifte zur Frakturbehandlung. Zentral-europäischer Unfallkongreß, Budapest
22. Hirvensalo E (1989) Fracture fixation with biodegradable rods. Acta Orthop Scand 60: 601-606
23. Hoffmann R, Krettek C, Haas N, Tscherne H (1989) Die distale Radiusfraktur. Frakturstabilisierung mit biodegradablen Osteosynthese-Stiften (Biofix). Unfallchirurg 92: 430-434
24. Hoffmann R, Krettek C, Hetkämper A, Haas N, Tscherne H (1992) Osteosynthese distaler Radiusfrakturen mit biodegradablen Frakturstiften. Unfallchirurg 95: 99-105
25. Horowitz SM, Gautsch TL, Frondoza CG, Riley L (1991) Macrophage exposure to polymethyl methacrylate leads to mediator release and injury. J Orthop Res 9: 406-413
26. Ignatius AA, Claes LE (to be published) In vitro biocompatibility of bioresorbable polymers: Poly(L,DL-lactide) and poly(L-lactide-co-glycolide). Biomaterials
27. Ishimi Y, Miyaura C, Jin CH et al (1990) IL-6 produced by osteoblasts and induces bone resorption. J Immunol 145: 3297-3303
28. Klein DC, Raisz LG (1970) Prostaglandins: Stimulation of bone resorption in tissue culture. Endocrinology 86: 1436-1440
29. Laiho J, Mikkonen T, Törmälä P (1988) A comparison of in vitro degradation of biodegradable polyglycolide (PGA) sutures and rods. Trans Soc Biomater 564
30. Lam KH, Schakenraad JM, Esselbrugge H, Dijkstra PJ, Feijen J, Nieuwenhuis P (1992) Quantitative biocompatibility of biodegradable polymers as studied by physico-chemical and cell biological parameters. In: Doherty PJ (ed) Biomaterial-tissue interfaces, advances in biomaterials vol 10. Elsevier, Amsterdam, pp 43-48
31. Lam KH, Schakenraad JM, Esselbrugge H, Feijn J, Nieuwenhuis P (1992) Intracellular poly(L-lactide acid) Fragments may cause cell death after phagocytosis. Trans Soc Biomater 4: 620
32. Langkamer VG, Case CP, Heap P, Taylor A, Collins C, Pearse M, Solomon L (1992) Systemic distribution of wear debris after hip replacement – A cause of concerne? J Bone Joint Surg [Br] 74: 831-839
33. Mäkelä EA, Vainionpää S, Vihtonen K, Mero M, Laiho J, Törmälä P, Rokkanen P (1988) Healing of epiphesial fractures after fixation with metallic pins or polyglycolic acid pins. An experimental study. Trans Soc Biomater 11: 498
34. Margevicius KJ, Claes LE, Dürselen L (1996) Identification and distribution of synthetic ligament wear particles in sheep. J Biomed Mater Res 31: 319-328
35. Minkin C, Shapiro IM (1986) Osteoclasts, mononuclear phagocytes, and physiological bone resorption. Calcif Tissue Int 39: 357-359
36. Murray DW, Rushton N (1990) Macrophages stimulate bone resorption when they phagocytose particles. J Bone Joint Surg [Br] 72: 988-992
37. Päivärinta U, Böstman O, Majola A, Toivonen T, Törmälä P, Rokkanen P (1993) Intraosseous cellular response to biodegradable fracture fixation screws made of polyglycolide or polylactide. Arch Orthop Trauma Surg 112: 71-74
38. Plaga BR, Royster RM, Doginian AM, Wright GB, Caskey PM (1992) Fixation of osteochondral fractures in rabbit knees. J Bone Joint Surg [Br] 74: 292-296
39. Poigenfürst J, Leixnering M, Ben Mokhtar M (1990) Lokalkomplikationen nach Implantation von Biorod. Akt Traumatol 20: 157-159
40. Rehm KE, Helling HJ, Claes L (1989) Biologisch abbaubare Osteosynthesematerialien. In: Bünte H, Junginger T (Hrsg) Jahrbuch der Chirurgie. Biermann, Freiburg, S 223-232
41. Rokkanen P, Böstman O, Vainionpää S et al (1985) Biodegradable implants in fracture fixation: early results of treatment of fractures of the ankle. Lancet 22: 1422-1424
42. Rozema FR, de Bruijn WC, Bos RRM, Boering G, Nijenhuis AJ, Pennings AJ (1992) Late tissue response to bone-plates and screws of poly(L-lactide) used for fracture fixation of the zygomatic bone. In: Doherty PJ (ed) Biomaterial-tissue interfaces, advances in biomaterials, vol 10. Elsevier, Amsterdam, S 349-355
43. Santavirta S, Konttinen YT, Saito T, Grönblad M, Partio E, Kemppinen P, Rokkanen P (1990) Immune response to polyglycolic acid implants. J Bone Joint Surg [Br] 72: 597-600
44. Svensson PJ, Janarv PM, Hirsch G (1994) Internal fixation with biodegradable rods in pediatric fractures: One year follow-up of fifty patients. J Pediatr Orthop 14: 220-224
45. Tabata Y, Ikada Y (1988) Macrophage phagocytosis of biodegradable microspheres composed of L-lactic acid/glycolic acid homo- and copolymers. J Biomed Mater Res 22: 837-858

46. Taylor MS, Daniels AU, Andriano KP, Heller J (1994) Six absorbable polymers: In vitro acute toxicity of accumulated degradation products. J Appl Biomater 5: 151–157
47. Thiede A, Jostarndt L, Lünstedt B, Sonntag HG (1980) Kontrollierte experimentelle histologische und mikrobiologische Untersuchungen zur Hemmwirkung von Polyglycolsäurefäden bei Infektionen. Chirurg 51: 35–38
48. Vainionpää S, Kilpikari J, Laiho J, Helevirta P, Rokkanen P, Törmälä P (1987) Strength and strength retention in vitro, of absorbable, self-reinforced polyglycolide (PGA) rods for fracture fixation. Biomaterials 8: 46–48
49. Verheyen CCP, de Wijn TR, van Blitterswijk CA, de Groot K (1993) Examination of efferent lymph nodes after 2 years of transcortical implantation of poly(L-lactide) containing plugs, a case report. J Biomed Mater Res 27: 1115–1118

Resorbierbare Materialien im intraartikulären Milieu

M.A. Scherer[1], G. Metak[2] und S. von Gumppenberg[1]

1 Inst. für Experimentelle Chirurgie der TU München, Klinikum rechts der Isar, Ismaninger Str. 22, D-81675 München
2 Abt. für Allgemein- und Unfallchirurgie des Städtischen Krankenhauses München Bogenhausen, Engelschalkinger Str. 77, D-81925 München

Einleitung

Beim Stichwort „resorbierbare Materialien" denkt man in erster Linie an Nahtmaterial und an resorbierbare Implantate aus allogenem oder xenogenem Kollagen, sei es nun in der Verwendung als Arzneistoffträger oder zur Rekonstruktion von Defekten im Gelenksbereich. Resorbierbares Nahtmaterial muß an verschiedenen Implantationsorten unterschiedlichen Ansprüchen genügen. Von den Herstellern wird meist nur ein Durchschnittswert für die Resorptionsdauer und den damit nicht zu verwechselnden Festigkeitsverlust angegeben. Diese Daten werden üblicherweise aus In-vivo-Versuchen im subkutanen Lager an der Ratte gewonnen.

Eigene Erfahrungen und frühere experimentelle Befunde der Arbeitsgruppe mit antibiotikahaltigen Kollagenschwämmen oder Nahtmaterial aus Polyglactin oder Polyglycolsäure weisen auf unterschiedliche Resorptionskinetik und Bioverfügbarkeit in Abhängigkeit von Implantationsort und Tierspezies hin [16].

Eine klinische Umfrage hinsichtlich der Therapiemodalitäten bei Versorgung von Kreuzbandrupturen [17] hat gezeigt, daß die Mehrheit der deutschsprachigen Chirurgen eine Polydioxanonkordel (PDS-Kordel) als Augmentat zur Kreuzbandnaht allen autogenen Materialien gegenüber vorzieht. Die Wiederholung dieser Umfrage 2 Jahre später bestätigte diese Aussage. Trotz gewisser Bedenken aus experimenteller Sicht [18] muß die Augmentationsnaht mit der Polydioxanonkordel allein schon aufgrund der bisherigen klinischen Erfahrungen aus der prospektiven Ulmer Studie (persönliche Mitteilung Kiefer, Ulm) zumindest als noch gerechtfertigte Alternative zu anderen Augmentaten angesehen werden.

PDS als verzögert-resorbierbares Nahtmaterial wird vielfach z. B. zur Sehnennaht oder zur Leistenhernienreparation eingesetzt.

Eine Reihe von Arbeiten hat sich mit Resorption und Abbau von Nahtmaterial beschäftigt (Tabelle 1). Eine Unterscheidung nach dem Implantationsort ist dabei meist nicht erfolgt. Vert [23] hat eine Liste von Faktoren aufgestellt, die die Resorption von aliphatischen Polyestern beeinflussen:

- chemische Struktur
- Konfiguration
- Molekulargewichtsverteilung
- Gegenwart niedermolekularer Komponenten
- geometrische Form
- Sterilisationsart
- Morphologie

- Verarbeitung
- Aufbewahrung
- Implantationsort
- adsorbierte und absorbierte Komponenten in vivo
- physikalisch-chemische Faktoren
- Hydrolyse
- Belastungen

Fragestellung

Aus der Vielzahl der Indikationen zum Einsatz von PDS ergibt sich die Frage, ob sich dieses resorbierbare Nahtmaterial im intraartikulären Bereich gegenüber einer subkutanen oder intramuskulären Anwendung anders verhält, d. h., ob eine Abhängig-

Tabelle 1. Übersicht der Literatur zur Resorptionskinetik von *PDS* Polydioxanon (a = USP1, b = 1.0mm, c = 1.5mm, d = 2.0mm, *PGA/C* Polyglycol-Co-Trimethylencarbonat; *PGA* Polyglycol; *PGL* Polyglactin)

Autor	Material	F_{max} (% des Ausgangswertes) / t (Wochen postoperativ)						
		2	3	4	5	6	7	8
Barrows [2]	PDS	74	–	–	–	–	–	–
Bourne [3]	PDS	100	91	85	–	46	–	–
Chu [5]	PDS	74	–	58	–	41	–	–
Gogolewski [8]	PDS	–	60	–	40	–	–	–
Knoop [11]	PDS	89–90	–	75–78	–	53–65	–	23–33
Lünstedt [12]	PDS	82	–	–	–	–	–	–
Metz [13]	PDS	98	110	38	84	–	–	–
Rehm [14]	PDS	–	–	–	–	58	–	–
Scherer [16]	PDS/ s.c.(a,b,c,d)	65–92	–	31–79	–	10–77	–	–
	PDS/i.m.(a)	82	–	62	–	70	–	–
	PDS/i.a.(d)	66	–	21	–	21	–	–
Bourne [3]	PGA/C	64	38	19	0	–	–	–
Braun [4]	PGA/C	80–88	69–72	55–59	41	12	–	–
Gogolewski [8]	PGA/C	–	–	55	–	–	14	–
Knoop [11]	PGA/C	67–88	–	22–39	–	3–9	–	-
Lünstedt [12]	PGA/C	74	–	–	–	–	–	–
Metz [13]	PGA/C	88	45	23	11	–	–	–
Scherer [16]	PGA/C/s.c.	71–85	–	32–56	–	18–19	–	–
	PGA/C/i.m.	72	–	26	–	13	–	–
	PGA/C/i.a.	70	–	20	–	0	–	–
Bourne [3]	PGA	59	14	0	–	–	–	–
Braun [4]	PGA	58	20	0	–	–	–	–
Gogolewski [8]	PGA	30	–	–	–	–	–	–
Lünstedt [12]	PGA	48	–	–	–	–	–	–
Barrows [2]	PGL	55	–	–	–	–	–	–
Bourne [3]	PGL	40	9	0	–	–	–	–
Chu [5]	PGL	38	10	–	–	–	–	–
Gogolewski [8]	PGL	–	30	–	–	–	–	–
Lünstedt [12]	PGL	40	–	–	–	–	–	–
Thiede [22]	PGL	34	20	6	–	–	–	–
Scherer [16]	PGL/s.c.	52	–	0	–	0	–	–
	PGL/i.m.	40	–	0	–	0	–	–
	PGL/i.a.	34	–	0	–	0	–	–

keit der Resorptionsgeschwindigkeit und des Stabilitätsverlustes vom Implantationsort besteht. Am Beispiel von 2 unterschiedlichen Polydioxanonkordeln im Vergleich zu anderen aliphatischen Polyestern und zu Kollagen sollte die Resorptionskinetik bzw. der Bruchkraftverlust in Abhängigkeit von der Implantationsdauer im subkutanen, intramuskulären und intraartikulären Lager untersucht und mit klinischen Erfahrungen an Explantaten (n = 3) und sonographischen Verlaufsbeobachtungen ergänzt werden.

Material und Methoden

Als Testmaterial dienten gängige, kommerziell erhältliche PDS-Kordeln, Vicryl und Maxon-Fäden. Nach Versuchsgenehmigung durch die Regierung von Oberbayern wurden bei 13 weiblichen ausgewachsenen Merinoschafen PDS-Kordeln subkutan ventral am Oberschenkel, intramuskulär in den M. quadriceps femoris und via medialer Arthrotomie in den Recessus superior medial des Femurkondylus und bei 5 Tieren durch tibiale und femorale Bohrkanäle ohne definierte Zugbelastung intraartikulär implantiert. Bei 4 Tieren erfolgte die letztgenannte intraartikuläre Implantation paratop, d.h. anisometrisch unter Schonung des VKB, bei 1 Schaf isometrisch nach Resektion des VKB. Nach einer Überlebenszeit von 2 bzw. 4, 6 und 8 Wochen wurden die Schafe schmerzlos durch eine intravenöse Überdosis von Pentobarbital getötet und die Implantate biomechanisch anhand folgender Parameter getestet: Steifigkeit S (N/mm), maximale Bruchkraft F_{max} (N), maximale Kraft bis zur Überdehnung des Materials F_{yield} (N), Längenänderung bis zur maximalen Zugkraft dl F_{max} (mm) und bis zur Überdehnung dl F_{yield} (mm), Bruchdehnung (%) und schließlich Spannung oder Festigkeit (N/mm^2).

Bei 3 Patienten konnten PDS-Kordeln während eines Revisionseingriffes am Kniegelenk 10, 10 und 16 Wochen nach Ersteingriff entnommen und biomechanisch getestet werden.

Sonographische Verlaufskontrollen von PDS-Kordeln ergaben sich an Patienten mit PDS-Achillessehnenaugmentationsnaht (n = 4) und bei einem Projekt zum alloplastischen Meniskusersatz am Schaf (n = 7).

Ergebnisse

Implantation von resorbierbarem Nahtmaterial am Schaf

Klinik. Im Vergleich zu einem normalen rekonstruktiven Eingriff am vorderen Kreuzband waren die Tiere durch die technische Vorgehensweise bei der intraartikulären Implantation mindestens auf gleichem Niveau beeinträchtigt. Das Ausmaß der Schmerzhaftigkeit und der Lahmheitsgrad überraschte angesichts des geringen Umfanges des Eingriffes. Alle Schafe wiesen innerhalb der ersten 3 – 4 Wochen einen palpablen Kniegelenkerguß auf, der bei den Tieren mit längerer Überlebensdauer rückbildungsfähig war.

Sektionsbefunde. Infektzeichen oder arthrotische Gelenkveränderungen wurden nicht gefunden. 2 Wochen nach Implantation waren alle Kordeln problemlos entfernbar, es zeigte sich beginnende variable Entfärbung der Kordeln, wobei an den freien Enden noch viel höhere Farbstoffkonzentrationen vorlagen. An den Knickstellen der intraartikulär gelegenen Implantate stellten sich vereinzelte Mantelläsionen dar. Zu diesem Zeitpunkt bestand kein Materialversagen.

Nach 4 Wochen waren die Implantate aus dem subkutanen Lager von Bindegewebe eingescheidet und ließen sich stumpf problemlos entfernen, ohne daß an irgendeiner Stelle Bindegewebe in den Kordelkörper penetriert war. Die Entfärbung des Materials war weiter fortgeschritten. Im intramuskulären Bereich waren 9/10 der Kordel ebenso problemlos stumpf aus dem Lager zu lösen, die Entfärbung entsprach der des subkutanen Lagers. Intraartikulär war eine von 4 Kordeln rupturiert, Mantelläsionen waren bei der intraartikulären Lage am Eintritt in den femoralen Bohrkanal multipel zu erkennen.

6 Wochen postoperativ ließen sich die Implantate teils scharf, teils stumpf aus dem jeweiligen Lager entfernen. Sie waren weitgehend entfärbt, subkutan und intramuskulär waren einzelne Mantelläsionen erkennbar, während bei der intraartikulären Lage an den Knickstellen multiple Mantelläsionen festzustellen waren. Intraartikulär lag bei 3 von 4 Kordeln ein Materialversagen vor.

Nach 8 Wochen ließen sich die Kordeln subkutan gut stumpf lösen, es waren auch hier makroskopisch an den Knickstellen Mantelläsionen erkennbar. Im intramuskulären Bereich waren die Kordeln etwas stärker entfärbt, die teils stumpfe, teils scharfe Präparation aus dem Lager war erheblich erschwert. Intraartikulär waren die Kordeln komplett entfärbt, multiple Mantelläsionen erkennbar und ein komplettes Materialversagen aller 4 Kordeln lag vor.

Insgesamt erkennt man nahezu bei allen intraartikulären Proben makroskopisch sichtbare Läsionen zunehmend mit dem postoperativen Intervall, während derartige Läsionen erst nach 8 Wochen häufiger auch intramuskulär und am geringsten ausgeprägt subkutan aufgetreten sind. An der Präparierbarkeit und der Entfärbung der Kordeln sowie dem kompletten Materialversagen erkennt man eindeutige Unterschiede in Abhängigkeit vom Implantationsort. Intraartikuläre Proben sind eindeutig stärker verändert als intramuskuläre, diese in der Regel wiederum mehr als subkutane.

Biomechanische Testung. Die konstruierte Klemmvorrichtung funktionierte zuverlässig. Bei den steril implantierten Kordelproben wurden ausschließlich mittige Probenrisse erzielt (n = 23). Das Versagensmuster entspricht einem Versagen des Kordelkernes, die Hülle bleibt überwiegend unversehrt. Die Verwendung der Froschschenkelklemme hat auch bei den implantierten Proben die Häufigkeit des Versagens an der Einspannung wesentlich gegenüber früheren Tests vermindert. In Abhängigkeit vom postoperativen Intervall kommt es nur in maximal 51% zu diesem Versagensmodus. Eine Kordel ohne makroskopisch erkennbare Läsion des Mantels versagt fast stets im Kordelkern, ohne daß es zu einer kompletten Kontinuitätsdurchtrennung kommt.

Die Gesamtübersicht der biomechanischen Meßwerte der sterilen, nichtimplantierten Kordelproben findet sich in Tabelle 2.

Die Steifigkeit wird am geringsten durch den Implantationsort und den postoperativen Zeitraum beeinflußt. Wie schon aus den makroskopischen Bildern von den

Tabelle 2. Gesamtübersicht der biomechanischen Testwerte (Mittelwerte und Standardabweichung) bezogen auf die Untersuchungszeiträume von PDS-2-Kordeln (2.0 mm)

	S (N/mm)	F_{max} (N)	F_{yield} (N)	dl_{Fmax} (mm)	dl_{Fyield} (mm)	Bruch-dehnung (%)	Bruch-arbeit (Nm)	Spannung (N/mm²)
neu (n=16)	48.6±8.1	930±75	760±166	28.6±2.4	23.4±3.8	81.7±6.7	11.2±1.1	296±24
alt (n=7)	30.4±0.4	501±33	326±13	23.9±2.2	12.1±0.4	68.2±6.3	6.9±1.1	106±12

Sektionspräparaten erwartet werden kann, wirken sich die strukturellen Läsionen in erster Linie auf die Bruchkraft, Kraft bis zur Überdehnung und auf die Festigkeit (Spannung) aus. Bei den Parametern Längenänderung bis zur Bruchkraft, Längenänderung bis zur Überdehnung und Bruchdehnung, ist 2 Wochen postoperativ der Unterschied zwischen den einzelnen Implantationsorten am deutlichsten. Ab der 4. postoperativen Woche bewegen sich die Werte auf einem Niveau von ca. 30 % der Norm und fallen nur langsam weiter ab. Die Bruchdehnung verhält sich ähnlich wie die 2 zuletzt genannten Parameter. Bei den intramuskulär implantierten Kordeln ist wegen Einspannungsproblemen allerdings keine sinnvolle Angabe möglich. Innerhalb eines bestimmten Implantationslagers nehmen alle Parameter in absoluten Werten ab.

Die Resorptionskinetik in Abhängigkeit vom Implantationsort ist für die Zeitpunkte 2, 4 und 6 Wochen postoperativ im subkutanen und intramuskulären Lager etwa gleichwertig, intraartikulär demgegenüber beschleunigt. Bei der Steifigkeit sind diese Unterschiede wenig stimmig, bei der Festigkeit (Spannung) hingegen eindeutig nachvollziehbar. In dieser Versuchsreihe kann kein statistisch signifikanter Unterschied zwischen dem subkutanen und dem intramuskulären Lager gefunden werden. Von den Parametern Längenänderung bis zur Bruchkraft 4 Wochen postoperativ, Längenänderung bis zur Überdehung 4, 6 und 8 Wochen postoperativ, Bruchdehnung 4 und 6 Wochen postoperativ und schließlich der Steifigkeit 8 Wochen postoperativ abgesehen, ist das intraartikuläre Implantationsbett immer mit beschleunigter Resorption verknüpft. Eine Gesamtübersicht der biomechanischen Testwerte, Mittelwerte und Standardabweichungen aller Untersuchungszeiträume bezogen auf den Implantationsort der PDS-2-Kordeln zeigt Tabelle 3.

Die klinischen Explantate liegen zwischen den im Tierversuch am Schaf und an der Ratte [16] angegebenen Werten.

Sonographische Verlaufskontrollen von PDS als Composite graft in der wiederherstellenden Meniskuschirurgie und bei der Augmentationsnaht der Achillessehne

Sonographisch läßt sich die intraartikuläre Resorption von Polydioxanon bis zur 12. bis 24. Woche postoperativ postulieren: Sowohl bei der Anwendung an der Achillessehne als auch zum Meniskusersatz stellt sich eine PDS-Kordel früh postoperativ als harte, echoreiche Linie mit Schallschatten und gleichzeitiger Echoverstärkung in den Randbereichen dar. Auffallend ist neben der Änderung der Echomorphologie mit zunehmendem postoperativem Intervall – Verlust des Schallschattens, Quellung,

Tabelle 3. Gesamtübersicht der biomechanischen Testwerte (Mittelwerte und Standardabweichung) bezogen auf die Untersuchungszeiträume von PDS-2-Kordeln (2.0 mm)

Zahl	S (N/mm)	F_{max} (N)	F_{yield} (N)	dl_{Fmax} (mm)	dl_{Fyield} (mm)	Bruch-dehnung (%)	Spannung (N/mm²)
Kontrolle, Zeitpunkt 0 n=16	48.6±8.1	930±75	760±166	28.6±2.4	23.4±3.8	82±7	296±24
2 Wochen, subkutan n=6	29.74±4.9	462±106	338±98	19.4±5.8	14±1.6	55±17	147±34
2 Wochen, intramuskulär n=8	30.5±3.0	456±57	321±62	18.2±2.8	12.7±1.9	52±8	145±18
2 Wochen, intraartikulär n=6	28.6±1.8	278±72	257±51	11.8±2.3	10.9±1.4	34±7	88±23
4 Wochen, subkutan n=15	23.9±2.6	222±68	125±21	9.1±1.4	6.8±1.1	26±4	71±22
4 Wochen, intramuskulär n=9	24.6±2.1	305±88	(143)	(11.6)	(8.2)	(33)	97±28
4 Wochen, intraartikulär n=12	21.8±3.0	194±48	142±58	9.0±2.4	7.6±2.8	26±7	62±15
6 Wochen, subkutan n=7	20.6±2.2	110±34	63±4	6.7±1.2	4.3±0.6	19±3	35±11
6 Wochen, intramuskulär n=5	23.8±2.8	136±33	60±3	(8.8)	4.1±0.6	(25)	44±11
6 Wochen, intraartikulär n=6	15.9±5.7	68±26	47±18	6.0±1.7	4.2±1.3	17±5	22±8
8 Wochen, subkutan n=8	18.6±3.4	105±61	74±28	7.7±3.3	5.1±1.6	21.9±9.3	37±21
8 Wochen, intramuskulär n=9	18.4±4.1	71±28	50±28	5.1±1.4	3.3±1.0	14.5±4.1	22.3±8.1
8 Wochen, intraartikulär n=5	19.4±3.2	52±18	44±14	4.1±1.8	3.2±1.3	13.3±3.0	18±5.9

geringere Echogenität – auch eine zunehmende Auslängung des Materials, die sich gerade an der Achillessehne durch ein bogenförmiges „Durchhängen" beschreiben läßt. Ab der 24. postoperativen Woche ist die Kordel im intraartikulären Milieu nur noch in einzelen Schnitten zu erahnen, jedoch nicht mehr eindeutig sonomorphologisch zu sichern.

Diskussion

Widersprüche in der experimentellen Literatur [6, 7, 9, 10, 14, 19–21] über den Gebrauch resorbierbarer Nahtmaterialien können durch modellspezifische Unterschiede der Resorptionskinetik erklärt werden. In früheren Tests mit Polyglactin bzw. mit Polyglycolsäure [16] konnte eine Abhängigkeit vom Implantationsort festgestellt werden (Tabelle 1). Aus pathophysiologischer Sicht erscheint dies logisch: Da die Resorption dieser Materialien auf Hydrolyse basiert und wegen des aggressiven

Tabelle 4. Resorptionskinetik von PDS in Abhängigkeit von der Spezies, 2 Wochen nach Operation, subkutan, % des Ausgangswertes

Autor	Spezies	F_{max} (%)
Barrows [2]	Schwein	77
	Maus	74
Bourne [3]	Kaninchen	100
Chu [5]	Ratte	74
Knoop [11]	Ratte	89–90
Lünstedt [12]	Mensch	82
Metz [13]	Kaninchen	98
Scherer [16]	Schaf	65–92
	Ratte	86
eigene Ergebnisse (PDS-2-Kordel 2.0 mm)	Schaf	50

Milieus der Gelenkhöhle [1] zusammen mit erhöhtem Turnover der Synovialflüssigkeit, kann erwartet werden, daß das Material im Gelenk rascher angegriffen wird als im subkutanen Bereich.

Das steht im Einklang mit der von Vert [23] aufgestellten Liste von Faktoren, die die Resorption aliphatischer Polyester beeinflussen. Diese Liste sollte um den Faktor Spezies erweitert werden, wie mehrere Arbeiten über die Resorptionskinetik von PDS zeigen (Tabelle 4).

Postlethwait (zit. nach [5]) stellte eine Reihenfolge zunehmender Resorptionsgeschwindigkeiten auf: subkutan, intramuskulär, intraperitoneial, intragastral (Tabelle 5). In eigenen Untersuchungen konnte für alle getesteten Nahtmaterialien eine strikte Abhängigkeit vom Implantationsort bzw. zumindest eine deutliche Tendenz in dieser Hinsicht gezeigt werden [16]. Diese Ergebnisse mit PDS passen im Durchschnitt gut zu den Angaben aus der Literatur, erwartungsgemäß zeigen die intraartikulären Werte einen größeren Abfall der Bruchkraft im Zeitverlauf als die meisten Vergleichsdaten (Tabelle 1).

Die Feststellung, daß es an allen Implantationsorten im postoperativen Verlauf zu einer fortschreitenden Resorption und damit zu einem zunehmenden Festigkeitsverlust kommt, ist eigentlich trivial. Im Hinblick auf die Augmentationsnaht des vorderen Kreuzbandes und das Postulat einer frühfunktionellen Nachbehandlung ist die anfängliche „Sicherheitsreserve" der neuen PDS-2-Kordel von besonderer Bedeutung. Theoretisch ist es bei der klinischen Anwendung und den aller Voraussicht nach dabei auftretenden, intraartikulären Kräften im frühen postoperativen Verlauf unmöglich, die PDS-2-Kordel irreversibel auszulängen und damit ad absurdum zu führen. Im Ex-vivo-Versuch am Schafsknie läßt sich diese Aussage zumindest für die ersten 1000 Lastwechsel – in diesem Fall anterior-posteriore Translationen zwischen −50N und +50N – aufrecht erhalten. Dem steht wiederum die beschleunigte intraartikuläre Resorptionskinetik entgegen.

Die faktisch 100%ige Rate an sichtbaren Läsionen im intraartikulären Bereich dürfte das morphologische Korrelat für die Ermüdungsbrüche von alloplastischen Materialien im Kniegelenk sein. Bei den „Kreuzbandprothesen" liegt die Schwachstelle bekanntermaßen an der Eintrittsöffnung zum femoralen Bohrkanal, weswegen einige Operateure die Over-the-top-Technik wählen. Sicherlich haben die Implantate eine Relativbewegung und damit ein Scheuern erfahren. Das trifft für die paratope

Tabelle 5. Resorptionskinetik in Abhängigkeit vom Implantationsort, % des Ausgangswertes

Implantationsort	F_{max} (%)/Wochen		
	1 W	2 W	3 W
Subkutan	80	38	10
Intramuskulär	75	33	9
Intraperitoneal	63	35	12
Intragastrisch	43	18	2
Postlethwait (1975) zit. nach [5]			

intraartikuläre Implantation natürlich noch mehr zu als für die orthotope. Zusätzlich zur Relativbewegung ist mit wechselnder axialer Zugbelastung und gleichzeitig mit Nulldurchgängen zu rechnen. Die Zugbelastung wurde nicht quantifiziert – das würde wahrscheinlich größte methodische Schwierigkeiten mit sich bringen –, sie liegt aber sicher unter 50N, also unter der klinisch wirksamen Implantationsvorspannung. Im Tierversuch überwiegt der negative Scheuereffekt den laut Firmenmitteilung in vitro positiven Effekt einer axialen Vorspannung der Kordel.

Die typischerweise an den Knickstellen bzw. Eintrittsstellen in den femoralen Bohrkanal aufgetretenen Mantelläsionen der Kordel belegen, daß sich die der klinischen Situation angenäherte Implantationstechnik gegenüber der heterotopen freien Implantation in einem nichtbelasteten Gelenkanteil als das schärfere experimentelle Modell erweist.

Widersprüchliche Angaben, z.B. über die Steifigkeit von PDS im Vergleich zu PGA in der Literatur [3, 11, 15] zeigen auf, daß die Wahl des Modells erheblichen Einfluß auf die Meßwerte hat. Dies lehrt uns, Ergebnisse einzelner Autoren nicht als Basis für therapeutische Entscheidungen zu nehmen. Man läuft Gefahr, auf Angaben aus der Literatur zu vertrauen, die meist aus Experimenten mit subkutanen Implantaten abgeleitet sind. Dies heißt überspitzt, das subkutane Milieu der Ratte mit den intraartikulären Verhältnissen des Menschen vergleichen zu wollen.

Die 3 explantierten Kordelproben aus klinischen Fällen liegen in Absolutzahlen zwischen den am Tiermodell Schaf und Ratte ermittelten Werten und stützen damit unsere Hypothese, daß das subkutane Lager der Ratte keine Übertragung auf die klinische Situation zuläßt.

Die intraartikulär beschleunigte Resorption – entsprechend einem beschleunigten Stabilitätsverlust – gegenüber dem subkutanen und intramuskulären Implantationsbett ist für die Wahl des Nahtmaterials für bestimmte Anwendungen von entscheidender Bedeutung. Wie an den hier getesteten PDS-Kordeln gezeigt, dürfen nicht lokalisationsbezogene Angaben über Resorptionszeiten nicht darüber hinwegtäuschen, daß evtl. ein Material intraartikulär (z.B. zur Augmentation der vorderen Kreuzbandnaht) auftretende Kräfte bei der frühfunktionellen Nachbehandlung nicht lange genug aushalten kann.

Schlußfolgerungen und klinische Konsequenzen

- Im Vergleich zum subkutanen und intramuskulären Lager ist der Festigkeitsverlust von PDS intraartikulär stark beschleunigt, wie dies auch für andere Nahtmaterialien gilt.

- Bei Angaben zur Resorptionsgeschwindigkeit von Nahtmaterialien müssen die Implantationsorte mit berücksichtigt werden.
- Die Polydioxanonkordel ist das beste derzeit verfügbare resorbierbare Implantat zur Augmentation, jedoch vom idealen Konzept noch weit entfernt. Andere Nahtmaterialien mit noch kürzerer intraartikulärer Resorptionszeit sollten obsolet sein.
- Festigkeitsverlust und Resorptionszeit von Nahtmaterialien müssen für jede Konfektion (Flechtung, Durchmesser, Coating) gesondert bestimmt werden.
- Die Angabe eines Wertes für ein bestimmtes Grundmaterial, erhoben aus Untersuchungen im subkutanen Lager der Ratte an USP-3-0-Fäden, hat eher symbolischen Charakter, denn eine in die klinische Routine übertragbare Aussagekraft.
- Sonographisch läßt sich bei vorgespannten Kordeln sowohl an der Achillessehne (Mensch) als auch intraartikulär (Schaf) eine teilweise erhebliche Relaxation und Signaländerung während der ersten 3 postoperativen Monate beobachten.

Literatur

1. Ascherl R, Tschesche H, Staudhammer A, Wendt P, Lechner F, Blümel G (1986) Die Neosynovialflüssigkeit nach alloplastischem Gelenkersatz und Implantatlockerung. Hefte Unfallheilkd 181:194–198
2. Barrows TH, Grussing DM, Havens MA (1985) Comparison of tensile and knotted strength retention of synthetic absorbable sutures in vivo. Trans Soc Biomat 8: 143
3. Bourne RB, Bitar H, Andreae PR, Martin LM, Finlay JB, Marquis F (1988) In-vivo comparison of four absorbable sutures: Vicryl, Dexon Plus, Maxon and PDS. Can J Surg 31: 43–45
4. B. Braun Dexon Company Product Information (1992) Update on resorption kinetics of Dexon[R] and Maxon[R]
5. Chu CC (1985) The degradation and biocompatibility of suture materials. Crit Rev Biocomp 1: 261–322
6. Diehl K, El-Ahmad M, Franzl K (1987) Kapselbandchirurgie des Kniegelenks mit resorbierbaren Materialien. Z Orthop 125: 467–472
7. Friedrich A, Wolter D (1985) Der resorbierbare alloplastische Bandersatz mit Polyglactin – Experimentelle Ergebnisse und klinische Bedeutung. Zentrale Chir 110: 908
8. Gogolewski S (1990) Resorbable polymers for internal fixation. In: Hofmann GO (ed) Biodegradable implants in orthopaedic surgery. 2nd Internat Workshop on Impl Mat. Praxis-Forum 20: 73–82
9. Hoffmann R, Lobenhoffer P, Krettek C, Tscherne H (1989) PDS (Polydioxanon)-Augmentation der vorderen Kreuzbandrekonstruktion – eine experimentelle Stabilitätsuntersuchung. Hefte Unfallheilkd 207: 274
10. Holzmüller W, Rehm KE, Perren SM, Rahn B (1989) Das PDS-augmentierte Patellarsehnentransplantat zur Rekonstruktion des vorderen Kreuzbandes am Schafsknie. Springer Berlin Heidelberg New York Tokyo (Chir Forum, Bd 49)
11. Knoop M, Lünstedt B, Thiede A (1987) Maxon und PDS – Bewertung physikalischer und biologischer Eigenschaften monofiler, absorbierbarer Nahtmaterialien. Langenbecks Arch Chir 371: 13–28
12. Lünstedt B, Thiede A (1982) Standardisierung der Nachweisverfahren zur Objektivierung der linearen Fadenzug-, Knotenbruch- und Knotensitzfestigkeit verschiedener absorbierbarer und nichtabsorbierbarer Nahtmaterialien. In: Thiede A, Hamelmann H (Hrsg) Moderne Nahtmaterialien und Nahttechniken in der Chirurgie. Springer Berlin Heidelberg New York, S 16–25
13. Metz SA, Chegini N, Masterson BJ (1990) In vivo and in vitro degradation of monofilament absorbable sutures, PDS[R] and Maxon[R]. Biomaterials 11: 41–45
14. Rehm KE, Schultheis KH (1985) Bandersatz mit Polydioxanon (PDS). Unfallchirurgie 11: 264–273
15. Rodeheaver GT, Powell TA, Thacker JG, Edlich RF (1987) Mechanical performance of monofilament synthetic absorbable sutures. Am J Surg 154: 544–547
16. Scherer MA, Früh HJ, Ascherl R, Mau H, Siebels W, Blümel G (1992) Kinetics of resorption of different suture materials depending on the implantation site and the species. In: Planck H, Dauner M, Renardy M (eds) Degradation phenomena on polymeric biomaterials. Springer Berlin Heidelberg New York Tokyo, S 77–95
17. Scherer MA, Blümel G (1993) Therapie der akuten und chronischen Läsion des vorderen Kreuzbandes. Chir Praxis 46: 279–294

18. Scherer MA, Früh HJ, Ascherl R, Siebels W (1993) Die Augmentationsnaht des vorderen Kreuzbandes. Acta Chir Austriaca 25: 59–64
19. Schöttle H, Apel R, Kilgus O (1989) Die Sicherung der vorderen Kreuzbandnaht durch PDS-Kordel. Hefte Unfallheilkd 207: 439
20. Schöttle H, Meenen NM, Kilgus O (1990) Bandverstärkung mit resorbierbarer PDS-Kordel und frühfunktionelle Nachbehandlung. Ergebnisse einer Nachuntersuchung operativ versorgter Kreuzbandverletzungen. Unfallchirurg 93: 35–39
21. Siebels W, Ascherl R, Schwerbrock R, Maurer M, Blümel G (1989) Die Auswirkung von temporären synthetischen Verstärkungsmaterialien auf die biomechanischen Eigenschaften gestielter Patellarsehnenplastiken beim Schaf. In: Hamelmann H (Hrsg) Chirurgisches Forum. Springer, Berlin Heidelberg New York Tokyo, S 262–264
22. Thiede A (1982) Biologische Wertigkeit der Nahtmaterialien. In: Thiede A, Hamelmann H (Hrsg): Moderne Nahtmaterialien und Nahttechniken in der Chirurgie. Springer, Berlin Heidelberg New York, S 238–252
23. Vert M, Guerin Ph (1991) Biodegradable aliphatic polyesters of the poly(hydroxy acid)-type for temporary therapeutic applications. In: Barbosa MA (ed) Biomaterials degradation. Elsevier, Amsterdam Oxford New York Tokio, pp 35–51

TEIL VI

Funktionsprüfung von Implantaten aus resorbierbaren Polymeren

Stabilitätsuntersuchungen an den Beckenhalbgelenken und am Schultereckgelenk nach PDS-Kordel-Fixation

D. Hofmann[1] und K.E. Rehm[2]

[1] Abteilung für Allgemein- und Unfallchirurgie, Krankenhaus Maria Hilf, Dahlienweg 3, D-53474 Bad Neuenahr-Ahrweiler
[2] Klinik für Unfall-Hand- und Wiederherstellungschirurgie, Universität zu Köln, Josef-Stelzmann-Str. 9, D-50924 Köln

Einleitung

Für die operative Versorgung der Rupturen der Beckenhalbgelenke [1–3, 5, 7, 16] und des Schultereckgelenks [4, 11, 13, 15, 18–20] wurden zahlreiche Stabilisierungsverfahren mit metallischen Implantaten angegeben. Im allgemeinen Sprachgebrauch wird für die Gelenküberbrückung häufig der Begriff „Osteosynthese" verwendet, der allenfalls zutrifft, wenn gleichzeitig gelenknahe Frakturen mitversorgt werden, so daß richtiger von „Überbrückung" oder, am einfachsten und neutralsten, von „Stabilisierung" bzw. „Fixation" gesprochen werden sollte. Die meisten Methoden beinhalten eine stabile Überbrückung der rupturierten Gelenke und führen zu einer dauerhaften Aufrechterhaltung der Reposition, bis die verletzten Strukturen verheilt sind. Allerdings findet die physiologische Komponente nur bei wenigen Verfahren hinreichend Berücksichtigung [4, 6]. Die rigiden Überbrückungen sind nicht selten mit Komplikationen behaftet, die den Operationserfolg in Frage stellen. Es ist bekannt, daß stabile Überbrückungen der Symphyse mit DC-Platten und sogenannte Schraubenarthrodesen des ISG zu Verknöcherungen führen können, wodurch die Funktion des Beckens als elastischer Ring zumindest teilweise aufgehoben wird [6]. Das gleiche gilt für starre Verbindungen zwischen der lateralen Klavikula und dem Acromion scapulae. Hier wirkt sich eine rigide Überbrückung u. U. als prädisponierend für eine spätere Arthrose des AC-Gelenks mit entsprechender schmerzhafter Funktionseinschränkung aus. Darüber hinaus erlauben einzelne Verfahren, wie z.B. die klassische „Zuggurtung" oder die Bosworth-Schraube, nur eine eingeschränkte funktionelle Nachbehandlung [11]. Nicht selten kommen Implantatausrisse oder -brüche vor [13, 14, 17]. Bei der Rahmanzadeh-Platte und der Wolter-Platte handelt es sich um reichlich dimensionierte Implantate, die eine größere Denudierung der darunter liegenden Knochenabschnitte bedingen und wegen des ohnehin dünnen Weichteilmantels ebenfalls ernste Komplikationen nach sich ziehen können. Außerdem ist nach allen Operationsmethoden, bei denen metallische Implantate verwendet werden, in der Regel ein Folgeeingriff zur Metallentfernung notwendig [20].

Nach der Einführung von Poly-Dioxanose-Suture (PDS), einem resorbierbaren Nahtmaterial mit langsamem Reißkraftabfall, wurden bereits 1981 von Rehm an der Unfallchirurgischen Klinik der Justus-Liebig-Universität Gießen zunächst für einzelne Nähte von Hand geflochtene Kordeln hergestellt, die danach, industriell gefertigt, eine breite Anwendungspalette eröffneten. Das Einwachsverhalten und der Reißkraftabfall wurde in entsprechenden Studien untersucht [10, 12]. Neben anderen Operationsverfahren, wie der Augmentationsplastik des vorderen Kreuzbandes mit einem durch eine PDS-Kordel verstärkten Patellarsehnentransplantat und einer

Methode zur Behandlung der Sternoclaviculargelenkluxation mit einer durch Bohrkanäle geführten Schlaufe aus einer PDS-Kordel, inaugurierten Rehm et al. auch die Versorgung der kompletten Schultereckgelenksprengung ohne metallisches Implantat [4, 14, 17]. Hofmann et al. gaben eine Operationsmethode zur Behandlung der Symphysen- und Ileosacralfugensprengung an, bei der ebenfalls nur PDS-Kordeln in einer bestimmten Anordnung verwendet wurden [6, 8, 9].

Um den klinischen Einsatz des sogenannten „PDS-Bandings" bei der Ruptur der Beckenhalbgelenke und bei der AC-Gelenksprengung zu rechtfertigen, wurden entsprechende experimentelle Untersuchungen durchgeführt. Es handelte sich jeweils um vergleichende Stabilitätsprüfungen, in denen die neuen PDS-Verfahren gegenüber herkömmlichen Operationsverfahren mit metallischen Implantaten getestet wurden. Über die beiden experimentellen Studien, die den inzwischen erfolgreichen klinischen Einsatz bestätigten, wird in getrennten Kapiteln berichtet.

Symphyse und Ileosakralgelenk (ISG)
Methodik

68 frische Leichenbecken mit intakten Bandstrukturen wurden auf einer servohydraulischen Prüfmaschine in einer halbrohrförmigen speziellen Halterung seitlich eingespannt und solange statisch komprimiert, bis es zur Ruptur der Symphyse und eines ISG kam. Dabei wurden typische Kraft-Weg-Diagramme aufgezeichnet, aus denen dann die jeweilige Bruchlast bestimmt werden konnte. Die rupturierten Halbgelenke wurden anatomisch reponiert und durch „Osteosynthesen" versorgt. Danach wurden die Becken bis zum Versagen der „Osteosynthesen" erneut komprimiert, wobei wiederum aus den zugehörigen Kraft-Weg-Diagrammen die jeweilige Bruchlast ermittelt werden konnte.

Insgesamt kamen 7 verschiedene Stabilisierungsverfahren zur Anwendung:

Gruppe A: 12 Becken wurden mit einer metallischen Zuggurtung an der Symphyse und am ISG versorgt, einer Methode, die von Ecke in Gießen angegeben worden war und die bis zur Einführung der PDS-Kordeln routinemäßig von uns in der Klinik angewendet wurde [3, 6]. Dabei wurden parallel zur Symphyse 2 Spongiosaschrauben als Widerlager für die Drahtumschlingungen versorgt, die ebenfalls an Spongiosaschrauben verankert wurden. Dabei wurde darauf geachtet, daß die Schrauben das ISG nicht im Sinne einer Arthrodese kreuzten.

Gruppe B: 5 Becken wurden an der Symphyse mit einer Kleinfragmentrekonstruktionsplatte und am ISG mit zwei 6,5er Spongiosaschrauben mit Unterlegscheiben stabilisiert. Es wurde eine 5-Loch-Rekonstruktionsplatte verwendet, wobei das mittlere Plattenloch unbesetzt blieb. Da dieses Verfahren mit Abstand am instabilsten war und uns für den klinischen Einsatz nicht geeignet erschien, wurden in dieser Gruppe nur 5 Versuche gefahren.

Gruppe C: 11 Becken erhielten an der Symphyse eine schmale 4-Loch-DC-Platte und am ISG zwei 6,5er Spongiosaschrauben mit Unterlegscheiben.

Stabilitätsuntersuchungen an den Beckenhalbgelenken und am Schultereckgelenk

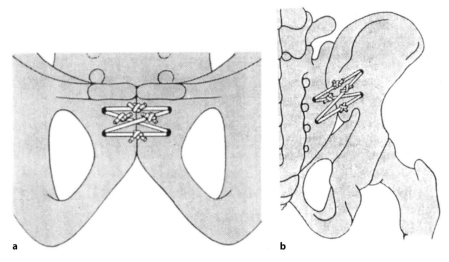

Abb. 1a, b. Anordnung der PDS-Kordeln an der Symphyse und am ISG

Gruppe D: 9 Becken wurden an der Symphyse mit einer schmalen DC-Platte und am ISG mit einer metallischen Zuggurtung versorgt. Die Zuggurtung wurde, wie bei Gruppe A, mit 4 Spongiosaschrauben und vier 8er-förmigen Schlaufen angelegt.

Gruppe E: 11 Becken wurden an der Symphyse und am ISG mit schmalen DC-Platten stabilisiert. Dabei wurde wiederum beachtet, daß die Schrauben das ISG nicht kreuzten.

Gruppe F: 10 Becken erhielten an der Symphyse eine metallische Zuggurtung und am ISG eine schmale DC-Platte. Die Zuggurtung bestand, wie bei Gruppe A, aus 4 ovalen Drahtschlaufen, die um 2 Spongiosaschrauben gelegt wurden, um ein Einschneiden der Drähte im Knochen zu verhindern.

Gruppe G: 10 Becken wurden an der Symphyse und am ISG mit PDS-Kordeln versorgt. An der Symphyse wurden 2 quere und 2 diagonale Schlaufen verwendet, die durch jeweils 2 parallele Bohrkanäle im absteigenden Schambeinast gelegt wurden (Abb. 1a). Am ISG wurde 1 Schlaufe 8er-förmig durch 2 parallele Bohrkanäle geführt und außen gekreuzt (Abb. 1b).

Ergebnisse

Die Ergebnisse sind in Abb. 2 zusammengefaßt. In dem Diagramm ist für jede Versuchsgruppe die Bruchlast in Newton, jeweils vor und nach der operativen Versorgung, dargestellt. Eingetragen sind die Mittelwerte sowie Maximum und Minimum. Die Stabilität eines Operationsverfahrens findet Ausdruck in der Differenz zwischen prä- und postoperativer Bruchlast.

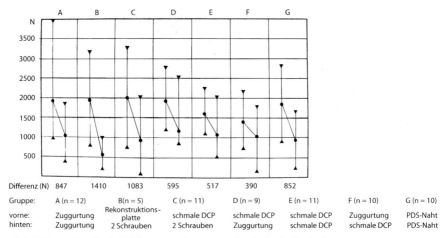

Abb. 2. Ergebnisse der Stabilitätsuntersuchungen an den Beckenhalbgelenken

Gruppe A: Bei dem Verfahren mit einer metallischen Zuggurtung an der Symphyse und einer metallischen Zuggurtung am ISG findet sich eine mittlere Differenz zwischen prä- und postoperativer Bruchlast von 847 N.

Gruppe B: Bei Verwendung einer Kleinfragmentrekonstruktionsplatte an der Symphyse und von 2 Spongiosaschrauben am ISG beträgt die mittlere Differenz zwischen prä- und postoperativer Bruchlast 1410 N.

Gruppe C: Die Versorgung der Symphyse mit einer schmalen DC-Platte und des ISG mit 2 Spongiosaschrauben ergibt eine mittlere Differenz zwischen prä- und postoperativer Bruchlast von 1083 N.

Gruppe D: Die Stabilisierung der Symphyse mit einer schmalen DC-Platte und dem ISG mit einer metallischen Zuggurtung ergibt eine mittlere Differenz zwischen prä- und postoperativer Bruchlast von 595 N.

Gruppe E: Bei Überbrückung sowohl der Symphyse als auch des ISG mit einer schmalen DC-Platte, beträgt die mittlere Differenz zwischen prä- und postoperativer Bruchlast 517 N.

Gruppe F: Das Verfahren mit einer metallischen Zuggurtung an der Symphyse und einer schmalen DC-Platte am ISG ergibt eine mittlere Differenz zwischen prä- und postoperativer Bruchlast von 390 N.

Gruppe G: Bei der Operationsmethode mit den PDS-Schlaufen an der Symphyse und am ISG beträgt die mittlere Differenz zwischen prä- und postoperativer Bruchlast 852 N.

Die Ergebnisse wurden mit Hilfe der 2fachen Varianzanalyse statistisch ausgewertet. Dabei konnte mit einer Irrtumswahrscheinlichkeit von $p = 0,014$ eine Wechselwirkung zwischen Operationsverfahren einerseits und prä- und postoperativer Bruchlast andererseits nachgewiesen werden.

Zusammenfassung

Nach unserem Versuchsansatz wurden in den Gruppen D, E und F die stabilsten Verfahren angewendet. Die Operationsmethoden in den Gruppen B und C mit den Schraubenarthrodesen am ISG ergaben eine geringe Stabilität. Die metallischen Zuggurtungen der Gruppe A und die PDS-Schlaufen der Gruppe G zeigten eine mittlere Stabilität, wobei sie den rigiden Überbrückungen der Gruppen D, E und F näher kamen.

Wir sind der Meinung, daß die nach unserem Versuchsansatz gewonnenen Ergebnisse durchaus den klinischen Einsatz des sog. PDS-Bandings rechtfertigen. Es stellt ein biologisches und physiologisches Verfahren dar, bei dem die Elastizität des Bekkens weitgehend erhalten bleibt und sekundäre Verknöcherungen der Beckenhalbgelenke vermieden werden können.

Akromioklavikulargelenk

Methodik

An Kunststoffmodellen und an Leichenpräparaten wurde die Retentionsfähigkeit verschiedener Stabilisierungsverfahren für das AC-Gelenk untersucht. Insgesamt kamen 7 Verfahren zur Anwendung, 3 unterschiedliche Anordnungen von PDS-Kordeln und 4 gebräuchliche Operationsmethoden mit metallischen Implantaten:

A: PDS 1 = 8er-Tour am ACG und einfach korakoklavikuläre Umschlingung (Abb. 3)
B: PDS 2 = 8er-Tour am ACG und doppelte korakoklavikuläre Umschlingung
C: PDS 3 = 8er-Tour und durch Bohrkanäle geführte einfache korakoklavikuläre Cerclage
D: Herkömmliche metallische Zuggurtung
E: Bosworth-Schraube
F: Wolter-Platte
G: Rahmanzadeh-Platte

Die Stabilitätsprüfungen wurden in Anlehnung an die experimentellen Untersuchungen von Claes in Ulm [15] mit der von ihm freundlicherweise überlassenen Ein-

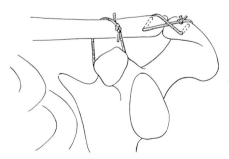

Abb. 3. Anordnung der PDS-Kordeln am AC-Gelenk (8er-Tour und einfache korakoklavikuläre Umschlingung)

spannvorrichtung durchgeführt. Das Schulterblatt wurde mit 3 Schrauben an einer geneigten, speziell konstruierten und nach den anatomischen Gegebenheiten entsprechend verstellbaren Aluminiumplatte befestigt. Die Klavikula wurde von medial exakt auf eine überstehende Länge von 11,5 cm gekürzt und in einer Manschette über ein Kardangelenk in anatomisch korrekter Stellung fixiert. An 3 definierten Stellen, am Akromion 1 cm lateral des Gelenkspaltes, an der Klavikula 1 cm medial des Gelenkspaltes und am Processus coracoideus wurden Stützpunkte angebracht, auf die induktive Wegaufnehmer plaziert wurden. Die Wegaufnehmer wurden mit einem Vielstellenmeßgerät UPM 60 verbunden, das die Signaländerungen als Folge der Bewegungen von Akromion, Klavikula und Korakoid in Wegstreckenänderungen in mm umrechnete. Die Wegstreckenänderungen wurden während einer Messung über einen angeschlossenen PC 10mal abgefragt. Die Testbelastung erfolgte in kranialer Richtung über einen Metallstab, der 3,5 cm medial des acromioklavikulären Gelenkspalts durch die Klavikula gebohrt wurde. Dazu wurde die vorbereitete Apparatur in einen Prüfrahmen eingespannt und über eine Präzisionskurbel die periphere Klavikula nach kranial gezogen. Jedes der oben genannten Operationsverfahren wurde 6mal an 2 verschiedenen Sawbone-Modellen und mindestens 9mal an 3 unterschiedlichen frischen Leichenpräparaten untersucht.

Ergebnisse

Die Ergebnisse sind in Abb. 4 zusammengefaßt. Die AC-Stufe entspricht dem nach einer Zugbelastung mit 100 N gemessenen Abstand zwischen Acromion und lateralem Claviculaende in mm. Die CC-Stufe entspricht der Abstandsänderung in mm zwischen Processus coracoideus und Clavicula ebenfalls nach einer Zugbelastung mit 100 N.

Am Leichenpräparat ließ sich bei den PDS-Verfahren mit einfacher korakoklavikulärer Umschlingung (PDS1 und PDS3) nahezu eine komplette Luxation im AC-Gelenk erreichen. Die Führung der einfachen korakoklavikulären Schlaufe durch Bohrkanäle in Klavikula und Korakoid ergab keine Verbesserung. Am Sawbone-Kunststoffmodell waren die Ergebnisse nur unwesentlich besser. Mit der doppelten korakoklavikulären Umschlingung ließ sich die Luxationstendenz um ca. die Hälfte reduzieren.

Die besten Ergebnisse zeigten die metallische Zuggurtung und die Bosworth-Schraube sowohl am Leichenknochen als auch am Kunststoffmodell.

Bei der Wolter-Platte waren die gemessenen Stufen am Kunststoffpräparat deutlich höher als am Leichenknochen, was durch ein leichtes Gleiten der lateralen Verankerung erklärt werden kann. Ein umgekehrtes Verhalten lag bei der Rahmanzadeh-Platte vor, wobei die z. T. sehr niedrigen Werte am Sawbone-Modell durch ein Verklemmen des Kugelgelenks hervorgerufen wurden. Die AC-Stufen beider Plattenverfahren und des PDS-Verfahrens mit doppelter korakoklavikulärer Umschlingung (PDS2) waren annähernd gleich.

Die CC-Stufe zeigte im Vergleich zur AC-Stufe insbesondere bei den PDS-Verfahren und bei der Bosworth-Schraube niedrigere Werte, während die metallische Zuggurtung und die Rahmanzadeh-Platte annähernd gleiche Werte in den beiden Stufen aufwiesen. Die Wolter-Platte ergab einen größeren Wert für die CC-Stufe, was sich durch ein Verkippen des Hakens im akromialen Bohrloch erklären läßt.

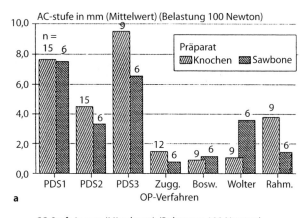

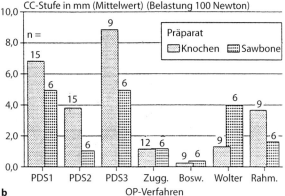

Abb. 4a, b. Ergebnisse der Stabilitätsuntersuchungen am AC-Gelenk

Nach einer Varianzanalyse der Mittelwerte der verschiedenen Operationsverfahren (Duncan-Test, Irrtumswahrscheinlichkeit a = 0,05) ergaben sich hinsichtlich der AC-Stufe an den Leichenpräparaten signifikante Unterschiede zwischen den stabilsten Verfahren (Bosworth-Schraube, Wolter-Platte und metallischer Zuggurtung), den mittelmäßigen Verfahren (Rahmanzadeh-Platte und PDS2) und den instabilsten Verfahren (PDS1 und PDS3). Die gleiche Varianzanalyse bezogen auf die AC-Stufe an den Kunststoffmodellen ergab hinsichtlich der Stabilität folgende Gruppierungen: 1. Zuggurtung, Bosworth-Schraube und Rahmanzadeh-Platte, 2. Bosworth-Schraube, Rahmanzadeh-Platte, PDS2 und Wolter-Platte, 3. PDS3 und PDS1.

Bei der CC-Stufe entsprachen die Ergebnisse am Leichenpräparat denen der AC-Stufe. Dagegen zeigte die Varianzanalyse für die CC-Stufe an den Sawbone-Modellen keine signifikanten Unterschiede zwischen Zuggurtung, Bosworth-Schraube, Rahmanzadeh-Platte und PDS2 sowie zwischen Wolter-Platte, PDS1 und PDS3, was bedeutet, daß die 1. Gruppe signifikant besser als die letzte Gruppe war.

Zusammenfassung

Aus den nach unserem Versuchsansatz ermittelten Ergebnissen läßt sich schließen, daß das PDS-Verfahren mit zweifacher korakoklavikulärer Umschlingung (PDS2), das reponierte AC-Gelenk doppelt so gut stabilisiert wie die Methoden mit einer Schlaufe. Die metallischen Implantate lassen die geringsten Stufenbildungen zu. Das stabilste PDS-Verfahren (PDS2) ist hinsichtlich seiner Retentionsfähigkeit durchaus mit der Rahmanzadeh-Platte und der Wolter-Platte vergleichbar. Die metallische Zuggurtung und die Bosworth-Schraube stabilisieren das AC-Gelenk gegen eine sekundäre Dislokation besser als alle anderen Operationsmethoden.

Literatur

1. Berner W, Oestern HJ, Tscherne H (1983) Die Therapie der Beckenringluxation – operativ oder konservativ. Kongreßbericht Langenbecks Arch Chir 361: 780
2. Ecke H (1976) Zu den Vertikalfrakturen und -rupturen des Beckenringes. Unfallchirurgie 2: 189
3. Ecke H (1978) Die operative Reposition und Fixation der Symphyse. Unfallchirurgie 4: 239
4. Ecke H, Hofmann D, Walther H (1986) Verletzungen des Sternoclavicular- und Acromioclaviculargelenkes. Unfallmed. Tagungen d. Landesverb. d. gewerbl. Berufsgenossenschaften 59: 159
5. Ecke H, Kraus J (1975) Die mehrfachen Verletzungen des Beckenringes. Unfallchirurgie 1: 81
6. Ecke H, Patzak HJ, Hofmann D (1991) Überbrückungszuggurtungen zur Wiederherstellung rupturierter Amphiarthrosen am Beckenring. Unfallchirurgie 17: 335
7. Egbers H-J, Havemann D, Schroeder L (1983) Vor- und Nachteile der äußeren Stabilisation bei Beckenfrakturen. Kongreßbericht Langenbecks Arch Chir 361: 781
8. Hofmann D (1991) Vergleichende Untersuchung verschiedener Stabilisierungsverfahren bei der Luxation der Beckenhalbgelenke. Unfallchirurgie 17: 247
9. Hofmann D, Ecke H, Nazari P, Maier K, Pabst W (1985) Festigkeitsuntersuchung verschiedener Osteosyntheseverfahren bei Symphysenruptur und Sprengung der Ileosacralfuge. Hefte Unfallheilk 174: 75
10. Hoffmann R, Lobenhoffer P, Krettek C, Tscherne H (1989) PDS (Polydioxanon) – Augmentation der vorderen Kreuzbandrekonstruktion – Eine experimentelle Stabilitätsuntersuchung. Hefte Unfallheilkd 207: 274
11. Hohlbach G, Vatankhah M, Naser M (1983) Die operative Behandlung der frischen akromioklavikulären Luxation mit der Bosworth-Schraube. Unfallchirurgie 9: 6–13
12. Holzmüller W, Rehm KE, Perren SM, Rahn B (1989) Das PDS-augmentierte Patellarsehnentransplantat zur Rekonstruktion des vorderen Kreuzbandes am Schafsknie. Springer, Berlin Heidelberg New York Tokyo (Chirurgisches Forum 1989 f. experim. u. klin. Forschung)
13. Jäger M, Wirth CJ (1978) Kapselbandläsionen (Kapselbandschäden des Schultereckgelenks). Thieme, Stuttgart, S 97–114
14. Keller HW, Rehm KE (1991) Die Versorgung der kompletten Schultereckgelenksprengung ohne metallisches Implantat. Unfallchirurg 94: 511
15. Kiefer H, Burri C, Claes J, Holzwarth J (1986) The stabilizing effect of various implants on the torn acromioclavicular joint. Arch Orthop Trauma Surg 106: 42
16. Müller-Färber J, Müller KH, Jakob HJ (1983) Die Osteosynthese der Kreuz-Darmbein-Fuge – Indikation und Technik. Kongreßbericht Langenbecks Arch Chir 361: 780
17. Rehm KE (1985) Versorgung der Schultereckgelenksprengung ohne metallisches Implantat. In: Refior HJ, Plitz W, Jäger M, Hackenbroch MH (Hrsg) Biomechanik der gesunden und kranken Schulter. Thieme, Stuttgart New York
18. Thelen E, Rehn J (1976) Acromioclaviculargelenksprengungen – Ergebnisse nach operativer und konservativer Versorgung in 162 Fällen. Unfallheilkunde 79: 417
19. Tossy JD, Nead NC, Sigmond HM (1963) Acromioclavicular separations: useful and practical classification for treatment. Clin Orthop & Relat Res 28: 111
20. Wirth CJ, Hierholzer G (1985) AC- und SC-Gelenk: Zusammenfassung und kritische Wertung. In: Refior HJ, Plitz W, Jäger M, Hackenbroch MH (Hrsg) Biomechanik der gesunden und kranken Schulter. Thieme, Stuttgart New York

Computerunterstützte Gestaltungsoptimierung biodegradierbarer Osteosyntheseimplantate

F.D. Wagner und G.O. Hofmann

Berufsgenossenschaftliche Unfallklinik Murnau, Professor-Küntscher-Str. 8, D-82418 Murnau/Staffelsee

Einleitung

Bei der Neukonstruktion technischer Bauteile sehen sich die Entwickler, unabhängig von Fachrichtung und Aufgabenstellung, 3 Grundproblemen gegenüber: Zu wenig Zeit, zu wenig Geld, zu viele Ideen. Betrachtet man rückblickend die Entwicklung von Osteosyntheseimplantaten vom Beginn bis in die 80er Jahre hinein, so stellt man fest, daß sich viele Entwicklungsschritte wiederholen. Im Computerzeitalter bieten sich Programme zur Konstruktion (Computer Aided Design, CAD), zur Simulation (Finite-Elemente-Simulation, FEM) und zur Designoptimierung an. Diese Konstruktionshilfen haben im Maschinenbau inzwischen unersetzlichen Wert gewonnen. Es ist zum heutigen Zeitpunkt undenkbar, ein lasttragendes Maschinenteil ohne Zuhilfenahme der Computerunterstützung zu entwickeln. Die Abb. 1 zeigt die Finite-Elemente-Berechnung des Lastverhaltens einer menschlichen Körpersimulation beim Fahrzeugaufprall gegen einen Airbag. Im Automobilbau sind Knautschzonenberechnung und Airbagdimensionierung direkte Produkte der CAD- und FEM-Entwicklung.

Bei der Neuentwicklung eines Osteosyntheseimplantats aus biodegradierbarem Kunststoff sind viele Faktoren zu bedenken. Einerseits weisen die biodegradierbaren Polymere, sollten sie tolerable Degradationszeiten im menschlichen Organismus haben, eine im Gegensatz zum metallischen Implantat viel geringere Steife auf [8].

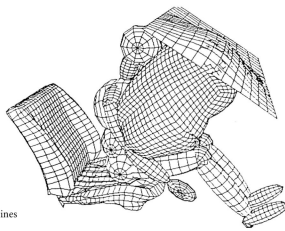

Abb. 1. CAD/FEM – Simulation eines Airbaggings im Automobilbau

Hefte zu „Der Unfallchirurg", Heft 265
L. Claes, A. Ignatius (Hrsg.), Biodegradierbare Implantate und Materialien
© Springer-Verlag Berlin Heidelberg 1998

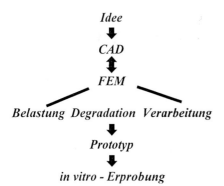

Abb. 2. Konzept der computerunterstützten Implantatentwicklung

Die materialtypischen Relaxationseigenschaften und geringe Scherstabilität der Biopolymere lassen eine direkte Übertragung des Designs metallischer Implantate auf Kunststoffe aber nicht zu [4]. Vielmehr gilt es, aus der Vielzahl an Einzelerkenntnissen über Materialeigenschaften bestimmter Biopolymere diejenigen herauszufinden, die sich mittels üblicher Kunststoffverarbeitungstechnik in einem neuen Implantatdesign realisieren lassen. In der vorliegenden Arbeit werden folgende Fragen untersucht:

- Kann man die konstruktiven Werkzeuge der CAD und FEM für die Entwicklung und Erprobung von bioabbaubaren Implantaten einsetzen?
- Können diese Verfahren unnötige Tier- und Laborversuche einsparen?
- Können diese Verfahren den in der Kunststoffverarbeitung sehr teuren Prototypenbau reduzieren helfen?

Ausgehend von der von Hofmann [4] postulierten Dübel-Platten-Osteosynthese (Abb. 2), sollte die Realisierbarkeit dieser Implantatidee mit den Werkstoffen Polylactid/Polyglycolid 85/15 und Polyglycolid 98 untersucht werden. Gegebenenfalls sollten mit Computerunterstützung Verbesserungen im Implantatdesign vorgenommen werden.

Im Gegensatz zu Metallegierungen sind die Verarbeitung und Materialdaten der Biopolymere nur teilweise erforscht.

Bei der physikalischen und chemischen Analyse der Materialeigenschaften eines Biopolymers spielen die Auswahl des Rohmaterials [2], die nach der Verarbeitung entstehende Molekülstruktur in kristalliner oder amorpher Form [5, 8] sowie die Verarbeitungsweise in Extrusion, Sinterung, Spritzguß oder Pressung [8] die größte Rolle. Nicht zu vernachlässigen sind bei der Entwicklung von Biopolymeren die Einflüsse von Implantationsort [9] sowie den Erfordernissen des chirurgischen Einsatzes einerseits, der Sterilisation und Lagerung andererseits [7]. Ein großer Vorteil der Freiheit der Gestaltung eines biodegradierbaren Implantates ist die Tatsache, daß die Masse und die Geometrie keine entscheidende Rolle bei den Abbauvorgängen spielt [10]. Im folgenden soll die Entwicklung eines biodegradierbaren Implantates zur Befestigung am kortikalen Knochen mit Computerunterstützung beschrieben und diskutiert werden.

Material und Methodik

Zur computerunterstützten Zeichnung des postulierten Implantates (Abb. 3) wurde das CAD-Modul des Finite-Elemente-Simulationsprogramms ANSYS in der Version 5,0 der Swanson Analysis System Incorporation Los Angeles/USA verwendet [1]. Die Zeichnung wurde auf einem PC von Hewlett Packard unter dem Betriebssystem UNIX vorgenommen. Nach Festlegung und Generierung eines geeigneten FEM-Netzes erfolgte die Markierung und Bestückung der Punkte des maximalen Interesses mit simulierten Meßfühlern und die Simulation von Krafteinläufen in das Bauteil bei verschiedenen Lastannahmen. Zur Simulation dieser komplexen Berechnungen bei Netzen mit mehr als 10 000 Knoten wurde der Einsatz eines sog. RISK-Rechners erforderlich. Die Berechnungen wurden daher auf einer Sun-Spark-Station unter dem Betriebssystem UNIX durchgeführt.

Die Visualisierung der auftretenden Kräfte erfolgte durch unterschiedliche Farbkodierung der einzelnen Netzquader. Die Dokumentation erfolgte durch Bildschirmausdruck über Farbdrucker und Bildschirmphotographie. Nach Modifizierung des Bauteils wurden die jeweiligen Lastanalysen erneut durchgespielt. Als Materialkenn-

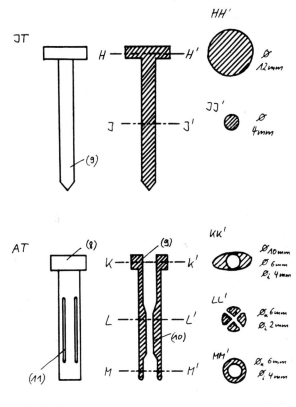

Abb. 3. Vorrichtung zur operativen schraubenlosen Schienung von Knochenbrüchen [3]

werte wurden die vom Polymerhersteller angegebenen Elastizitätsmodule nach Spritzgußverarbeitung eingesetzt, da wir davon ausgingen, daß für die Massenherstellung der Implantate nur die Spritzgußverarbeitung in Frage kommt. Zwar stellt die Spritzgußverarbeitung durch thermische und mechanische Belastung ein Problem für die Festigkeit und die Degradationscharakteristik eines Biopolymers dar [8], wir mußten jedoch davon ausgehen, daß nur die Spritzgußverarbeitung eine wirtschaftliche Nutzung des Polymerimplantates zuläßt, da die Einzelanfertigung in spanabhebenden Verfahren zu teuer und die Extrusion oder Sinterung bei den zu erwartenden komplexen Implantatgeometrien nicht möglich war.

Ergebnisse

Nach Simulation des Aufspreizvorgangs des Dübelaußenteils durch den eingeschobenen Innenstab zeigte sich, daß das Polylactid zu spröde für diese Beanspruchung war. Im Bereich des gesamten Auslenkungsbogens kam es rechnerisch zum Materialbruch. Die Lösung brachte die Öffnung der Auslenkfeder an einer Seite und somit die Konstruktion einer Schnappfeder unter Erhaltung der vorher geplanten Auslenkbreite im spongiösen Anteil des Röhrenknochens sowie einen rechnerisch zufriedenstellenden Kraftfluß im Bauteil (Abb. 4). Nun erfolgte die Simulation der Abscherfestigkeit am Verbindungsteil der Dübelplatte. Bedauerlicherweise zeigte sich hier wiederum eine Überforderung des Materialdesigns durch die nach der Schnappfederkonstruktion verbleibenden schmalen Materialstege zum Dübelkopf.

Es kam bereits bei geringen Scherbelastungen zu Materialversagen. Daher entschlossen wir uns, an Materialstärke zuzugeben und vom ursprünglichen Materialdurchmesser von 4,5 mm auf 6,0 mm zu steigern. Auch diese Steigerung erbrachte in der Finite-Elemente-Analyse keine zufriedenstellenden Ergebnisse.

Zwar erreichten die konstruierten 6 mm dicken und 30 mm langen zylindrischen Dübel eine sehr gute Verankerungsfestigkeit in der simulierten 6 mm starken Knochenbohrung, die Scherfestigkeit am Dübelkopf jedoch reichte zur Lasteinteilung auf

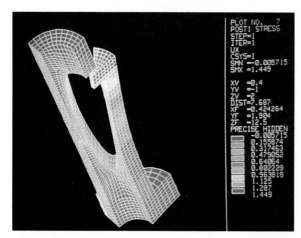

Abb. 4. Schnappfederkonstruktion weist sicheren Kraftfluß im Bauteil auf

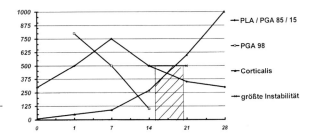

Abb. 5. Tag der „größten Instabilität" für eine biodegradierbare Osteosynthese

eine geplante krafttragende Platte nicht aus. Die Lösung dieses Problems wurde durch eine völlig neue Konstruktion des Dübels erreicht.

Bei der großen Steifigkeitsdifferenz zwischen kortikalem Knochen und PLA 85/15 erschien die Technik der unter Vorspannungen in ein definiertes Knochenloch eingebrachten Implantate machbar. Zur Simulation kam abschließend ein 6 mm dicker und 30 mm langer zylindrischer Dübel, der eine 1/12 des Umfangs betragende Einkerbung aufweist. Dieser Dübel wird in ein Bohrloch mit dem Durchmesser von 5,9 mm eingeschoben. Durch geeignete Dimensionierung der Innenmaße und des einzuschiebenden Sperrbolzens erfolgt die rechnerisch sichere selbstsperrende Verbolzung im kortikalen Knochen und der sichere Krafteinlauf vom Dübelkopf in den Schaft. Selbst unter Berücksichtigung der inzwischen gemessenen Abbaucharakteristik von PLA 85/15 erreicht das hergestellte Design am Tag der größten Instabilität noch eine für die funktionelle Behandlung ausreichende Festigkeit der Osteosynthese (Abb. 5).

Nun wurde die Simulation des Spritzgußvorganges dieses neuen Implantatdesigns mit dem Programm-Modul „Mould-flow" vorgenommen. Dieses Programm-Modul ergab Vorschläge für die Dimensionierung der Spritz- und Entlüftungskanäle im Werkzeug.

In Zusammenarbeit mit einem Spritzgußspezialunternehmen (Fa. Wüst/Unterhaching bei München) wurde das neue Dübeldesign nach Anmeldung zum Patent realisiert.

Diskussion

Betrachtet man die Ergebnisse der Lastsimulationen aus dem Blickwinkel der 70er Jahre, so muß man feststellen, daß der Einsatz der computergestützten Simulationstechniken mehrere 1000 DM Entwicklungskosten und viel Entwicklungszeit eingespart hat. Das Implantatversagen des ursprünglichen Designs hätte sich ohne Finite-Elemente-Stimulation nicht vorhersehen lassen. Die Stärke des computergestützten Designs liegt in der einfachen Möglichkeit, alternative Gedanken durchzuspielen. So stellen Versuch und Irrtum bei der Implantatprüfung eine zulässige Methode dar.

Aus dem technischen Maschinenbau sind sog. Optimierungsmodule bei der Entwicklung von lasttragenden Bauteilen bekannt. Zum Beispiel lassen sich zur Berechnung von tragenden Bauteilen im Häuserbau nach Vorgabe der zu erreichenden Belastungsfelder die Bauteildimensionierungen ausgeben. Diese Optimierungsalgorithmen stehen bei der Konstruktion von biodegradierbaren polymeren Implantaten noch nicht zur Verfügung. Die große Varianz der Materialeigenschaften in Abhängigkeit der Verarbeitungstechnik verhindert die Verwendung solcher Optimierungsmodule.

Es wäre begrüßenswert, wenn die Erkenntnisse der verschiedenen Arbeitsgruppen über Materialien und ihre Verarbeitungstechniken und die damit erreichten Materialkennwerte in Form einer Materialdatenbank für biodegradierbare Polymere zusammengefaßt werden würden. Aus dieser Materialdatenbank könnten sich die verschiedenen Entwicklergruppen bedienen, um mittels computerunterstützter Designoptimierung zu schnelleren Ergebnissen zu kommen. Der Aufbau einer solchen Materialdatenbank ist bereits in Murnau in Angriff genommen.

Literatur

1. ANSYS®, Rev. 5.0, Swanson Analysis System Inc., Vertrieb Fa. CAD-FEM, Grafing
2. Gerngroß H, Becker HP (1994) Biofix – Resorbierbare Implantate für die Knochen- und Gelenkchirurgie. Springer, Berlin Heidelberg New York Tokyo, S 8–10
3. Hofmann GO (1989) Vorrichtung zur operativen schraubenlosen Schienung von Knochenbrüchen aus biodegradierbaren Knochenbrüchen. DBP 39 33 217.9, Deutsches Patentamt München
4. Hofmann GO (1992) Biodegradierbare Polymere als Werkstoff für Osteosyntheseimplantate in der Traumatologie. Habilitationsschrift, Ludwig-Maximilians-Universität München
5. Leenslag JW, Pennings AJ, Bos RRM, Rozema FR, Boering G (1987) Resorbable materials of poly(L-lactide) VII. In vivo and in vitro degradation. Biomaterials 8: 311–314
6. Partio EK, Böstmann O, Hirvensalo E et al (1990) The indication for the fixation of fractures with totally absorbable SR-PGA screws. Acta Orthop Scand 61 Suppl 237: 43–44
7. Rozema FR, van Asten J, Bos R, Boering G, Cordewener FW, Nijenhuis AJ, Pennings AJ (1992) The effects of different steam-sterilization programmes on material properties of poly(L-lactide). Transaction Fourth World Biomaterial Congress April 24–28. Berlin, p 406
8. Törmälä P, Pohjonen T, Helevirta P (1990) Biodegradable self-reinforced composite materials: manufacturing, structure and properties. In: Hofmann GO (Hrsg) Biodegradable implants in orthopaedic surgery. Technik + Kommunikation, Berlin, S 130–144
9. Tschakaloff A, Losken HW, Open v R, Michaeli W, Moritz O, Mooney MP, Losken A (1994) Degradation kinetics of biodegradable DL-polylactid acid biodegradable implants depending on the side of implantation. Int J Oral Maxillofac Surg 23: 443–5
10. Vert M (1992) Poly alpha hydroxy acids from Lactic and Glycolic acids, Characteristics and Degradation in Aqueous Media. Invited Lecture 6 Fourth World Biomaterial Congress April 24–28, Berlin

Osteosynthesen am distalen Radius – eine vergleichende, experimentelle Studie

Ch. Rader[2], K.E. Rehm[1] und J. Koebke

1 Unfall-, Hand- und Wiederherstellungschirurgie der Universität zu Köln, Josef-Stelzmann-Str. 9, D-50924 Köln
2 Orthopädische Universitätsklinik, König-Ludwig-Haus, D-97074 Würzburg

Die osteosynthetische Versorgung der distalen Radiusfraktur gilt bei instabilen, dislokationsgefährdeten Brüchen als Standardtherapie [8, 10, 13, 18]. Nach Tscherne et al. [16] erfordert sogar die Mehrzahl der distalen Speichenbrüche eine geschlossene oder offene Reposition mit anschließender Osteosynthese. Nur nichtdislozierte Frakturen sollten einer rein konservativen Therapie zugeführt werden.

Die Palette der Osteosyntheseverfahren reicht von den Techniken mittels Bohrdrähten über T- oder L-Platte, Fixateur externe, Schrauben, bis hin zu den biodegradablen Stiften. Keines der genannten Verfahren hat sich als unumstritten durchgesetzt. Alleine mit der Plattenosteosynthese wird das Ziel der Übungsstabilität erreicht. Die weniger aufwendigere und Sehnen, Muskeln und Weichteile geringer beeinträchtigende Bohrdraht-Osteosynthese und die Osteosynthese mit biodegradablen Stiften sind „nur" lagerungsstabil. Hier bedarf es noch einer mehrwöchigen Ruhigstellung in einer Gipsschiene. Der Fixateur externe ist die Methode der Wahl bei offenen Brüchen, Frakturen mit großer Trümmerzone und beim Polytrauma [17]. Meist muß sekundär mittels Platte oder Kirschner-Drähten die Gelenkfläche exakt rekonstruiert und fixiert werden. Die Schraubenosteosynthese ist wegen der schlechten Verankerungmöglichkeit aufgrund der geringen Kortikalisdicke am distalen Radius, vor allem 1,5 cm proximal vom Niveau der karpalen Radiusgelenkfläche [11], obsolet.

Die vorliegende experimentelle Untersuchung versucht einen Vergleich der verschiedenen Osteosyntheseverfahren, um unter Fraktursimulation die Stabilität der einzelnen Knochenverbundtechniken zu verdeutlichen. Insbesondere soll der Stabilisierungseffekt der biodegradablen Stifte im Unterschied zu den metallischen Implantaten dargestellt werden.

Material und Methode

Es wurden die formalinfixierten Radii von erwachsenen männlichen und weiblichen Leichen (keine gravierende Osteoporose) isoliert und die proximalen Hälften der Speichen entfernt. Sodann wurde ein Abdruck von der distalen Gelenkfläche mit einem Spezialhartgips hergestellt. Dieser „Karpusblock" diente bei der späteren Belastung als Krafteinleiter. Der Radiusschaft wurde ebenfalls in den Kunstharz eingebettet und 12 h zur Härtung getrocknet. Als künstlich produzierte Fraktur wurde eine Osteotomie ähnlich einem extraartikulären Extensionsbruch mit dorsalem Keil

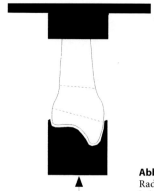

Abb. 1. Schematische Darstellung der Osteotomie am distalen Radius von dorsal, über den „Karpusblock" axial auf Druck belastet

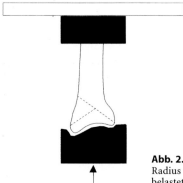

Abb. 2. Schematische Darstellung der Osteotomie am distalen Radius von lateral, über den „Karpusblock" axial auf Druck belastet

gewählt (Abb. 1 und 2). Die Schrägosteotomie betrug mindestens 45 Grad. Es wurden in 6 Serien jeweils 10 Leichenradii osteosynthetisch versorgt (n = 60):

- T-Platte (2 Spongiosa- bzw. 2 Kompaktaschrauben)
- 3 Kirschner-Drähte (2,5 mm Durchmesser)
- 3 Kirschner-Drähte (1,8 mm Durchmesser)
- 3 Polylactidstifte (2 mm Durchmesser, 35 mm lang) (Fa. HUG, Im Kirchhürstle, D-7801 Freiburg-Umkirch)
- 3 Polylactidstifte (2,7 mm Durchmesser, 60 mm lang) (Fa. HUG, Im Kirchhürstle, D-7801 Freiburg-Umkirch)
- 3 Polyglycolidstifte (2 mm Durchmesser, 60 mm lang) (Fa. Braun-Dexon GmbH, 3509 Spangenberg)

In einer Materialprüfmaschine (Fa. Losenhausen, 4000 Düsseldorf) wurde die Belastung des Knochenverbundes auf Druck durchgeführt. Es wurde die jeweilige Druckkraft bestimmt, die den osteosynthetisch versorgten Radius um 2, 4 und 6 mm einstauchte.

Osteosynthesetechnik

Die T-Kleinfragmentplatten-Osteosynthese wurde nach AO-Technik [12] durchgeführt. Bei der Bohrdraht-Osteosynthese und der Osteosynthese mittels biodegradabler Stifte mußte das dorsale Keilfragment zusätzlich fixiert werden. Zwei Kirschner-Drähte oder -Stifte wurden vom Processus styloideus radii von distal-radial nach proximal-ulnar fest in die Kompakta eingebracht, 1 Draht oder Stift wurde vom Tuberculum Listeri von dorsal-distal-ulnar nach palmar-proximal-radial zur gesonderten Fixierung des Keiles angelegt [9, 10, 15, 18]. Bei den biodegradablen Stiften bewährte sich zuerst das Einbringen aller 3 Kirschner-Drähte wie bei einer kompletten Bohrdraht-Osteosynthese und danach der Austausch der Kirschner-Drähte gegen die Stifte mittels Applikatorset. Auf diese Weise kann das Ausschlagen und Lockern des 1. und 2. Stiftes während der Bohrung für den 2. und 3. Stift am besten vermieden werden.

Ergebnisse

Unter den 60 durchgeführten Osteosynthesen zeigt sich die Plattenosteosynthese als das Knochenverbundsystem, das die größte Stabilität besitzt. Die Verwendung von stärkeren Kirschner-Drähten (2,5 mm) erbringt eine um 10% (88,6% zu 78,6%) erhöhte Stabilität gegenüber den 1,8-mm-Kirschner-Drähten, bezogen auf eine 100%ige Festigkeit der Plattenosteosynthese bei 4 mm Einstauchung durch die Materialprüfmaschine. Der Knochenverbund mit Polylactidstiften 2,7 mm hat mit 2,9% Differenz (81,5% zu 78,6%) leicht bessere Stabilität als die Bohrdraht-Oosteosynthese mittels 1,8-mm-Kirschner-Drähten.

Die kurzen Polylactidstifte (35 mm lang, 2 mm Durchmesser) und die Polyglycolidstifte (2 mm Durchmesser) weisen mit 18,3 Kp und 19,3 Kp 24,3% bzw. 22% weniger Festigkeit als die Bohrdraht-Osteosynthese 1,8 mm auf und fast 45% weniger gegenüber der Plattenosteosynthese (Abb. 3 und 4).

Bei 8 der 30 verwendeten Polyglycolidstiften (n = 10 Osteosynthesen) kam es zu Materialbrüchen unter der Belastung. Bei den anderen verwendeten Materialien wurde dies nicht beobachtet.

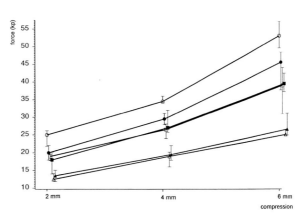

Abb. 3. Ergebnisse der vergleichenden experimentellen Studie mit gebräuchlichen Osteosyntheseverfahren am distalen Radius (n = 60) unter 2, 4 und 6 mm Kompression in einer Materialprüfmaschine (Multivarianztest von Puri und Sen, P<0,01, Median bei 68%):
○ Kleinfragment-T-Platte,
● 2,5-mm-Kirschner-Draht,
□ 1,8-mm-Kirschner-Draht,
■ 2,7-mm-Polylactidstifte,
△ 2-mm-Polyglycolidstifte

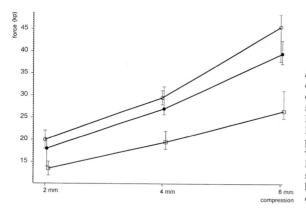

Abb. 4. Ergebnisse der vergleichenden experimentellen Studie mit verschiedenen Osteosyntheseverfahren am distalen Radius unter 2, 4 und 6 mm Kompression in einer Materialprüfmaschine (Multivarianztest von Puri und Sen, P<0,01, Median bei 68%): 2,5-mm-Kirschner-Draht (○), 2.7-mm-Polylactidstifte (●), 2-mm-Polyglycolidstifte (□)

Diskussion

In experimentellen wie klinischen Studien zeigt sich, daß die Differenz zwischen biodegradablen und metallischen Implantaten bezüglich Stabilität, Biokompatibilität und Röntgendarstellbarkeit in den letzten Jahren stetig kleiner geworden ist [4, 5, 6, 7, 14]. Nach Hoffmann et al. [6] erweisen sich in experimentellen Studien die Polydioxanonstifte für Radiusosteosynthesen als zu schwach. Hier schneiden im Vergleich zu Kirschner-Drähten Polyglycolidstifte relativ gut ab, was auch klinisch verifiziert wird. Böstman et al. [1, 2] beobachteten bei über 600 mit polyglycolidfixierten Malleolarfrakturen nur 5 „mißlungene" Frakturstabilisierungen (0,8%). Sie weisen aber auf die unspezifische Fremdkörperreaktion des Polyglycolids bei 8,5% der Fälle hin, die aber ohne längerfristige Auswirkungen sei. Wesentlich kritischer sehen Casteleyn et al. [3] die Bewertung der Fremdkörperreaktion in einer prospektiven, vergleichenden klinischen Studie mit 2,5-mm-Kirschner-Drähten und 3,2-mm-Polyglycolidstiften, wobei der „range of motion" statistisch keine Differenz aufweist. Die 2-mm-Polylactidstifte liegen in der Knochenverbundfestigkeit etwas unter derjenigen von Polyglycolidstiften, obwohl die kurzen, 35 mm langen Polylactidstifte nur in die gegenüberliegende Kortikalis eingebracht werden konnten. Alle anderen verwendeten Materialien wurden fest in der proximalen Kompakta verankert, die ungleich mehr Halt verleiht. Leider waren zum Zeitpunkt der Untersuchung keine längeren 2-mm-Polylactidstifte verfügbar.

Bezüglich Stabilität erweisen sich die 2,7-mm-Polylactidstifte nach den vorliegenden Ergebnissen sogar etwas besser als die 1,8-mm-Kirschner-Drähte. Bei den Polylactidstiften wird der mechanische Halt durch umlaufende Rippen am Stiftschaft, die nur in Einschlagrichtung eine 45° Schräge besitzen, verstärkt (Abb. 5). Somit dürften die Polylactidstifte durch das Einhaken der Rippen an den Bohrlochkanten und der Spongiosa eine geringere Tendenz zum Wandern haben als die Kirschner-Drähte.

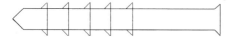

Abb. 5. Schematische Darstellung eines Polylactidstiftes

Auch die Biokompatibilität, einschließlich Röntgensichtbarkeit ist tierexperimentellen Untersuchungen zufolge ermutigend [5]. Die Polylactidstifte stellen eine neue Generation von biodegradablem Fixationsmaterial dar, das deutliche Vorteile gegenüber den bisher verwendeten Materialien bietet.

Eine erste klinische Anwendung der 2,7-mm-Polylactidstifte als Ersatz der 1,8-mm-Kirschner-Drähte, die sich im klinischen Einsatz schon lange Jahre bei der Versorgung von distalen Radiusfrakturen bewährt haben, wurde durchgeführt. Es zeigte sich bei der Fixierung der ersten 5 dislozierten Radiusfrakturen mit 2,7-mm-Polylactidstiften kein Fall mit den äußeren Zeichen einer Fremdkörperreaktion oder einer sekundären Lockerung.

Zusammenfassung

In einer vergleichenden, experimentellen Untersuchung an menschlichen Leichenradii wurde die Stabilität von verschiedenen, gebräuchlichen Osteosyntheseverfahren bei einer distalen Radiusfraktur loco typico mit dorsalem Keil ermittelt. Die Verwendung von 2,5-mm-Kirschner-Drähten weist 10 % mehr Stabilität als die 1,8-mm-Kirschner-Drähte auf. Bei sorgfältiger Knochenverbundstechnik hat die Osteosynthese mit Polylactidstiften 2,7 mm etwas bessere Stabilität als die Bohrdrahtosteosynthese mittels 1,8-mm-Kirschner-Drähten. Die Verwendung der kurzen Polylactidstifte (35 mm lang, 2 mm Durchmesser) und der Polyglycolidstifte (2 mm Durchmesser) weist 20 % weniger Festigkeit als die Bohrdrahtosteosynthese 1,8 mm auf. Es ist jedoch auch bei den kurzen Polylactidstiften – längere waren von der Industrie nicht erhältlich – keine ausreichende Verankerung in der proximalen Kompakta möglich.

Die 2,7-mm-Polylactid-Stifte (60 mm lang) erfüllen bei der distalen Radiusfraktur von der Festigkeit her die Voraussetzung für einen gleichwertigen Ersatz der Kirschner-Drähte.

Literatur

2. Böstman O, Hirvensalo E, Mäkinen J, Rokkanen P (1990) Foreignbody reactions to fracture fixation implants of biodegradable synthetic polymers. J Bone Joint Surg [Br] 72: 592
2. Böstman O, Hirvensalo E, Partio E, Törmälä P, Rokkanen P (1992) Resorbierbare Stäbchen und Schrauben aus Polyglycolid bei der Stabilisierung von Malleolarfrakturen. Unfallchirurg 95: 109–112
3. Casteleyn PP, Handelberg F, Haentjens P (1992) Biodegradable rods versus Kirschner wire fixation of wrist fractures. J Bone Joint Surg [Br] 74: 858–861
4. Claes L, Rehm K, Hutmacher D (1992) The development of a new degradable pin for the refixation of bony fragments. Congress report of Fourth World Biomaterial Congress, (April 1992) Berlin, p 205
5. Helling HJ, Rehm KE, Claes L, Hutmacher D (1992) Experimental use of new biodegradable poly L/DL lactide pins with X-ray opaque head markers for osteosynthesis. Congress Report of Fourth World Biomaterial Congress, Berlin, p 264
6. Hoffmann R, Krettek C, Haas N, Tscherne H (1989) Die distale Radiusfraktur. Frakturstabilisierung mit biodegradablen Osteosynthese-Stiften (Biofix). Unfallchirurg 92: 430–434
7. Hoffmann R, Krettek C, Hetkämper A, Haas N, Tscherne H (1992) Osteosynthese distaler Radiusfrakturen mit biodegradablen Frakturstiften. Unfallchirurg 95: 99–105
8. Holzmüller W, Helling HJ, Rehm KE (1990) Distale Radiusfraktur – Konservative oder operative Therapie? Medwelt 41: 543–547
9. Kwasny O, Hertz H, Schabus R (1990) Die perkutane Bohrdrahtfixation zur Behandlung dislokationsgefährdeter distaler Radiusfrakturen. Akt Traumatol 20: 97–101

10. Letsch R, Schmit-Neuerburg KP, Schax M (1987) Zur Wahl des Operationsverfahrens am distalen Radius. Akt Traumatol 17: 113–119
11. Mockenhaupt J (1990) Die Dicke der Kortikalis am distalen Radius. Unfallchirurg 16: 163–165
12. Müller ME, Allgöwer M, Schneider R, Willenegger H (1992) Manual der Osteosynthese, AO-Technik, 3. Aufl. Springer, Berlin Heidelberg New York Tokyo, S 476
13. Pfeiffer KM (1983) Frakturen des distalen Unterarmes, Bd. II, Kap 26. In: Nigst H, Buck-Gramcko D, Millesi H (Hrsg) Handchirurgie. Thieme, Stuttgart
14. Rehm KE, Helling HJ, Claes L, Hutmacher D (1992) Osteosynthesis with biodegradable poly-L/DL-lactide pins with X-ray opaque head markers. Congress Report of Fourth World Biomaterial Congress, (April 1992) Berlin, p 246
15. Stürmer KM, Letsch R, Koeser K, Schmit-Neuerburg KP (1990) Behandlung der distalen Radiusfraktur. Operative Technik: Bohrdrahtosteosynthese. Langenbecks Arch Chir Suppl II (Kongreßbericht)
16. Tscherne H, Jähne J (1985) Aktueller Stand der Therapie der distalen Radiusfraktur. Unfallchirurg 93: 157–164
17. Wagner HE, Jakob RP (1985) Operative Behandlung der distalen Radiusfraktur mit Fixateur externe. Unfallchirurg 88: 473
18. Willenegger H, Guggenbül A (1959) Zur operativen Behandlung bestimmter Fälle von distalen Radiusfrakturen. Helv Chir Acta 26: 81

TEIL VII

Klinische Anwendung resorbierbarer Polymere

Multicenterstudie Radiusköpfchen, Metall vs. Polypin – Ein Zwischenbericht

K.E. Rehm[1], M. Nagel[2], J. Lilienthal[1] und H.J. Helling[1]

1 Klinik für Unfall-, Hand- und Wiederherstellungschirurgie der Universität zu Köln, Josef-Stelzmann-Str. 9, D-50924 Köln
2 Biovision GmbH, Merzhauserstr. 112, D-79100 Freiburg

Einleitung

Die Therapie der Radiusköpfchenfraktur erfuhr in den vergangenen 4 Jahrzehnten einen tiefgreifenden Wandel, der beispielhaft für die ganze Unfallchirurgie ist. Nach der Einteilung in 3 Typen durch Mason 1954 [9] begann man, differenzierte Indikationen zu definieren. Anfänglich stand die Resektion als operative Verbesserung hoch im Kurs [2], wenn mehr als 1/4 der Gelenkfläche zerstört war. Die primäre Rekonstruktion wurde ab Mitte der 70er Jahre u. a. von Heim [5] propagiert, verbunden mit der Erkenntnis, daß schwerwiegende Begleitbefunde nur damit beseitigt werden können, wie die in der Hälfte der Fälle beobachteten Knorpelabscherungen und Interpositionen von Fragmenten des Capitulum humeri. Schrauben und Abstützplatten wurden gebraucht [1] und die Implantate zumeist auch wieder entfernt. Die Bedeutung des früher gerne vernachlässigten Hämarthros für die Schmerzen führte zur großzügigen Punktion auch bei sonst konservativem Vorgehen.

Die nichtoperative Therapie findet heute nur noch wenige Befürworter, da (wenn auch retrospektive) Studien [7] bei der offenen Rekonstruktion deutlich bessere Ergebnisse feststellen konnten. Mißlingt die anatomische Wiederherstellung, so kann immer noch eine Resektion, seltener auch der prothetische Ersatz, indiziert sein. Dieser wird bis heute uneinheitlich bewertet.

Metallische Implantate haben den unbestreitbaren Vorteil höherer Stabilität, werden häufig wieder entfernt, da auch vereinzelte Spätreaktionen [8] bekannt geworden sind. Bei biodegradablen Materialien ist die Biokompatibilität dosisabhängig [6]. Alle Arbeitsgruppen, die mit biodegradablen Implantaten Erfahrung haben, halten die Indikation am proximalen Radius für besonders geeignet [10], allerdings mußten anfänglich, besonders bei Polyglycolidstiften, erhöhte Komplikationsraten hingenommen werden, die durch Knochenresorption und aseptische Fistelbildung gekennzeichnet waren [12]. Prospektive vergleichende Studien zum Vergleich Metall – Polymer gab es bislang nicht.

Nach ausführlichen Materialprüfungen wurde von der Arbeitsgruppe Biodegradable Implantate der deutschen Sektion der AOI ein in Design, Resorptionsverhalten und Handhabung verbesserter Polylactidstift (Polypin) entwickelt [11], der sich besonders zur Fixation osteochondraler, gering belasteter Fragmente eignet. Tierexperimentelle Untersuchungen zeigten eine bessere Biokompatibilität im Vergleich zu einem bisher gebräuchlichen Polyglycolsäureimplantat. Die klinische Pilotstudie an unterschiedlichen Lokalisationen war ohne gravierende Probleme verlaufen.

Die Radiusköpfchenmeißelfraktur wurde ausgewählt, da sie zumeist isoliert auftritt, gut zu klassifizieren ist, sich technisch gut eignet und so ein klares Studiendesign möglich wird.

Die Studie ist noch nicht abgeschlossen, also stellt Nachfolgendes nur einen Zwischenbericht mit Stand vom Mai 1996 dar.

Material

In die prospektiv randomisierte Studie eingegangen sind Radiusköpfchenfrakturen der AO-Klassifikation 21 B2 bei Erwachsenen mit einer Dislokation von mindestens 1 mm oder 10°. Zwischen April 1993 und November 1995 wurden insgesamt 184 Patienten aus 24 unfallchirurgischen Kliniken (alphabetisch aufgelistet) erfaßt:

- Benjamin Franklin Klinikum Berlin
- Berusfgenossenschaftliche Klinik Bochum
- Berufsgenossenschaftliche Klinik Duisburg
- Berufsgenossenschaftliche Klinik Frankfurt
- Berufsgenossenschaftliche Klinik Ludwigshafen
- Bundeswehrkrankenhaus Ulm
- Katharinenhospital Stuttgart
- Krankenhaus Eschwege
- Krankenhaus Würselen
- Krankenhaus der Barmherzigen Brüder Regensburg
- Rudolf-Virchow-Klinikum Berlin
- Städtische Klinik Celle
- Städtische Klinik Darmstadt
- Städtische Klinik Dortmund
- Städtische Kliniken Augsburg
- Städtisches Krankenhaus Ludwigsburg
- Universitätsklinik Essen
- Universitätsklinik Hannover
- Universitätsklinik Heidelberg
- Universitätsklinik Homburg/Saar
- Universitätsklinik Köln
- Universitätsklinik Magdeburg
- Universitätsklinik Regensburg
- Universitätsklinik Ulm

Zur Auswertung kamen 165 Patienten, 82 mit Metall- und 83 mit Polypinimplantationen. Von den ursprünglich 184 Patienten mußten 19 aus folgenden Gründen ausgeschlossen werden: 8 endeten wegen nicht rekonstruierbarer Situation in einer Radiusköpfchenresektion, 5 hatten unvollständige Daten, 2mal wurde ein endoprothetischer Ersatz für notwendig erachtet, 2mal wurde der Ethipin benutzt, 1mal war ein Polypin aus einer anderen Charge gebraucht worden, 1 Fraktur wurde nicht klassifiziert.

Die Ergebnisse wurden nach dem gebräuchlichen Broberg-Morrey-Score [2] ausgewertet und zwar:

- zum Zeitpunkt der Entlassung aus stationärer Behandlung,
- nach 4–6 Wochen,
- nach 9–12 Monaten,
- nach 22–24 Monaten.

An allen Untersuchungsterminen wurden Röntgenaufnahmen angefertigt, Fremdkörperreaktionen [12] und Komplikationen gesucht sowie Wetterfühligkeit ermittelt.

Ergebnisse

Bei der Unfallursache überwog der Stolpersturz vor dem Fahrradunfall (Abb. 1). Die Verteilung der Implantatmaterialien ergab nach randomisierter Zuordnung ein gleichmäßiges Muster.

Bei den Frakturformen überwog nach der AO-Klassifikation (CCF) die B2.1 (Meißelfraktur) mit 49 %. Bei 23 % (Y-Fraktur, bifokal einfach) lag eine B2.2-Situation vor und in 28 % der Fälle eine B2.3 (Mehrfragmentfraktur, bifokal multifragmentär) (Abb. 2).

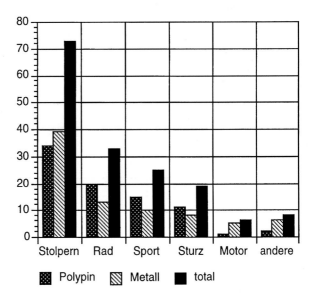

Abb. 1. Unfallursachen und Zuteilung der Implantate (n = 165)

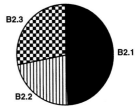

Abb. 2. Verteilung der Frakturformen nach AO-Klassifikation (n = 165)

Als biodegradable Implantate wurden ausschließlich Polypin einer einheitlichen Produktionscharge verwandt. Bei den Metallimplantaten überwog die Kompressionsschraube 1,5–2,7 mm mit 96% gegenüber dem Kirschner-Draht in 7% und Miniplatten in 6%. Titan war bei 14% der Metallimplantate bevorzugt worden (Kombination möglich, Mehrfachnennung).

Die mittlere Dislokation lag in radialer, ulnarer und distaler Richtung bei 2–2,5 mm, bei proximaler bei 5,4 mm (Abb. 3).

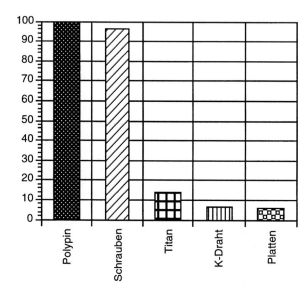

Abb. 3. Verteilung der Implantate (in %)

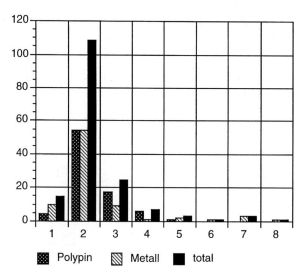

Abb. 4. Zahl der Implantate in absoluten Zahlen

Multicenterstudie Radiusköpfchen, Metall vs. Polypin

Die Zahl der Implantate pro Operation variierte erheblich zwischen 1–8. 66% erhielten 2 Implantate und 16% 3 (Abb. 4).

Zusätzliche Knorpelverletzungen wurden in 36% an Radiusköpfchen und Capitulum humeri beobachtet; freie Knorpelflakes am Radius in 22%, an der humeralen Gelenkfläche 14% (Abb. 5).

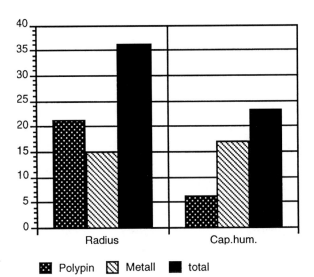

Abb. 5. Knorpelflakes in absoluten Zahlen

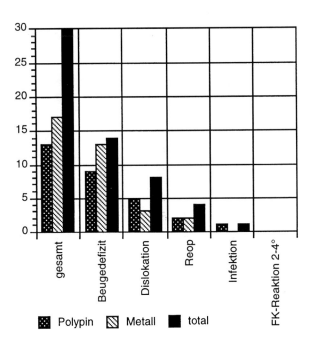

Abb. 6. Komplikationen in absoluten Zahlen

Als Komplikationen wurden im Verlauf Beugedefizit, Fragmentdislokation und Reoperationen (mit Ausnahme der Metallentfernungen) gewertet. Im einzelnen sind diese in Abb. 6 aufgelistet. Wegen Berücksichtigung der Bewegungseinschränkung erscheinen diese mit 16% für den Polypin und 21% für die Metallgruppe recht hoch, nach Abzug dieses Kriteriums verbleiben 3,0% für Metall und 4,8% für Polypin. Betrachtet man die Rate der im Sinn dieser Studie komplikationsfreien Behandlungen, so konnte ein Unterschied zugunsten der Polypinserie (84%/79%) beobachtet werden. Bei einem Signifikanzniveau von 5% sind diese Unterschiede als nichtsignifikant zu werten. Fremdkörperreaktionen waren nicht beobachtet worden, ebenfalls keine Fistelbildung. Die Auswertung bezüglich Resorptionssäumen um die Implantate kann erst nach Abschluß der 2jährigen Beobachtung gemacht werden.

Der Stand der Nachuntersuchungen geht aus Abb. 7 hervor. Ursprünglich geplant waren 170 Behandlungsfälle. Zur Auswertung der 1. Nachuntersuchung standen 148 (89%), zur 2. 121 (73%) und zur 3. 63 (38%) der Protokolle zur Verfügung. Die knöcherne Heilung ist schon beim ersten Follow up zu beurteilen, Degradations- und Biokompatibilitätsphänomene dagegen beim letzten.

Die Ergebnisse wurden in einem Score zusammengefaßt, der maximal 100 Punkte ermöglicht. Der freie Bewegungsumfang ist dabei mit 64 erreichbaren Punkten am höchsten bewertet (Abb. 8). Die Handkraft emöglicht bis zu 12 Punkte, ebenso wie Schmerzqualität und funktionelle Stabilität. Letzteres Kriterium entstammt dem Originalscore [2], der sich ursprünglich auf die Resektion bezogen hatte und bei rekonstruktiven Verfahren von geringerer Bedeutung ist.

Die Unterschiede bei den zu vergleichenden Implantatgruppen sind minimal, am deutlichsten ist der Einfluß der Zeit im Verlauf zu beobachten.

Komplikationsrate und funktionelle Ergebnisse lassen keinen Nachteil des Behandlungsverfahrens mit biodegradablen Stiften erkennen. Es verbleibt also der unbestreitbare Kosten- und Komfortvorteil des Wegfalls einer Implantatentfernung durch einen 2. operativen Eingriff. Nur wenn das metallische Implantat risikofrei

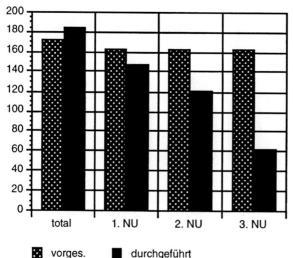

Abb. 7. Stand der Auswertungen

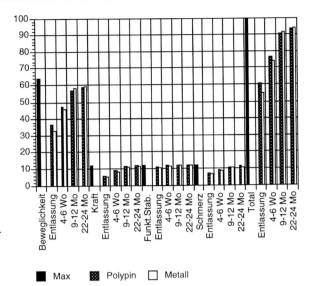

Abb. 8. Zusammenstellung der Ergebnisse in Scorepunkten nach Broberg u. Morrey. (*schwarze Balken* maximal erreichbare Punktzahl)

belassen werden kann, was selbst bei Titanschrauben noch nicht belegt ist, sind die Verfahren gleichwertig. Schrauben hinterlassen zwar größere Knorpeldefekte, eine Auswirkung auf die Funktion des Gelenkes konnte aber nicht festgestellt werden.

Zusammenfassung

Die prospektiv randomisierte Multicenterstudie „Radiusköpfchenfraktur Metall vs biodegradabler Polypin" faßt 165 Patientenprotokolle aus 24 Kliniken zusammen. Die Kollektive sind gleichmäßig verteilt (82mal Metall, 83mal Polypin). Die Ergebnisse unterscheiden sich nicht signifikant bezüglich funktioneller Ergebnisse und Komplikationen. Die Versorgung dieser Bruchformen ist somit gerechtfertigt und bezüglich Kostenaufwand und Patientenkomfort überlegen, da ein weiterer Eingriff zur Implantatentfernung entfällt. Klinisch bedeutungsvolle Komplikationen wie Fisteln und Osteolysen, die bei früheren Materialien beobachtet wurden, traten bisher nicht auf. Abschließend bewertet werden können derzeit aber nur 38% der Behandlungen. Es handelt sich um eine Zwischenauswertung.

Literatur

1. Berreux P, Pelet D, Albrecht HU, Kunz H (1981) Die isolierten Radiusköpfchenfrakturen. Konservative und operative Therapie. Orthopäde 10: 297–302
2. Broberg MA, Morrey BF (1986) Results of delayed excision of the radial head after fracture. J Bone Joint Surg [Am] 69: 669–674
3. Esser RD, Davis S, Taavao T (1996) Fractures of the radial head treated by internal fixation: Late results in 26 cases. J Orthop Trauma 9: 318–323
4. Geel CW, Palmer AK (1992) Radial head fractures and their effect on the distal radioulnar joint – A rationale for treatment. Clin Orthop 257: 79–84

5. Heim U (1978) Erfahrungen mit der primären Osteosynthese von Radiusköpfchenbrüchen. Helv Chir Acta 45: 63–69
6. Ignatius AA, Claes LE (1996) In vitro biocompatibility of bioresorbable polymers: poly (L, DL-lactide) and poly (L-lactide-co-glycolide). Biomaterials 17: 831–839
7. Khalfayan EE, Culp RW, Alexander AH (1992) Mason Type II radial head fractures: Operative versus nonoperative treatment. J Orthop Trauma 6/3: 283–289
8. Lindemann G, McKay MJ, Taubmann KL, Bilous AM (1990) Malignant fibrous Histiozytoma developing in bone 44 years after shrapnel trauma. Cancer 66: 2229–2232
9. Mason ML (1954) Some observations on fractures of the head of the radius with a review of one hundred cases. Br J Surg 42: 123–132
10. Pelto K, Hirvensalo E, Böstmann O, Rokkanen P (1994) Treatment of radial head fractures with absorbable Polyglycolide pins: A study on the security of the Fixation in 38 cases. J Orthop Trauma 8: 94–98
11. Rehm KE, Helling HJ, Claes L (1994) Bericht der Arbeitsgruppe Biodegradable Implantate. Akt Traumatol 24: 70–73
12. Weiler A, Helling HJ, Kirch U, Zirbes Th K, Rehm KE (1996) Foreign-body reaction and the corse of osteolysis after Polyglycolide implants for fracture fixation. J Bone Joint Surg [Br] 78: 369–376

Einjahresergebnisse der Osteosynthese distaler Radiusfrakturen mit resorbierbaren Stiften

A. Dávid[1], D. Müller[1], J. Eitenmüller[2] und G. Muhr[1]

1 Chirurgische Klinik, Berufsgenossenschaftliche Kliniken Bergmannsheil, Bürkle-de-la-Camp-Platz 1, D-44789 Bochum
2 St. Rochus Krankenhaus, Glückaufstr. 10, D-44575 Castrop-Rauxel

Einleitung

Die distale Radiusfraktur ist der häufigste Knochenbruch des Menschen und wird je nach Frakturtyp konservativ bzw. operativ behandelt. Bei der operativen Behandlung hat die Kirschner-Drahtosteosynthese einen besonderen Stellenwert. Nach lokaler oder regionaler Anästhesie werden die Fragmente in Extension reponiert und das Resorptionsergebnis mittels Kirschner-Drähte fixiert. Die Bohrdrähte müssen allerdings nach ca. 5 Wochen entfernt werden. Dies ist nicht selten schwierig. Eine Dislokation der Kirschner-Drähte kann auftreten, was ihre Entfernung erschwert. Nicht selten wird so die Entfernung der Kirschner-Drähte schmerzhafter empfunden als deren Implantation. Außerdem können dicht unter die Haut versenkte Kirschner-Drähte die Haut sekundär perforieren und eine Infektion begünstigen. Erfahrungen mit dem Einsatz biologisch abbaubarer Materialien, bei denen eine Materialentfernung entfällt, bestehen nun seit 30 Jahren. Es ist eine Konsequenz aus den vielversprechenden klinischen Erfolgen verschiedener Arbeitsgruppen, das Indikationsgebiet auf minderbelastete periphere Knochenfragmente auszudehnen. Die Radiusfraktur stellt hierzu eine ideale Lokalisation bei standardisiertem Behandlungskonzept dar.

Material und Methode

Im Rahmen einer randomisierten, kontrollierten, prospektiven und von der Ethikkommission genehmigten Multicenterstudie haben wir bei nunmehr 30 Patienten in unserem Haus Kirschner-Drähte vs. PLA-Stifte klinisch getestet. Unter Beachtung bestimmter Ausschlußkriterien wurden Patienten mit Frakturen der Typen A 2.1, 2.2, 2.3, 3.2, 3.2, B 1.1, 1.2, 1.3 (AO-Klassifikation) mittels Computerprogramm randomisiert und entweder mit Kirschner-Drähten oder mit PLA-Stiften (Reosorb, Fa. Aesculap, Tuttlingen) osteosynthetisiert. Hierzu standen Stifte der Stärke 2, 2,7 und 3,5 mm aus Poly-D,L-Lactid zur Verfügung.

Alle Patienten wurden von uns behandelt und regelmäßig klinisch und radiologisch untersucht. Auch die mit Reosorbstiften behandelten Patienten wurden zunächst in Extension reponiert und mit Kirschner-Drähten fixiert. Für das Einbringen der Reosorbstifte wurden Spezialwerkzeuge (Zentrierhülsen) entworfen, mit denen ein ausreichender Gewebeschutz beim Vorbohren und ein exaktes Einstellen der Kanäle gewährleistet war. Die Stifte wurden anschließend eingeschlagen und im Kortikalisniveau versenkt. Die Spitze der Reosorbstifte ist durch einen HA-Kern radiologisch erkennbar.

Postoperativ wurden alle Patienten mit einer dorsovolaren Unterarmgipsschiene in Neutralstellung versorgt. Spätestens nach 1 Woche wurde auf einen zirkulären Gips gewechselt. Nach 5 Wochen wurden die Kirschner-Drähte entfernt und mit der Physiotherapie fortgefahren. Die Nachuntersuchung der Patienten nach 1 und 5 Wochen, 6 und 12 Monaten erfolgte unter folgenden Gesichtspunkten:

1. Subjektives Empfinden: Ein Fragebogen zum Schmerzverhalten wurde dem Patienten vorgelegt und bewertet:
a: keine Schmerzen, keine Behinderung, keine Bewegungseinschränkung,
b: gelegentlich Schmerzen, keine Behinderung, keine Bewegungseinschränkung,
c: gelegentlich Schmerzen, mittlere Bewegungseinschränkung im Handgelenk, keine wesentliche Behinderung, Aktivität leicht vermindert,
d: Schmerzen, Bewegungseinschränkung, Behinderung, Aktivität deutlich vermindert.

2. Bewegungsausmaß der Hand- und Fingergelenke (Neutral-Null-Methode)

3. Komplikationen: Es wurden dabei sowohl intra- als auch postoperative Komplikationen wie Sehnen- und Nervenverletzungen, Schwellungszustände und Entzündungen als auch Fragmentdislokationen und Fehlstellungen erfaßt.

4. Fremdkörperreaktion: Sowohl Kirschner-Drähte als auch resorbierbare PLA-Stifte können als Fremdkörper Reaktionen wie Schwellung, Rötung, lokalen Druckschmerz, seröse Flüssigkeitsansammlungen und bakterielle Superinfektion verursachen. Die Reaktionen wurden nach einer Einteilung von Hoffmann et al. [1] klassifiziert:

- Stufe 0: keine Fremdkörperreaktionen,
- Stufe 1: Schwellung, Rötung, Schmerz,
- Stufe 2: mittelschwere Fremdkörperreaktion; zellreiches Serom,
- Stufe 3: schwere Fremdkörperreaktion; Spontanentleerung von Debris,
- Stufe 4: bakterielle Superinfektion.

Um einen breiten Vergleich mit der Literatur zu ermöglichen, haben wir den Sarmiento-Score angewandt [3], der sich aus den obigen Parametern leicht ermitteln läßt.

Ergebnisse

Vom 1.1.1995 bis zum 15.3.1996 wurden 30 Patienten in Bochum behandelt. Das Durchschnittsalter betrug 62 Jahre mit einem Verhältnis von Männer zu Frauen von 11:19. Gemäß der Frakturklassifikation fanden sich 18 A-2.2- 10 A-3.1- und 2 A-3.2-Frakturen. 15 Patienten wurden mit K-Drähten, 15 Patienten mit Reosorbstiften behandelt (Abb. 1). Hinsichtlich des subjektiven Empfindens konnte 14mal ein Ergebnis entsprechend a, 9mal b und 6mal c erreicht werden. An peri- und postoperativen Komplikationen sahen wir 1 Redislokation, die eine operative Revision erforderte, 3 passagere Irritationen des R. superficialis des N. radialis. Die Weichteilirritationen mit klinischen Entzündungszeichen haben 2mal eine vorzeitige Kirschner-Drahtentfernung und 1mal eine vorzeitige Reosorbstiftentfernung erforderlich gemacht. Ein weiteres

Einjahresergebnisse der Osteosynthese distaler Radiusfrakturen

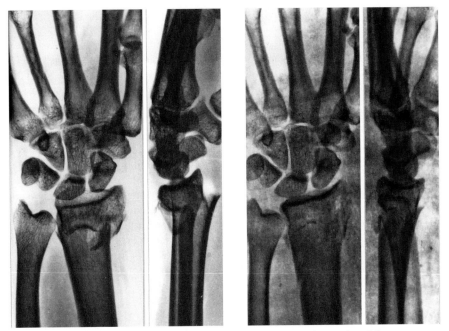

Abb. 1. Distale Radiusfraktur (Reosorbstifte): *links* Unfall, *rechts* 5 Wochen nach Unfall

Mal mußten die radialen Reosorbstifte auf besonderen Wunsch einer Patientin entfernt werden. Hier waren die Stifte aufgrund eines operationstechnischen Fehlers in der Lernphase nicht im Niveau der Kortikalis, sondern unmittelbar unter der Haut gekürzt worden. Sowohl makroskopisch als auch histologisch hat in keinem Fall ein Fremdkörpergranulom vorgelegen. Die vergleichenden Ergebnisse beider operationstechnischer Verfahren sind in Tabelle 1 dargestellt.

Tabelle 1. Ergebnisse 1 Jahr nach dem Unfall

	Metall	Reosorb
Subjektive Bewertung		
A	6	8
B	4	5
C	3	3
D	1	0
Weichteilreaktionen		
0	1	2
1	6	5
2	6	7
3	0	1
4	2	0
Sarmiento-Score		
excellent	5	2
good	7	8
fair	2	3
poor	1	2

Diskussion

Bei der Behandlung der distalen Radiusfraktur ist mit einem recht hohen Anteil funktionell lediglich befriedigender oder schlechter Ergebnisse zu rechnen [2]. Für die konventionelle Kirschner-Drahtosteosynthese besteht der Nachteil, daß die Metalldrähte nicht selten die Haut perforieren, einen für die Implantationszeit andauernden schmerzhaften Reiz verursachen und in einer erneuten Operation entfernt werden müssen. Eine Lösung dieses Problems besteht möglicherweise in der Implantation von resorbierbaren Stiften. Wie die oben dargestellten ersten Ergebnisse einer Multicenterstudie zeigen, sind die Reosorbstifte den Kirschner-Drähten nicht unterlegen und haben den Vorteil einer primären und definitiven Versorgung. Nach den nun vorliegenden Ein- und Halbjahresergebnissen eines Kollektivs von 30 Patienten und vorbehaltlich der Gesamtauswertung dieser Multicenterstudie sind die beiden Behandlungsweisen der Radiusfraktur Loco typico hinsichtlich funktioneller als auch radiologischer und subjektiver Kriterien einander gleich. Auch zeigen sich bislang keine der von anderen Autoren z. T. beschriebenen Fremdkörpergranulome. Zweifellos bedarf es aber hinsichtlich der operationstechnischen Handhabung einer Übungsphase, um die Reosorbstifte korrekt zu implantieren.

Literatur

1. Hoffmann R, Krettek C, Hetkämper A, Haas N, Tscherne H (1992) Osteosynthese distaler Radiusfrakturen mit biodegradablen Frakturstiften. Unfallchirurg 95
2. Oestern HJ (1988) Distale Radiusfraktur. Orthopäde 17: 52–63
3. Sarmiento A et al. (1975) Colles fractures, functional bracing in supination. Bone Joint Surg [Am] 57: 311

Klinische Erfahrungen mit Biofix-Implantaten – Nachuntersuchung nach 4 Jahren

B. Evers, H.P. Becker und H. Gerngroß

Abteilung Chirurgie des Bundeswehrkrankenhauses Ulm, Oberer Eselsberg 40, D-89081 Ulm

Einleitung

In der operativen Versorgung von Knochenbrüchen, Kapsel-Band-Verletzungen sowie anderen Verletzungen des Bewegungsapparates nimmt die Verwendung von Metallimplantaten einen hohen Stellenwert ein. Insbesondere in der Frakturbehandlung lassen sich durch anatomische Rekonstruktion, stabile Fixierung und somit frühzeitige Belastbarkeit die folgenschweren Immobilisationsschäden weitgehend vermeiden [8]. Allerdings ist in der Mehrheit der Fälle eine Entfernung des Metallimplantates erforderlich, womit die Risiken und Kosten eines erneuten Eingriffes, Anästhesie sowie Arbeits- und Verdienstausfall verbunden sind [2, 5, 8].

Die Verwendung bioresorbierbarer Implantate eröffnet die Möglichkeit, auf den Folgeeingriff zur Metallentfernung zu verzichten [4]. Erste größere klinische Studien zeigten, daß der Einsatz v.a. von PGA-(polyglycolic acid)Implantaten grundsätzlich möglich ist [1, 3, 6, 7, 10, 11]. Allerdings standen bisher mangelnde Sekundärfestigkeit sowie zu rasche Resorption und damit verbundene sterile Flüssigkeitsansammlungen im Gewebe einer allgemein akzeptierten Ausweitung über den Einsatz zur Refixation osteochondraler Fragmente in nichtbelasteten Anteilen des Skeletts hinaus entgegen [6, 7, 11].

Während zahlreiche Studien zu postoperativen Komplikationen und Frühergebnissen vorliegen [2, 10, 11], sind die Erfahrungen hinsichtlich mittelfristiger Ergebnisse bzw. der Langzeitstudien wesentlich geringer.

Ziel unserer offenen, retrospektiven Studie war es daher, die von uns mit Biofix-Implantaten versorgten Patienten nach einem mehrjährigen Zeitraum klinisch und radiologisch nachzuuntersuchen sowie die subjektive Zufriedenheit der Patienten mit ihrem Ergebnis zu erfassen.

Material und Methodik

In der Zeit von 1989 bis 1992 wurden in der Abteilung für Chirurgie des Bundeswehrkrankenhauses München Biofix-Implantate (SR-PGA: self-reinforced polyglycolic acid) bei 42 Patienten verwendet. Alle Eingriffe wurden von Gerngroß vorgenommen. Unter den Patienten befanden sich 39 männliche und 3 weibliche Patienten. Das mittlere Alter betrug 22 (16–70) Jahre. Die jeweiligen Indikationen sowie die verwendeten Implantate sind der Tabelle 1 zu entnehmen.

Zur Anwendung kamen SR-PGA-Stifte (3,2×50 mm) sowie SR-PGA-Schrauben (4,5×0 mm) (Fa. Braun Dexon, Melsungen). Das Einbringen der Biofix-Stifte erfolgte

Operationsindikation	Anzahl der Patienten (n)	Zahl der SR-PGA-Stifte bzw. Schrauben
OSG-Frakturen	11	1/11
Knochentransplantationen	8	–/8
Roux-Elmslie-Plastiken	6	–/6
AC-Gelenkssprengungen	5	3/2
knöcherne Bandausrisse	4	2/2
Refixation von lake fractures	4	3/2
Syndesmosenrupturen	3	1/2
Chevron-Osteotomie	1	1/–
Gesamt	42	11/33

Tabelle 1. Indikationen und Anzahl bzw. Art der verwendeten SR-PGA-Implantate

mittels eines dafür hergestellten Applikators. Für die Implantation von Biofix-Schrauben ist die Verwendung spezieller Gewindeschneider bzw. Schraubendreher erforderlich. Überstände von Stiften oder Schrauben wurden mit einem speziellen Thermokauter abgetragen.

Im Bereich des OSG wurden SR-PGA-Implantate bei bimalleolären Frakturen, OSG-Frakturen Typ Weber A, B und C, sowie Innenknöchelfrakturen, knöchernen Bandausrissen sowie Syndesmosenrupturen eingesetzt.

Außerdem wurde eine Chevron-Osteotomie bei Hallux valgus unter Verwendung eines Biofix-Stiftes durchgeführt.

Unter den Kniegelenkeingriffen dominierte die Roux-Elmslie-Plastik bei Patienten mit posttraumatisch-rezidivierender sowie habitueller Patellaluxation. Die versetzten Tibiablöcke wurden dabei jeweils mit SR-PGA-Schrauben fixiert. Außerdem wurden Refixationen von osteochondralen Fragmenten des Femurs und der Patella vorgenommen.

Im Bereich der oberen Extremität wurden vorwiegend ACG-Sprengungen Tossy II und III sowie knöcherne Seitenbandläsionen des Ellenbogengelenkes versorgt.

Ein weiterer Anwendungsbereich bestand in der Fixation kortikospongiöser Späne bei Pseudarthrosen im Bereich von Unterschenkel sowie Unterarm.

Die Nachuntersuchung bestand aus einer klinischen und radiologischen Untersuchung sowie einem standardisierten Patientenfragebogen. Alle Untersuchungen wurden von Evers vorgenommen und ausgewertet.

Ergebnisse

Bisher konnten 21 Patienten mit einem mittleren Nachuntersuchungszeitraum von 47 (39 – 69) Monaten nach dem oben genannten Protokoll kontrolliert werden.

Die klinische Untersuchung hinsichtlich Bewegungsumfang, Stabilität und Funktion der Gelenke ergab in allen 21 Fällen normentsprechende Befunde. Bei den versorgten Frakturen konnte eine knöcherne Konsolidierungsrate von 100 % erreicht werden. Pseudarthrosen, die mittels Anlagerung von kortikospongiösen Spänen, die mit SR-PGA-Schrauben fixiert worden waren, therapiert wurden, konnten in allen nachuntersuchten Fällen zur Ausheilung gebracht werden.

Die Analyse der radiologischen Spätergebnisse ergab in 14 Fällen (66,7%) unauffällige Befunde. In 2 Fällen (9,5%) zeigten sich nach mit Schraubenimplantaten versorgten OSG-Frakturen in der distalen Fibula im Bereich der eingebrachten Implantate kanalförmige Osteolysen von maximal 5 mm Länge und 2 mm Durchmesser. In keinem Fall führten diese Veränderungen zu reduzierter Belastbarkeit oder sonstigen Funktionseinschränkungen.

In 2 Fällen (9,5%) fand sich nach mit Schrauben bzw. Stiften versorgter ACG-Sprengung eine geringfügig bis mäßiggradige heterotope Ossifikation im Bereich der adaptierten ligamentären Strukturen, die zu keiner funktionellen Beeinträchtigung führten.

Bei einer mit Stiften versorgten ACG-Sprengung sowie bei einer mit einer Schraube versorgten Roux-Elmslie-Plastik waren Zeichen einer geringfügigen AC-Gelenk- bzw. Retropatellararthrose (9,5%) zu erkennen, wobei die Patienten klinisch asymptomatisch waren.

Die subjektive Zufriedenheit der Patienten mit dem Spätergebnis der mit Biofix-Implantaten versorgten Extremitäten wurde in 14 Fällen (66,7%) mit *ausgezeichnet*, in 5 Fällen (23,8%) mit *gut* sowie in 2 Fällen (9,5%) mit *mäßig* angegeben. Die beiden Patienten, die ihr Spätergebnis als mäßig klassifizierten, berichteten über gelegentlich auftretende, belastungsabhängige Schmerzen. In einem Fall klagte der Patient bei Zustand nach mit SR-PGA-Schrauben versorgter Pseudarthrose im Bereich des Radius über gelegentliche Schmerzen beim Abstützen mit den Händen, im anderen Fall berichtete der Patient bei Zustand nach mit SR-PGA-Schrauben versorgter OSG-Fraktur vom Typ Weber B über leichte Schmerzen nach längerem Joggen.

Diskussion

In der vorliegenden Studie wurden die Vierjahresnachuntersuchungsergebnisse der von uns im Bereich der Extremitäten mit Biofix-Implantaten versorgten Patienten vorgestellt.

Dabei lagen die klinischen Untersuchungsergebnisse im Normbereich. Die Analyse der radiologischen Spätergebnisse zeigten in 9,5% der Fälle Osteolysen im Bereich der in der distalen Fibula eingebrachten Implantate. Diese Erkenntnisse entsprechen im wesentlichen den Angaben anderer Autoren [2, 7] und sind möglicherweise auf intraossäre, zelluläre Stoffwechselprozesse zurückzuführen [9]. Inwieweit die festgestellten heterotopen Ossifikationen mit der Verwendung der SR-PGA-Implantate in direktem Zusammenhang stehen, bleibt insofern offen, als auch nach Einsatz von Metallimplantaten derartige Veränderungen postoperativ gesehen werden.

Die radiologisch verifizierte geringgradige Osteoarthrose in einem Fall im Bereich des AC-Gelenkes ist wahrscheinlich durch vermehrte Belastung bedingt, wobei die gleichen radiologischen Veränderungen auch auf der kontralateralen, nichtoperierten Seite vorliegen. Die in einem Fall gesehene geringgradige Osteoarthrose im Bereich der Retropatellarfläche ist am ehesten als Folge rezidivierender Patellaluxationen zu interpretieren.

Die Vierjahresnachuntersuchungsergebnisse bestätigen die Eignung der SR-PGA-Implantate insbesondere für die Refixation von osteochondralen Fragmenten sowie zur Fixierung von kortikospongiösen Spänen in nichtbelasteten Bereichen. Die beobachteten Osteolysen sowie heterotopen Ossifikationen im Bereich des implantierten Materials beeinflußten das funktionelle Langzeitergebnis nicht.

Ziele weiterer biomechanischer sowie klinischer Studien müssen die Verbesserung der Primär- und Sekundärstabilität zur Ermöglichung frühfunktioneller Nachbehandlung, die weitere Verbesserung der Handhabkarkeit der Implantate sowie eine Verlangsamung des Abbauprozesses zur Reduzierung von lokalen Komplikationen sein. Darüber hinaus ist weiterhin die Frage ungeklärt, ob es im Bereich der beobachteten Knochenkanäle zur Reossifikation oder aber zur Persistenz von Implantatmaterial kommt.

Das Erreichen der ersteren Ziele ist Voraussetzung für eine Ausdehnung der Indikationen bioresorbierbarer Implantate über die oben genannten Bereiche hinaus. Und erst damit wäre der Hauptvorteil dieser Implantate, die Vermeidung des Folgeeingriffs bei ansonsten mit metallischen Osteosyntheseverfahren vergleichbaren Nachbehandlungsmöglichkeiten und Komplikationsraten, in vollem Umfang zu realisieren und im klinischen Alltag umzusetzen.

Zusammenfassung

In dieser offenen retrospektiven Studie wurden die Vierjahresnachuntersuchungsergebnisse von 21 mit Biofix-Implantaten im Bereich der Extremitäten versorgten Patienten erfaßt. Während die klinische Untersuchung in allen Fällen normentsprechende Funktion sowie Stabilität ergab, zeigte die Röntgenuntersuchung in 2 Fällen (9,5%) kleinere Osteolysen im Bereich der eingebrachten Implantate, heterotope Ossifikationen in 2 Fällen (9,5%) sowie geringgradige arthrotische Veränderungen in 2 Fällen (9,5%). Die subjektive Zufriedenheit der Patienten mit dem Spätergebnis wurde in 66,7% als ausgezeichnet, in 23,8% als gut und in 9,5% als mäßig angegeben.

Insbesondere die Empfehlung der Biofix-Implantate zur Refixierung osteochondraler Fragmente sowie zur Fixierung kortikospongiöser Späne kann anhand der überzeugenden Vierjahresergebnisse bestätigt werden.

Literatur

1. Becker HP, Steinmann R, Evers B, Gerngroß H (1994) Osteosynthesen mit bioresorbierbaren Materialien in der Extremitätenchirurgie – Spannungsfeld zwischen Wunschtraum und gesicherter Indikation. Wehrmed Monatsschr 38: 213–220
2. Böstman O (1994) Osteolytic changes accompanying degradation of absorbable fracture implants. J Bone Joint Surg [Br] 73: 679–682
3. Böstman O (1991) Absorbable implants for the fixation of fractures. J Bone Joint Surg [Am] 73: 148–153
4. Claes L, Burri C, Kiefer H, Mutschler W (1986) Resorbierbare Implantate zur Refixierung von osteochondralen Fragmenten in Gelenkflächen. Akt Traumatol 16: 74–77
5. Eitenmüller J, Gerlach KL, Schmickal T, Muhr G (1987) Semirigide Plattenosteosynthese unter Verwendung absorbierbarer Polymere als temporäre Implantate. II. Tierexperimentelle Untersuchungen. Chirurg 58: 831–839
6. Gerngroß H, Becker HP (1994) Biofix – Resorbierbare Implantate für die Knochen- und Gelenkchirurgie – Entwicklungsstand, Klinik, Zukunft. Springer, Berlin Heidelberg New York Tokyo
7. Hoffmann R, Krettek C, Hetkämper A, Haas N, Tscherne H (1992) Osteosynthese distaler Radiusfrakturen mit biodegradablen Frakturstiften – Zweijahresergebnisse. Unfallchirurg 95: 99–105
8. Müller ME, Allgöwer M, Schneider R, Willenegger H (1992) Manual der Osteosynthese – AO-Technik, 3. Aufl. Springer, Berlin Heidelberg New York Tokyo

9. Päivärinta U, Böstman O, Majola A, Toivonen T, Törmälä P, Rokkanen P (1993) Intraosseous cellular response to biodegradable fracture fixation screws made of polyglycolide or polylactide. Arch Orthop Trauma Surg 112: 71–74
10. Poigenfürst J, Leixnering M, Ben Mokhtar M (1990) Lokalkomplikationen nach Implantationen von Biorod. Akt Traumatol 20: 157–159
11. Steinmann R, Gerngroß H, Hartel W (1990) Die Verwendung bioresorbierbarer Implantate (Biofix) in der Chirurgie. Akt Traumatol 20: 102–107

Ein „PLA-Set" für die kraniofaziale Chirurgie beim Kind mit Nachkontrollen bis zu 8 Jahren

O.E. Illi[1] und B. Gasser[2]

1 Chirurgische Klinik, Universitäts-Kinderspital, Steinwiesstr. 75, CH-8032 Zürich
2 Dr. h.c. Robert Mathys Stiftung, Bischmattstr. 12, CH-2544 Bettlach

Einleitung

Die zunehmende Erfahrung in der Anwendung biodegradierbarer Implantate aus Polylactiden (PLA) führt heute zu einer spezifischeren Wahl der Implantatmaterialien und der klinischen Anwendungen. Dem Vorteil der Resorption der Implantate mit dem Wegfall einer Zweitoperation zur Implantatentfernung stehen beschränkte mechanische Eigenschaften dieser Materialien und der Informationsmangel bezüglich biologischem Langzeitverhalten gegenüber.

Insbesondere die Festigkeitsaspekte der resorbierbaren Polymere führten schon bald zum Einsatz dieser Polymerimplantate in un- und minimalbelasteten Anwendungen. Zielsetzung der vorliegenden Entwicklung war es, sich der Indikationen in der kraniofazialen Kinderchirurgie anzunehmen, wo eine Verwendung bei Rekonstruktionen in der Neurotraumatologie und bei kraniofazialen Korrektureingriffen als vielversprechend erschien. Der Vorteil der resorbierbaren Implantate gegenüber metallischen Miniimplantaten (Platten, Schrauben, Drähte usw.) wurde nicht nur in der wegfallenden Implantatentfernung, sondern zusätzlich in den ansonsten eher ungünstigeren mechanischen Eigenschaften gesehen. Aufgrund des wachsenden Skeletts müssen Osteosynthesen mittels metallischer Implantate vielfach zeitlich aufgeschoben oder auch konservative Stabilisationsmethoden angewendet werden. Mit der Entwicklung des vorliegenden Sets aus resorbierbaren Implantatmaterialien sollten neben den Anforderungen wie genügende Festigkeit und Stabilität auch geringeres Implantatvolumen und eine im Vergleich zu metallischen Implantaten reduzierte Beeinträchtigung der CT-Bildqualität angestrebt werden. Bereits zu Beginn der Entwicklungen und Untersuchungen wurde festgelegt, daß während der ganzen Studien, solange klinisch nur irgendwie vertretbar, am einmal ausgewählten Materialtyp konsequent festgehalten werden sollte, unabhängig davon, ob die Materialforschung neuere Polymere oder sogar neue Verarbeitungsverfahren entwickeln und propagieren würde. Zudem sollten bei klinischen Anwendungen entsprechende Nachkontrollen durchgeführt werden, um damit der damals fehlenden Erfahrung mit derartigen Implantaten im Langzeitverhalten entgegenzutreten.

Nach anfänglichen Tierversuchen wurden so in den letzten 8 Jahren über 30 Patienten im Kindesalter bei Rekonstruktionen in der Neurotraumatologie oder kraniofazialen Chirurgie mit PLLA-Gewindestäben und -Muttern sowie PDS-Bändern behandelt [2, 3]. Die aktuelle Nachkontrollzeit beläuft sich mittlerweile auf eine Zeitspanne von mindestens 1 Jahr bis zu über 8 Jahren mit einem Durchschnitt von 5,5 Jahren.

Material und Methoden

Das verwendete resorbierbare Implantatmaterial ist reines, kristallines l-l-PLLA (poly-L-lactid) in Blockform (Resomer L214, Boehringer Ingelheim, Deutschland) mit einem mittleren Molekulargewicht von 220 000 – 500 000 I.E. Mechanische Prüfungen an Materialproben von verwendeten PLA-Blöcken ergaben einen Elastizitätsmodul von 4000 N/mm^2, eine Bruchdehnung von 2% und Festigkeitswerte unter Zug-, Druck- bzw. Biegebeanspruchung von 55, 110 bzw. 120 N/mm^2. Erste Biokompatibilitätsstudien mit Materialproben beinhalteten Zytotoxizitätstests von Materialextrakten an L929-Mäusefibroblasten und Gewebeverträglichkeitsprüfungen nach subkutaner Implantation in Mäusen für 3, 9, 18 bzw. 36 Wochen [5]. Die Ergebnisse dieser Untersuchungen ergaben keine signifikanten Unterschiede zu den Referenzproben aus β-Tricalciumphosphat.

Initial wurde mit 48 Kälbern im Alter von 6 Wochen eine vergleichende Studie einer Osteosynthese mit biodegradablen PLLA-Schrauben (Gewinde M5, Innenantrieb), metallischen AO-Schrauben und konservativer Fixation im metakarpalen Knochen durchgeführt. Die klinischen, radiologischen und histologischen Ergebnisse bestätigten die Einsatzmöglichkeit biodegradierbarer Implantatmaterialien im wachsenden Skelett, indem die Resultate für resorbierbare und metallische Schrauben 6 Wochen postoperativ als gut bis sehr gut beurteilt und nicht unterschieden werden konnten [4]. In einer zusätzlichen radiomorphometrischen Analyse des Heilungsverlaufs und der Biokompatibilität konnte bei Ausbleiben einer lokalen entzündlichen oder allergischen Reaktion als Folge der zellulären Polymerdegradation für das PLA-Schrauben-Gewebe-Interface im Vergleich zur Metallschraubenfixation ein engerer und intensiverer Kontakt ausgemacht werden. Unmittelbar der PLA-Schraube anliegend konnte bei diesen mit Kallusbildung verheilenden Osteotomien (Frakturspalt 1 – 2 mm) in den juvenilen bovinen Metakarpalia eine äußerst rege osteoblastische Aktivität beobachtet werden [1].

Als weitere Vorstudie wurden die geplanten Defektüberbrückungen an Schädelkalotten bezüglich Fixationsmöglichkeit, mechanischer Stabilität und histologischem Verhalten mit den für die kraniofazialen Eingriffe am Kind entwickelten Implantaten an jungen Minipigs überprüft. Der Vergleich verschiedener Defektüberbrückungsmodelle zeigte, daß die Festigkeit und Resorption der biodegradablen Implantate den Anforderungen einer stabilen Fixation bei sich im Wachstum befindlichen Knochen genügen [2]. Detailliertere mikroradiographische und histologische Studien der Interfacereaktionen zwischen Schrauben und Knochen zeigen, daß sich die Resorption der Implantate sowie Wachstum und Regeneration des Knochens in bezug auf die Konsolidierung des Defektes nicht beeinträchtigen [6].

Die für die kraniofazialen Eingriffe verwendeten Gewindestifte und Muttern wurden mittels mechanischer Bearbeitung aus Blockmaterial hergestellt. Die PLLA-Gewindestifte haben ein metrisches Gewinde ($ø_A$ = 2,5 mm) und sind etwa 50 mm lang, so daß sie auf die gewünschte Länge zugeschnitten werden können. Die PLLA-Muttern ($ø_A$ = 5,0 mm) können mittels eines 4-Loch-Antriebs fixiert werden. Sie weisen eine maximale Dicke von 1,0 mm auf und sind einseitig konvex, um das darüberliegende Weichgewebe zu schonen (Abb. 1). Als verbindende Elemente wurden gewobene PDS-Bänder (Ethicon, Typ XX40) mit einer Breite von 10 mm und einer Dicke von 0,25 mm verwendet. Diese sind alle 10 mm in der Dicke des Gewindestiftes

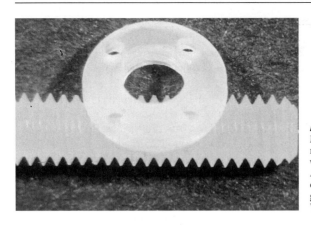

Abb. 1. Gewindestift M2,5 und Mutter (Durchmesser 5,0/2,5 mm) aus PLLA. Die Mutter wird über einen 4-Loch-Antrieb fixiert, sie ist zudem einseitig konvex, um Verletzungen des darüberliegenden Weichgewebes zu verhindern

gelocht und dazwischen auf der ganzen Breite verschweißt, um die ursprünglich 100 mm langen Bänder auf die gewünschte Länge kürzen zu können. Die PLLA-Implantate und die PDS-Bänder wurden jeweils in einem Ethylenoxidzyklus gassterilisiert.

Das zugehörige spezielle Instrumentenset ist 4teilig und besteht aus Bohrergriff, Gewindeschneider M2,5, Schraubenzieher und Seitenschneider zum Ablängen der Gewindestifte nach Eindrehen und Fixieren in der Schädelkalotte. Die Instrumentengriffe sind aus Canevasit gefertigt, der Bohrergriff ist für Bohrer mit einem Durchmesser von 1,5 mm und von 2,0 mm konzipiert. Der Schraubenzieher mit Klemmvorrichtung für die Gewindestifte ist nach dem „Uhrmacher-Prinzip" konstruiert, so daß er trotz zusätzlichem Spezialaufsatz für die PLLA-Muttern mit 4-Loch-Antrieb durch den operierenden Chirurgen einhändig geführt und bedient werden kann.

Basierend auf den guten Resultaten der Voruntersuchungen und der tierexperimentellen Studien wurde 1988 dazu übergegangen, Fixationen der Schädelkalotte bei neurotraumatologischen und kraniofazialen Eingriffen bei ausgewählten Patienten im Kindesalter mit diesen biodegradablen PLLA-Implantaten durchzuführen. Die Indikationen betrafen offene oder geschlossene Kopfverletzungen mit oder ohne subdurale oder epidurale Hämatome (Neurotraumatologie) sowie Fehlbildungen des Schädels in verschiedenartigster Form oder angeborene Defekte (kraniofaziale Chirurgie). Die Nachkontrollen erfolgten durch Röntgenuntersuchungen alle 3 Monate im 1. Jahr. Später wurden halbjährliche Kontrollen durchgeführt, CT-Bilder wurden nicht regelmäßig gemacht.

Resultate

Bis jetzt wurden 32 Patienten im Alter zwischen 11 Monaten und 17 Jahren (Durchschnitt 6,5 Jahre) mit diesen bioresorbierbaren PLLA-Implantaten versorgt [2, 3].

Grundsätzlich konnte das gleiche operative Vorgehen wie mit konventionellen metallischen Implantaten gewählt werden. Die Dauer der Operation ist bei Verwendung des beschriebenen „PLA-Sets" aufgrund der Handhabung der PLLA-Schrauben und der biegeweichen PDS-Bänder bei der Rekonstruktion der Schädelkalotte mit stabiler Fixation z.T. etwas länger. Insgesamt 1/3 der Patienten trug postoperativ als Schutzmaßnahme einen Helm. Die Hospitalisationszeit von 2–3 Wochen unterscheidet sich nicht von derjenigen nach einer entsprechenden Operation mit konventionellen Implantaten.

Das neurotraumatologische Patientengut umfaßt 16 Fälle mit Kopfverletzungen. Dies führte bei 6 Patienten zu einer osteoplastischen Trepanation mit notfallmäßiger Entfernung subduraler oder epiduraler Hämatome, in 4 Fällen wurde der Eingriff erst einige Tage nach dem Unfall durchgeführt. Die restlichen 6 Kinder hatten sich 1–4 Jahre zuvor einer osteoklastischen Trepanation unterzogen. In den Fällen, in denen der Schädeldefekt mehr als 2 Jahre unverändert blieb, wurde beschlossen, diesen zu schließen, um sekundären Läsionen vorzubeugen (Tabelle 1).

Tabelle 1. Übersicht über die neurotraumatologischen Eingriffe mit resorbierbaren PLA-Implantaten bei 16 Patienten im Kindesalter

Anzahl der Fälle	Operationstyp	Aufschub seit Unfall	Defektgröße	Ergebnis
6	Osteoplastische Trepanation	Stunden	---	Perfekt
4	Osteoplastische Trepanation[a]	1–10 Tage	---	Perfekt
3	Skull splitting[b]	1–4 Jahre	15–50 cm^2	Perfekt
3	Homologe Knochenplastik	1–4 Jahre	40–102 cm^2	2 Gut 1 Resorption der Plastik

a Hämatomentfernung.
b Deckung der Schädeldefekte, um Sekundärläsionen zu verhindern.

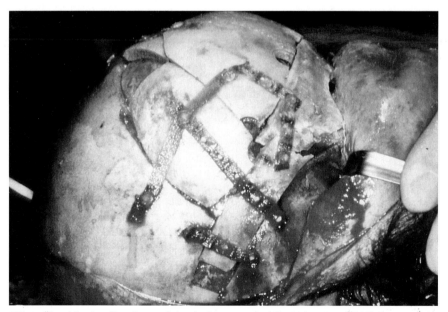

Abb. 2. Übersicht über die Rekonstruktion des hinteren Schädelbereichs mit resorbierbaren Gewindestiften, Muttern und PDS-Bändern

Tabelle 2. Zusammenstellung der 15 kraniofazialen Eingriffe mit dem „PLA-Set" bei Patienten im Kindesalter

Anzahl der Fälle	Diagnose	Operationstyp	Ergebnis
4	M. Crouzon	Fronto-facial advancement:	
		3 Le Fort III	Gut
		1 Hypertelosismuskorrektur	Gut
2	M. Apert	Floating forehead	Gut
3	Trigonozephalie	Floating forehead	Perfekt
5	Plagiozephalie	Floating forehead	Perfekt
1	Okzipitale Enzephalozele	Skull-splitting	Formabweichung im Spendeareal

Die Gruppe der kraniofazialen Eingriffe von 15 Patienten betrafen osteoplastische Trepanationen und Rekonstruktionen, um verschiedenste Formen von Fehlbildungen des Schädels zu behandeln (M. Crouzon, M. Apert, Trigonozephalie, Plagiozephalie oder okzipitale Enzephalozele) (Abb. 2). Entsprechend der gestellten Diagnosen wurden verschiedene operative Vorgehen unter Anwendung des „PLA-Sets" gewählt (Tabelle 2), wobei bei 1 Patienten dieselbe Skull-splitting-Technik angewendet wurde wie bei den neurotraumatologischen Eingriffen (Abb. 3).

Eine Anwendung dieser resorbierbaren PLLA-Gewindestifte betrifft eine andere Indikation. Bei einem 11jährigen Mädchen mit klinischen Anzeichen einer „Osteochondrosis dissecans" der rechten proximalen Patella wurde der freigelegte Körper mit 5 Gewindestiften fixiert. Diese Patientin trug zur Belastungsbegrenzung während 6 Wochen einen Gipsverband. Ihr Heilungsverlauf war problemlos. Nach 6 Monaten konnte sie sich sportlich aktiv betätigen und nach 9 Monaten waren die PLLA-Gewindestifte in der Röntgenkontrolle nicht mehr sichtbar.

In keinem dieser Fälle konnte ein nachteiliger Effekt bezüglich des Heilungsverlaufes gefunden werden. Alle Rekonstruktionen blieben in ihrer neuen Form erhalten und auch der weitere Wachstumsvorgang blieb ungestört. Aus den Ergebnissen der

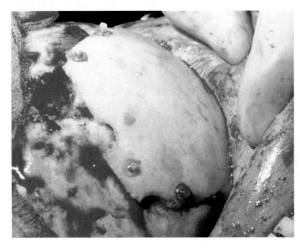

Abb. 3. Stabile Fixation der Tabula externa mittels PLLA-Gewindestiften und Muttern über dem Schädeldefekt nach okzipitaler Enzephalozele

Nachkontrollen kann zudem geschlossen werden, daß nach ca. 6 Monaten der knöcherne Durchbau der Schädelkalotte erwartet werden darf. Es konnten auch keine lokalen Infekte oder Fremdkörperreaktionen festgestellt werden. Insbesondere war in keinem dieser Fälle eine Materialentfernung oder Hygrompunktion notwendig. In einzelnen Fällen wurde vorübergehend eine verstärkte Röntgendurchlässigkeit im Bereich der Schrauben festgestellt. Bei einem Kind aus der neurotraumatologischen Gruppe mußte aufgrund der Resorption der homologen Knochenplastik eine Reoperation durchgeführt werden. Die bei dieser Gelegenheit entnommene Gewebeprobe ergab in der histologischen Untersuchung, daß nach 1 Jahr kein PLLA-Implantatmaterial mehr nachgewiesen werden konnte, ebenfalls wurden keine Fremdkörperreaktionen gefunden.

Diskussion

Die vorliegenden Erfahrungen mit Ergebnissen bis zu 8 Jahren postoperativ zeigen die praktischen Möglichkeiten mit biodegradierbaren Implantaten in der Kinderchirurgie. Die klinischen Resultate mit den verwendeten resorbierbaren Polylactidimplantaten sind mit denjenigen metallischer Implantate vergleichbar. Die guten Ergebnisse sind möglicherweise mit dem höheren Metabolismus bei Kindern zu erklären. Aus den Tierstudien [4] ist bekannt, daß diese PLLA-Implantate bereits nach 6–8 Wochen in kleinere Stücke zerfallen, was den Abbaumechanismus günstig beeinflussen dürfte. Die Resorption dieses PLLA-Materials dürfte gemäß den Röntgenkontrollen bei den Patienten nach ca. 18 Monaten abgeschlossen sein [2, 3].

Die vorliegenden Ergebnisse stehen natürlich in enger Beziehung zum verwendeten Material, das während der ganzen Studie nie verändert wurde, und seiner spezifischen Anwendung. Andererseits gibt es heute Copolymere, die offensichtlich über bessere Eigenschaften verfügen und kombiniert mit der heutigen optimierten Herstelltechnologie bestimmt zu weiteren Verbesserungen der klinischen Ergebnisse führen könnten. Zudem gibt es sicher eine Reihe anderer Indikationen mit ebenso vielversprechenden Ergebnissen. Es gilt aber zu bedenken, daß jede klinische Anwendung unabhängig untersucht und beurteilt werden muß, denn deren Ergebnisse sind material- und indikationsspezifisch. Eine Übertragung von Ergebnissen von einer auf andere Anwendungen ist deshalb problematisch. Zudem müssen unbedingt Kontrollstudien durchgeführt werden, die das Langzeitverhalten über die eigentliche Resorption derartiger Polymerimplantate hinaus berücksichtigen.

Literatur

1. Hatziisaak T (1996) Histologische und radiomorphometrische Meta-Analyse der Biokompatibilität und des Heilungsverlaufes bei biodegradabler PLA-Schraubenosteosynthese juveniler, boviner Metacarpalia. Inaugural-Dissertation, Medizinische Fakultät, Universität Zürich
2. Illi OE (1992) Biodegradable Implantate für Osteosynthesen im Kindesalter. Huber, Bern Göttingen Toronto
3. Illi OE, Gitzelmann CA, Gasser B, Misteli F, Ruedi M (1994) Five years of experience with biodegradable implants in paediatric surgery. J Mater Sci Mater Med 5: 417–423

4. Illi OE, Weigum H, Misteli F (1992) Biodegradable implant materials in fracture fixation. Clin Mater 10: 69–73
5. Müller W, Geret V, Gasser B (1993) Production and tissue tolerance of a tricalcium phosphate/polylactide composite material. Abstract, 10th Europ. Conference on Biomaterials, Davos, p 97
6. Rüedi M, Rahn BA, Illi OE (1995) Interface reactions between biodegradable implants and avascular bone grafts or vascular host site in the porcine skull. J Mater Sci Mater Med 6: 181–185

Klinische Evaluation von bioresorbierbaren Verblokkungsschrauben für die Fixation der Patellarsehnen-Transplantate bei Operationen zur Rekonstruktion des vorderen Kreuzbandes

C. Stähelin

Orthopädische Chirurgie FMH, St. Alban-Vorstadt 51, CH-4052 Basel

VKB-Ersatz durch körpereigenes Gewebe des Patienten

Seit einigen Jahren wird der operative Ersatz des gerissenen oder insuffizienten vorderen Kreuzbandes (VKB) immer häufiger durchgeführt. Als Ersatzmaterial verwendet man meistens das mittlere Drittel der patienteneigenen Patellarsehne mitsamt kleiner Knochenzapfen an beiden Enden der Sehne. In hochindustrialisierten Ländern, wie der Schweiz oder den USA, wird eine solche Operation gegenwärtig etwa 0,8 mal pro 1000 Einwohnern im Jahr ausgeübt. In der Schweiz sind dies etwa 4000 Operationen pro Jahr und in den USA etwa 200.000.

Interferenzschrauben

Der Einsatz von Verblockungs- oder sog. Interferenzschrauben für die Verankerung des Patellarsehnentransplantates bei Operationen zur Rekonstruktion des VKB ist weltweit verbreitet [9]. Die direkte Verankerung der Knochenzapfen mittels Interferenzschrauben ist stabil, läßt sich arthroskopisch gut durchführen und fördert durch Kompression des Knochenzapfens das schnelle Einwachsen im Knochentunnel. In der Regel verwendet man dazu metallische Interferenzschrauben (Abb. 1).

Bioresorbierbare Interferenzschrauben

In der letzten Zeit wurden von verschiedenen Firmen bioresorbierbare Verblockungsschrauben entwickelt (Acufex, Arthrex, Linvatec, Physis, Instrument Makar, SYNOS medical AG). Der Hauptvorteil bioresorbierbarer Materialien ist, daß auf eine mögliche Zweitoperation zur Metallentfernung verzichtet werden kann. Wird eine Folgeoperation durchgeführt, z.B. eine erneute VKB-Rekonstruktion oder der Einsatz einer Knieprothese, entfällt die oft mühsame Metallentfernung. Postoperativ können ungestörte Röntgenuntersuchungen unternommen werden [13] und mechanisch ungünstige Streßkonzentrationen im Knochen oder Kälteempfindlichkeit, wie sie infolge von Metallimplantaten auftreten können, werden beim Einsatz bioresorbierbaren Materials vermieden.

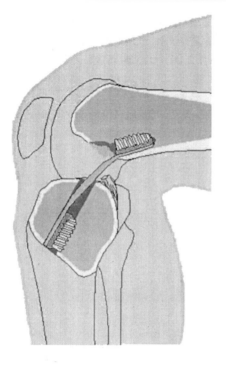

Abb. 1. Das fertig implantierte Patellarsehnentransplantat mit femoraler und tibialer Interferenzschraube

Praktische Erfahrung

Seit 1992 wurden vom Autor in mehr als 300 Kreuzbandoperationen bioresorbierbare Schrauben der oben genannten Hersteller eingesetzt[1].

Bei den ersten 36 Patienten wurden total 37 Poly-(DL-lactid-)-/Poly-(glycolid) (PDLLGA-) und 28 Poly-(L-lactid-)(PLA-)Schrauben implantiert. Alle Patienten wurden nach 1 Jahr von einem weder an der Operation noch am postoperativen Verlauf beteiligten erfahrenen Orthopäden klinisch nachkontrolliert. Zusätzlich wurden CT-Scans, MRI und in 5 Fällen auch Knochenbiopsien durchgeführt [16]. Gemäß den Richtlinien der International Knee Documentation Committee (IKDC) waren die Resultate bei 32 von 36 Patienten normal. Bei 3 Patienten mit PGLLGA-Schrauben kam es postoperativ zu leichten Wundheilungsstörungen und Fistelungen an der tibialen Inzision. Sie heilten aber alle problemlos innerhalb der ersten 3 Monate ab.

Gegenwärtig führen wir radiologische und klinische Nachkontrollen der Patienten mit mehr als 2 Jahren postoperativem Verlauf durch. Ein Patient mußte 2 1/2 Jahre nach Indexoperation mit Implantation einer femoralen PDLLGA-Interferenzschraube und tibialer Fixation mit Metallschraube wegen massiver Aufweitung des Tibiatunnels und rezidivierender Instabilität erneut operiert werden. Die Ursache des schlechten Ergebnisses dieses Patienten war eindeutig die zu ventrale Lage des Tibiatunnels und das Einklemmen des Kreuzbandtransplantates in voller Streckung.

---

1 Eine ausführliche Beschreibung der Operationstechnik mit über 50 Grafiken der Einzelschritte kann auf dem Internet unter *http://www.datacomm.ch/kruzli* abgerufen werden.

Klinische Evaluation von bioresorbierbaren Verblockungsschrauben

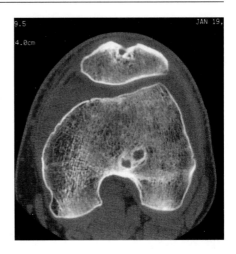

Abb. 2. Computertomogramm 1 Jahr nach Implantation einer bioresorbierbaren Schraube (PDLLGA) und der Entnahme von 2 Biopsiezylindern

Auch bei den übrigen Patienten sind bis heute keine Materialunverträglichkeitsreaktionen oder Probleme der Verankerung aufgetreten. MRI-Bilder zeigen ein ungestörtes Einwachsen der Knochenzapfen und eine je nach Schraubenmaterial unterschiedlich lange Auflösungszeit der Schrauben [14, 15] (Abb. 2).

Die mechanischen Anforderungen an eine Interferenzschraube

Obwohl Metall an sich höhere Festigkeitswerte erreicht als bioresorbierbares Material, ist es nicht überraschend, daß die beiden Materialien beim klinischen Einsatz als Interferenzschrauben in bezug auf die Festigkeit der Verankerung gleichwertig sind [8]. Bei der operativen Behandlung von Brüchen wird die Schraube mehr oder weniger im rechten Winkel zum Frakturspalt eingebracht und zieht so das eine Fragment gegen das andere (Prinzip der interfragmentären Kompression durch eine Zugschraube). Die volle Zugkraft lastet auf dem geringen Querschnitt der Schraube. Für diesen Einsatz ist verständlicherweise eine Schraube aus Metall wegen ihrer höheren Zerreißfestigkeit wesentlich besser geeignet als eine Schraube aus bioresorbierbarem Material.

Auf Interferenzschrauben wirken ganz andere Kräfte als auf Zugschrauben. Interferenzschrauben werden parallel zur Oberfläche von 2 verschiedenen Materialien eingebracht. Im speziellen Fall der Kreuzbandplastik wird die Interferenzschraube zwischen Knochenzapfen und Tunnelwand eingeschraubt, um so den Knochenzapfen gegen Zugkräfte zu sichern. In diesem Fall konzentrieren sich die Kräfte nicht auf den kleinen Querschnitt der Schraube, sondern sie verteilen sich entlang der ganzen Schraube. Es genügt, daß das Schraubenmaterial eine ähnlich hohe Zugfestigkeit besitzt wie das umgebende Knochenmaterial. Ein zusätzlicher Effekt der Interferenzschraube ist die Verblockung des Zapfens im Knochentunnel. Für diese Wirkung ist die Kompressionsfestigkeit des Schraubenmaterials ausschlaggebend. Sogar bioresorbierbare Schrauben haben eine höhere Kompressionsfestigkeit als Knochen (Abb. 3).

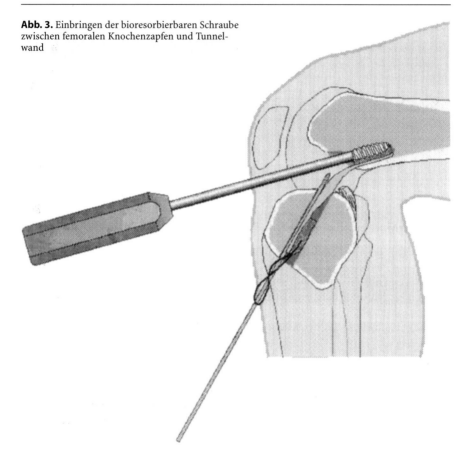

Abb. 3. Einbringen der bioresorbierbaren Schraube zwischen femoralen Knochenzapfen und Tunnelwand

„Konventionelle" bioresorbierbare Interferenzschrauben

Der Großteil der gegenwärtig erhältlichen bioresorbierbaren Schrauben sind einfache Kopien von Metallschrauben. Die Öffnung für den Schraubendreher hat im Querschnitt eine drei- oder sechseckige Form. Beim Eindrehen entstehen durch den Schraubendreher in der Schraube große Spannungen, die in einer Metallschraube selten zu Problemen führen. „Konventionellen" bioresorbierbaren Schrauben werden diese Kräfte aber oft zum Verhängnis und sie zerbrechen häufig schon vor dem vollständigen Einschrauben [2, 4, 17].

Wegen der besseren primären Festigkeit ist das kristalline Poly(L-lactid)(PLLA) das heutzutage am häufigsten implantierte bioresorbierbare Polymer geworden. Jedoch wurde in der letzten Zeit entdeckt, daß im Menschen die In-vivo-Abbaurate beim kristallinen PLLA beträchtlich länger ist, als ursprünglich vermutet wurde [3].

Resorbierbare kristalline Polymere zersetzen sich ungleichmäßig. Die Abbauprodukte bestehen z. T. aus unlöslichen Kristallen, die sich nur langsam weiter abbauen, dabei entzündliche Gewebereaktionen verursachen und sich in den Lymphknoten ansammeln können [18]. Daher sollte man mit dem klinischen Einsatz dieser kristallinen Formen bioresorbierbarer Polymere zurückhaltend sein und ein amorphes Polymer bevorzugen [1].

Für den VKB-Ersatz optimierte Schrauben und Schraubendreher

Es wurde daher eine spezielle Interferenzschraube aus geeignetem bioresorbierbarem Material entwickelt [14, 15]. Design und Produktion dieser Schraube (Sysorb) sind auf die besonderen Eigenschaften des bioresorbierbaren Materials zugeschnitten[2]. Die Sysorb-Schraube ist sehr leicht (0,7 g), und wird beim Menschen (vorläufige, noch nicht publizierte Studien) innerhalb von 12–24 Monaten vollständig abgebaut und durch Knochen ersetzt. Die Sysorb-Schraube besitzt kein Standardprofil, sondern ihr Gewindeprofil berücksichtigt die Materialeigenschaften des spongiösen Knochens und der bioresorbierbaren Schraube. Da die Schraube an der Tunnelwand und am Knochenzapfen diametral entgegengesetzten Kräften ausgesetzt ist, wurde das Gewindeprofil symmetrisch angelegt. Die 6 Rippen des Synos-Schraubendrehers sind so geformt, daß die Kraftübertragung entlang der ganzen Schraubenlänge stattfindet und beim Einschrauben keinerlei Zentrifugal- oder Torsionskräfte auftreten, die zum Bruch der Schraube führen könnten. Die schlüssige Kraftübertragung erlaubt es, die Schraube ohne vorgängiges Gewindeschneiden einzudrehen. Dadurch wird eine optimale Kompression des benachbarten Knochens erreicht (Abb. 4).

Infolge der günstigen Kraftübertragung des Schraubendrehers auf die Schraube kann diese aus dem mechanisch weniger robusten, amorphen Polymer Poly(DL-lactid) hergestellt werden. Dieses Polymer wird im menschlichen Körper besser (schneller und vollständig) resorbiert als das kristalline Poly (L-lactid) (vorläufige, noch nicht publizierte Studien).

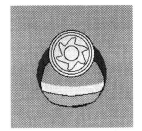

Abb. 4. Querschnitt einer Sysorb-Schraube, den Knochenzapfen komprimierend. Man beachte die spezielle Form des Schraubendreherantriebes

---

2 SYSORB ist ein registrierter Handelsname der SYNOS medical AG. Technische Unterlagen über die SYSORB-Schraube und die dazugehörigen Instrumente sind zu erhalten bei: SYNOS medical AG, Meriedweg 11, Postfach, CH-Niederwangen (Fax ++41 31 980 19 20)

Neue Operationstechnik

Seit Herbst 1995 werden vom Autor alle Kreuzbandrekonstruktionen nach einer neuen Operationsmethode durchgeführt: Der femorale und neu auch der tibiale Kanal werden dabei von der Gelenkfläche her angelegt [10]. Das tibiale Ende der 3fach um einen kleinen Knochenzapfen ihres distalen Sehnenansatzes geschlungenen Semitendinosussehne wird direkt unterhalb der tibialen Gelenkfläche im subchondralen Knochen mit einer Interferenzschraube fixiert. Das femorale Ende der Sehne wird ohne Knochenzapfen direkt im Knochenkanal mit einer 2. bioresorbierbaren Schraube verankert [6, 11, 12]. Das neue Ersatzkreuzband wird somit optimal direkt an den anatomischen Ansatzstellen des natürlichen VKB fixiert [5]. Bei der direkten Sehnenfixation mit der Sysorb-Schraube enstehen dank der runden Form der Gewindegänge keine Beschädigungen des Sehnentransplantates, und bei der gelenknahen Lage der Schrauben ist deren Bioresorption von Vorteil (Abb. 5).

Zusammenfassung

Technische Probleme mit dem Einsatz bioresorbierbarer Interferenzschrauben beim operativen Ersatz des VKB konnten durch eine optimale Anpassung der Schraube und des zugehörigen Schraubendrehers an die besonderen Aufgaben einer Interferenzschraube mit der Sysorb-Schraube gelöst werden. Unter normalen Umständen kommt es beim Eindrehen dieser Schrauben nicht mehr zum gefürchteten Schraubenbruch [14, 15].

Das in der Sysorb-Schraube verwendete Poly (DL-lactid) (PDLLA) ist ein ähnliches Polymer wie das kristalline PLLA, aber etwas weniger hart. Es wird rascher und

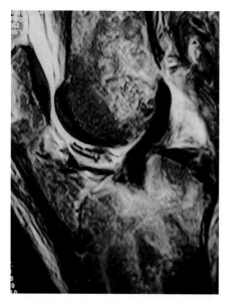

Abb. 5. Kernspintomogramm, 2 Monate nach VKB-Ersatzoperation mit 3facher Semitendinosussehne und der „All-inside-Technik". Die femorale und tibiale Fixation erfolgte mittels bioresorbierbarer Interferenzschrauben

vollständig abgebaut, da es in einer amorphen Form vorliegt. Mechanische Nachteile des biologisch vorteilhafteren PDLLA konnten durch eine neuartige Schraubenform ausgezeichnet kompensiert werden. Die Sysorb-Schraube eignet sich dank der nichttraumatisierenden Gewindegänge und des großen Kerndurchmessers auch zur gelenknahen direkten Verankerung der Semitendinosussehne.

Literatur

1. Andriano KP, Pohjonen T, Törmälä P (1994) Processing and characterization of absorbable polylactide polymers for use in surgical implant. J Appl Biomater 5: 133–140
2. Barber FA, Elrod BF, McGuire DA, Paulos LE (1995) Preliminary results of an absorbable interference screw. Arthroscopy 11: 573–548
3. Böstman O, Pihlajamäki HK, Partio EK, Rokkanen PU (1995) Clinical biocompatibility and degradation of polylevolactide screws in the ankle. Clin Orthop 320: 101–109
4. Brown G, Pena F, Grontvedt T, Aune A, Engebretsen L (1995) Comparison of fixation strength between metallic and bioabsorbable interference screws. Proc AAOSM
5. Dye O (1996) The future of anterior cruciate ligament restoration. Clin Orthop 325: 130–139
6. Grana WA, Egle DM, Mahnken R, Goodhart CW (1994) An analysis of autograft fixation after anterior cruciate ligament reconstruction in a rabbit model. Am J Sports Med 22: 344–351
7. Johnson LL (1995) Comparison of bioabsorbable and metal interference screws in anterior cruciate ligament reconstruction: a clinical trial. Proc AAOSM, San Francisco
8. Kousa P, Järvinen TLN, Pohjonen T, Kannus P, Kotikoski M, Järvinen M (1995) Fixation strength of a biodegradable screw in anterior cruciate ligament reconstruction. J Bone Joint Surg [Br] 77/6: 901–905
9. Kurosaka M, Yashiysa S, Andrish JT (1987) A biomechanical comparison of different surgical techniques of graft fixation for anterior cruciate ligament reconstruction. Am J Sports Med 15: 225–229
10. Morgan CD, Kalman DO, Grawl DM (1995) Definitive landmarks for reproducible tibial tunnel placement in anterior cruciate ligament reconstruction. Arthroscopy 11/3: 275–288
11. Pincewsky L, Otto D, Clingeleffer A (1996) MRI and histologic results of ACL reconstruction using hamstring tendon graft and interference screw fixation. J Bone Joint Surg [Br] 78 [Suppl II, III]: 122
12. Rodeo SA, Arnoczky SP, Torzilli AA, Hidaka C, Warren RF (1995) Tendon-healing in a bone tunnel. A biomechanical and histological study in the dog. J Bone Joint Surg [Br] 77/6: 901–905
13. Shellock FG, Mink JH, Curtin S, Friedman FJ (1992) MR imaging and metallic implants for anterior cruciate ligament reconstruction: assessment of ferromagnetism and artifact. J Magn Reson Imaging 2: 225–228
14. Stähelin AC, Feinstein R (1995) Bioabsorbable interference screws for ACL reconstruction: two years of clinical experience. Proc Sports Med 2000, Stockholm, Sweden, June 1995
15. Stähelin AC, Feinstein R, Friederich N (1995) Clinical experience using a bioabsorbable interference screw for ACL reconstruction. Proc. AAOS, Orlando 1995 Orthop Transact 19: 287–288
16. Stähelin AC, Weiler A, Rüfenacht H, Hoffman R, Geissman A, Feinstein R (1997) Clinical Degradation and Biocompatibility of Different Bioabsorbable Interference Screws. Arthroscopy 13: 238–234
17. Toljan MA, Orthner E (1995) Bioabsorbable interference screws in ACL surgery. Proc AAOSM, San Francisco
18. Verheyen CCPM, de Winjn JR, Van Blitterwijk CA, Rozing PM, de Grott K (1993) Examination of afferent lymph nodes after 2 years of transcortical implantation of poly(L-lactide) containing plugs: A case report. J Biomed Mater Res 27: 115–118

Klinische Erfahrung mit der PDS-Kordel-II-Augmentation bei operativer Versorgung frischer proximaler VKB-Rupturen – Zweijahresergebnisse

G. Hehl[1], W. Strecker[1], U. Becker[1], M. Richter[2] und H. Kiefer[3]

1 Abt. Unfallchirurgie, Universität Ulm, Steinhövelstraße 9, D-89075 Ulm
2 Rehabilitationskrankenhaus Ulm, Oberer Eselsberg 45, D-89081 Ulm
3 Lukas Krankenhaus, Hindenburgstr. 56, D-32257 Bünden

Einleitung

Die Behandlung von Verletzungen des vorderen Kreuzbandes stellt eine besondere Herausforderung dar, wobei insbesondere die Frage nach der optimalen Behandlung der frischen Ruptur bis heute unbeantwortet ist. Die rein konservative Therapie und die arthroskopische Resektion des rupturierten vorderen Kreuzbandes (VKB) mit anschließendem muskulären Aufbautraining [1, 5, 23, 25] sind für den sportlich aktiven Patienten weitgehend verlassen worden. Ergebnisse von Langzeituntersuchungen [9, 12, 13] zeigten, da infolge zunehmender Instabilität Folgeschäden an Menisken und Knorpeln auftreten.

Operative Therapieregimes bei der akuten VKB-Ruptur sind einerseits die Refixation des rupturierten Bandes und andererseits die primäre Rekonstruktion mit einem Sehnentransplantat. Der VKB-Ersatz mittels Patellar- oder Semitendinosussehne gilt heute als „Golden Standard", die Operationstechnik ist standardisiert, die biomechanische Stabilität ist gewährleistet und die bisherigen Ergebnisse sind gut [5, 8, 17, 28]. Langzeitergebnisse liegen jedoch noch nicht in ausreichender Zahl vor, offene Fragen sind eine möglicherweise erhöhte Arthroserate nach VKB-Plastik [6]. Ferner müssen als Nachteile der Bandplastik die Schwächung eines weiteren Stabilisators am bereits bandgeschwächten Kniegelenk und die fehlende postoperative Propriozeption [3, 11] diskutiert werden [20, 24].

Bei der Durchsicht der Literatur von Ergebnissen nach operativer Refixierung eines frisch rupturierten VKB finden sich kontroverse Aussagen. Die Mehrheit der Autoren vertritt analog zu Feagin [7] die Meinung, da die primäre Rekonstruktion des VKB durch Reinsertion oder Naht ohne Augmentation aufgrund schlechter Langzeitergebnisse nicht mehr empfohlen werden kann [4, 18, 26]. In letzter Zeit ist demgegenüber eine Zunahme von Publikationen zu beobachten, die über gute Ergebnisse der primären Bandnaht von VKB-Rupturen berichten, wenn die Rupturstelle proximal liegt, die Ansatzstelle knöchern angefrischt und eine extra- oder intraartikuläre Augmentation mit der Möglichkeit einer frühfunktionellen Rehabilitation vorgenommen wird [14, 30].

Im Rahmen einer prospektiven Studie sollte untersucht werden, ob unter bestimmten Bedingungen eine transossäre Refixation von frischen, proximalen VKB-Rupturen zu einem stabilen Band führen kann.

Vorbedingung von seiten des Patienten war eine frische, proximale VKB-Ruptur mit mehr oder weniger erhaltendem Synovialschlauch. Die speziellen operationstechnischen Details bestanden aus einer knöchernen Anfrischung des femoralen VKB-Ansatzes zur Optimierung der Blutversorgung, einer die Durchblutung des reinserierten VKB nicht kompromittierenden Nahttechnik sowie einer intraartikulären Augmentation mit einer speziellen PDS-Kordel zum Schutz des reinserierten VKB in der Einheilungsphase und zur Gewährleistung einer freifunktionellen Nachbehandlung unter der Annahme einer optimierten Bandheilung [2, 15, 27].

Material und Methoden

An der Universität Ulm wurden von 1991 bis 1993 33 Patienten (Durchschnittsalter 31,1 +/- 12,5 Jahre) mit frischen proximalen VKB-Rupturen im Rahmen einer prospektiven Studie mittels einer speziellen, eigens entwickelten Technik der transossären Refixation mit PDS-Kordel-II-Augmentation (Fa. Ethicon) operativ versorgt [16]. Das Intervall zwischen Verletzung und Operationszeitpunkt betrug im Mittel 7,3 ± 4,5 Tage. Nach arthroskopischer Versorgung von Begleitverletzungen wie Meniskusrupturen wird zur besseren Übersicht der in der Regel hypertrophierte Hoffa-Fettkörper mit dem Shaver teilreseziert, wobei darauf zu achten ist, da das rupturierte VKB nicht mitangesaugt und zusätzlich verletzt wird. Für die operative Naht des VKB muß das anteromediale Portal auf ca. 1 cm erweitert werden, ohne daß hierbei Weichteilsepten, die den späteren Fadeneinzug behindern könnten, zurückbleiben. Als 1. Schritt hat sich die Anlage der transtibialen Bohrlöcher (Durchmesser 2,5 mm) zum späteren Einzug der PDS-II-Kordel mit Hilfe einer Ziellehre bewährt. Die Austrittslöcher der PDS-Kordel-II kommen medial und lateral des tibialen VKB-Ansatzes etwa in der dorsalen Hälfte zu liegen, um eine Beeinträchtigung der Streckung zu vermeiden. Danach wird der VKB-Stumpf mit Hilfe einer Nahtzange nach Caspari schrittweise 4–5 mal mit U-Nähten (oer oder 2/oer PDS) gefaßt. Nach Durchführung einer Notchplastik und Darstellung des femoralen VKB-Ansatzes wird eine doppelläufige Bohrbüchse über das anteromediale Portal eingeführt und am femoralen VKB-Ansatz aufgesetzt.

In ca. 90–100° Knieflexion werden die transfemoralen Bohrlöcher zum Durchzug der U-Nähte und der PDS-Kordel-II mit dem 3,2-mm-Bohrer gebohrt und über eine separate, laterale Inzision ventral des Septum intermusculare nach Abschieben des M. vastus lateralis ausgeleitet. Über Schlingen werden die vorgelegten U-Nähte und die PDS-Kordel-II (von tibial nach femoral) eingezogen. In 10° Flexion wird die PDS-Kordel-II unter 50N Vorspannung mit Hilfe einer Großfragmentspongiosaschraube plus Unterlagscheibe fixiert, die U-Nähte werden über die femorale Knochenbrücke geknotet.

Die Nachbehandlung erfolgte freifunktionell mit einer Bewegungslimitierung für Streckung bzw. Beugung von 0-0-90° für 6 Wochen postoperativ. Die Belastung wurde sukzessive bei erguß- und schmerzfreiem Kniegelenk bis zur Vollbelastung innerhalb dieses Zeitraums aufgebaut.

Ergebnisse

Sämtliche Patienten konnten im Mittel 2 Jahre postoperativ (20–28 Monate) mittels des IKDC-Kniedokumentationsbogens nachuntersucht werden. Subjektiv gaben 22 Patienten (66,7%) an, sie hätten eine normale Kniefunktion. Weitere 10 Patienten

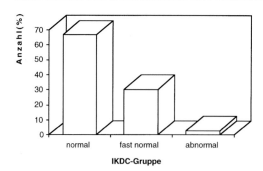

Abb. 1. Subjektive Beurteilung der Kniegelenkfunktion (n = 33)

(30,3%) schätzten ihre Kniefunktion als subjektiv fast normal ein, nur 1 Patient (3%) als abnorm (Abb. 1). 20 Patienten (60,6%) waren durch die Kniegelenksoperation in ihrer Aktivität nicht beeinflußt, 11 Patienten (33,3%) nur gering und 1 Patient (6,1%) in größerem Umfang.

Die Prüfung der vorderen Kniegelenkstabilität ergab bei 28 Patienten (84,9%) einen harten Bandanschlag. Der Lachmann-Test war bei 15 Patienten (45,5%) negativ, bei 16 Patienten (48,5%) 1fach positiv und bei 2 Patienten (6%) 2fach positiv. Die objektive vordere Schubladendifferenz im KT 1000 mit maximaler Kraft betrug bei 16 Patienten (48,5%) 1–2 mm, bei 14 Patienten (42,5%) 3–5 mm, bei 2 Patienten (6%)

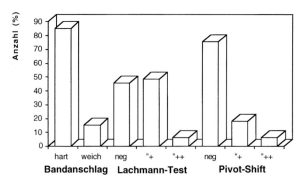

Abb. 2. Klinische Kriterien der vorderen Kniegelenkstabilität (n = 33)

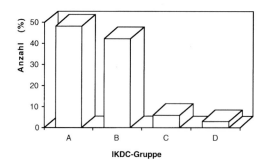

Abb. 3. Objektive vordere Schublade im KT 1000 unter Maximalkraft (n = 33)

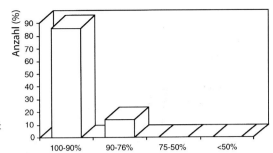

Abb. 4. Muskelkoordinationsfähigkeit im Einbeinsprungtest – prozentualer Anteil zur Gegenseite

6–10 mm und bei 1 Patienten (3%) >10 mm. Der Pivot-shift-Test war bei 25 Patienten (75,8%) negativ, bei 8 Patienten (24,2%) positiv (Abb. 2, 3).

Bei der Untersuchung der Kniegelenkbeweglichkeit fanden sich bei 32 Patienten (97%) eine freie Streckung und bei 30 Patienten (91%) eine freie Beugung.

Die Prüfung der Kniegelenkskoordinationsfähigkeit mittels funktioneller Tests konnte an 29 Patienten ausgewertet werden. Im Einbeinsprungtest zeigten 25 Patienten keine oder geringe Seitendifferenz (100–90%), 4 Patienten wiesen eine Seitendifferenz zwischen 90–76% auf (Abb. 4).

Postoperative Komplikationen konnten bei 7 Patienten beobachtet werden. Es handelte sich bei 4 Patienten um eine entzündliche Reaktion gegenüber der PDS-Kordel-II, 3 Patienten wurden revidiert, wobei eine bakterielle Infektion ausgeschlossen werden konnte. Nicht revisionsbedürftige Hämatombildungen traten bei 4 Patienten auf. Nerven- oder Gefäßverletzungen waren nicht nachweisbar.

Diskussion

Bei der Behandlung der VKB-Ruptur, insbesondere bei chronischen Instabilitäten, ist der VKB-Ersatz mittels Patellar- oder Semitendinosussehne als „Golden Standard" allgemein anerkannt [4, 17, 28]. Die Operationstechniken sind standardisiert und es werden gute Ergebnisse insbesondere im Hinblick auf die postoperative Stabilität berichtet [5, 8, 17, 28]. Allerdings ist die Frage des Langzeitverlaufs nach VKB-Bandplastik noch offen. Erste Langzeitergebnisse zeigen eine erhöhte Arthroserate nach VKB-Ersatz nach einer Laufzeit von ca 10 Jahren trotz guter Bandstabilität [6]. Eine mögliche Erklärung für diese Beobachtung geben McCarthy et al., die an Primaten nachweisen konnten, daß nach VKB-Ersatzplastik ein erhöhter Knorpeldruck mit konsekutiven Knorpelschaden auftreten kann [19]. Ferner müssen als Nachteile der Bandplastik die Schwächung eines weiteren Stabilisators am bereits bandgeschwächten Kniegelenk und die fehlende postoperative Propriozeption diskutiert werden [3, 11, 20, 24].

Es stellt sich somit die Frage nach Alternativen in der Behandlung der insbesondere frischen VKB-Ruptur mit dem Bestreben, das genuine Band zu erhalten.

Betrachtet man die Literatur im Hinblick auf die Ergebnisse der VKB-Naht, sind die meisten Autoren der Ansicht, daß die VKB-Naht nicht funktioniert [4, 7, 18, 26]. Analysiert man die angewandte Operationstechnik unter Berücksichtigung der heutigen Erkenntnisse der Bandheilung, so zeigt sich rasch, daß die Mißerfolge vorprogrammiert waren. Exemplarisch sei die Technik von Feagin et al. [7] angeführt:

- Voraussetzung für die Bandheilung ist eine ausreichende Durchblutung des refixierten Bandstumpfes. Operationstechnisch wird dies durch eine die Durchblutung nicht kompromitierende Nahttechnik und durch ein knöchernes Anfrischen der Bandansatzstelle gewährleistet. Beide Bedingungen waren in der Feagin-Technik nicht erfüllt. Der Bandstumpf wurde mit Durchflechtungsnähten gefaßt, eine knöcherne Anfrischung erfolgte nicht.
- Für die Bandreinsertion eignen sich nur proximale VKB-Rupturen [14, 31]. Neurath et al. konnten zeigen, daß das VKB proximal die höchste Arteriolendichte aufweist [21]. In der Arbeit von Feagin wurden sämtliche VKB-Rupturen analog versorgt mit schlechten Resultaten der intraligamentären Risse.
- Nach Arnoczky et al. wird die Bandheilung durch die Funktion optimiert [2]. Newton et al. beobachteten eine Verminderung der Fibroblasten durch Immobilisation [22]. Auch diese Erkenntnisse waren bei Feagin mit einer 6wöchigen postoperativen Immobilisation mit anschließender restriktiver Rehabilitation nicht erfüllt.

Unter Berücksichtigung der oben ausgeführten Erkenntnisse der Bandheilung und unter der Annahme, daß ein rupturiertes Band unter bestimmten Bedingungen heilen kann, haben wir eine eigene Operationstechnik entwickelt.

Analog zu anderen Autoren werden nur proximale VKB-Rupturen bis zu 14 Tage nach dem Unfall versorgt [14, 31]. Um eine ausreichende Durchblutung des Bandstumpfes zu gewährleisten, kommen transossäre U-Nähte und keine Durchflechtungsnähte zur Anwendung. Der femorale VKB-Ansatz wird in Verbindung mit einer Notchplastik knöchern angefrischt. Eine frühfunktionelle Nachbehandlung zur Optimierung der Bandheilung [2] wird durch eine extra- oder intraartikuläre Augmentation zum Schutz des reinserierten VKB während der Einheilungsphase gewährleistet [15, 27]. Bei unserem Patientenkollektiv wird ein resorbierbares Implantat (PDS-Kordel-II, Fa. Ethicon) als intraartikuläre, parallel des transossär reinserierten VKB verlaufende Augmentation verwendet [16]. Abweichend von unserer Technik führen Kdolsky et al. eine intraartikuläre, nichtresorbierbare Augmentation mittels LAD-Band durch [14]. Steadman et al. kombinieren die VKB-Naht mit einer extraartikulären Augmentation mittels Iliotibialtenodese [31]. Nachteilig gegenüber den intraartikulären Techniken ist hierbei, daß zusätzlich ein offenes Operationsverfahren mit potentieller Traumatisierung der Kniegelenkstrukturen vorgenommen werden muß.

Unsere Zweijahresergebnisse mit oben beschriebener Technik sind, wie auch die Ergebnisse der anderen Autoren [14, 31], ermutigend. 67% bzw. 30% unserer Patienten berichteten subjektiv über eine normale bzw. fast normale Kniegelenkfunktion. Die Prüfung der Bandstabilität ergab in 84% einen harten Bandanschlag und in 75% einen negativen Pivot-shift-Test als Kriterium für eine klinisch relevante vordere Knieinstabilität. Die objektive vordere Schublade im KT 1000 lag in 91% der Fälle unter 5 mm. Kdolsky et al. fanden sogar in 97% eine normale Bandstabilität [14]. Hinsichtlich der postoperativen Beweglichkeit konnten bei 9% der Patienten Streckdefizite unter 10° bzw. Beugedefizite $< 15°$ beobachtet werden. Dies entspricht den Ergebnissen von Kdolsky et al., die ebenfalls bei 9% ihrer Patienten Bewegungseinschränkungen feststellen konnten [14]. In Übereinstimmung mit anderen Autoren [8, 14, 31] möchten wir die Bedeutung einer frühfunktionellen Nachbehandlung, wie von

Shelbourne [29] beschrieben, für das postoperative Ergebnis hervorheben. Unsere Nachbehandlung erfolgt ohne Brace. Die Kniegelenkbeweglichkeit ist in den ersten 6 Wochen postoperativ für Streckung bzw. Beugung auf 0-0-90° limitiert. Vollbelastung wird bei Erguß- und Schmerzfreiheit und einem Streckdefizit < 5° so früh als möglich erlaubt. In den ersten postoperativen Wochen liegt der Schwerpunkt bei einem Muskelkoordinationstraining, ab der 7. Woche werden gezielte isokinetische Muskelkräftigungsübungen durchgeführt [10].

Zusammenfassend kann festgestellt werden, daß sich die transossäre Refixation von frischen, proximalen VKB-Rupturen mit PDS-Kordel-II-Augmentation 2 Jahre postoperativ als geeignetes Verfahren darstellt. Die subjektive Einschätzung der Kniefunktion ergab bei 97 % der Patienten normale oder fast normale Verhältnisse. Objektiv fanden sich bei 91 % der Patienten eine maximale vordere Schubladendifferenz zur Gegenseite von < 5 mm. In 75,8 % der Fälle war der Pivot-shift-Test negativ.

Literatur

1. Andersson C, Odensten M, Gillquist J (1991) Knee function after surgical or nonsurgical treatment of acute rupture of the anterior cruciate ligament: a randomized study with a long-term follow-up period. Clin Orthop 264: 255-263
2. Arnoczky SP, Grewe SR, Paulos LE et al (1991) Instability of the anterior and posterior cruciate ligaments. Instr Course Lect 40: 199-270
3. Barrett DS (1991) Proprioception and function after anterior cruciate reconstruction. J Bone Joint Surg [Br] 73: 833
4. Clancy WG, Nelson DA, Reider B, Narechania RG (1982) Anterior cruciate ligament reconstruction using one-third of the patellar ligament augmented by extraarticular tendon transfers. J Bone Joint Surg [Am] 64: 352
5. Clancy WG, Ray JM, Zoltan DJ (1988) Acute tears of the anterior cruciate ligament. Surgical versus conservative treatment. J Bone Joint Surg [Am] 70: 1483-1488
6. Daniel DM (1993) Selecting patients for ACL surgery. In: Jackson DW, Prnoczyk SP, Frank CB (eds) The anterior cruciate ligament: current and future concepts. Raven, New York
7. Feagin JA, Curl WW (1976) Isolated tear of the anterior cruciate ligament: five-year follow-up study. Am J Sports Med 4: 95-100
8. Grontvedt T, Engebretsen L, Benum P, Strand T (1996) A prospective, randomized study of three operations for acute rupture of the anterior cruciate ligament. J Bone Joint Surg [Am] 78: 159-168
9. Hawkins RJ, Misamore GW, Merritt TR (1986) Follow-up for the acute nonoperated isolated anterior cruciate ligament tear. Am J Sports Med 14: 205-210
10. Hehl G, Hoellen I, Wissmeyer T, Ziegler U (1995) Isokinetisches Muskeltraining mit hohen Bewegungsgeschwindigkeiten in der Rehabilitation nach operativer Versorgung frischer vorderer Kreuzbandrupturen. Z Orthop 133: 306-310
11. Johansson H, Sjolander P, Sojka P (1991) A sensory role for the cruciate ligaments. Clin Orthop 268: 161 pp
12. Johnson RJ, Eriksson E, Haggmark T, Pope MH (1984) Five- to ten-year follow-up evaluation after reconstruction of the anterior cruciate ligament. Clin Orthop 183: 122-140
13. Kannus P, Järvinen M (1987) Conservatively treated tears of the anterior cruciate ligament - long term results. J Bone Joint Surg [Am] 59: 1007-1012
14. Kdolsky R, Kwasny O, Schabus R (1993) Synthetic augmented repair of proximal ruptures of the anterior cruciate ligament. Clin Orthop 295: 183-189
15. Kennedy JC (1983) Application of prothetics to anterior cruciate ligament reconstruction and repair. Clin Orthop 172: 125-127
16. Kiefer H, Hehl G (1994) Transossäre Kreuzbandreinsertion mit PDS-Kordel II-Augmentation ansatznaher Risse des vorderen Kreuzbandes. Fa. Ethicon, S 90 (Im Dienste der Chirurgie)
17. Lobenhoffer P, Tscherne H (1993) Die Ruptur des vorderen Kreuzbandes. Unfallchirurg 96: 150-168
18. Lysholm J, Gillquist J, Liljedahl SO (1982) Long term results after early treatment of knee injuries. Acta Orthop Scand 53: 109-118

19. McCarthy JA, Howe Z, Lippiello L (1993) The effect of ACL defiency and reconstruction on knee articular cartilage. Trans Orthop Res Soc 18: 344
20. Müller W (1982) Das Knie. Springer, Berlin Heidelberg New York
21. Neurath M, Stofft E (1992) Fascicular and sub-fascicular architecture of the cruciate ligament. Unfallchirurg [D] 18(3): 125–132
22. Newton PO, Woo SLY, Kitabayashi LR, Lyon RM, Anderson DR, Akeson WH (1990) Ultrastructural changes in knee ligaments following immobilization. Matrix 10: 314–319
23. Noyes FR, McGinniss GH (1985) Controversy about treatment of the knee with anterior cruciate laxity. Clin Orthop 198: 61
24. O'Donoghue DD, Frank GR, Jeter GL, Johnson W, Zeiders JW, Kenyon R (1971) Repair and reconstruction of anterior cruciate ligament in dogs. Factors influencing long-term results. J Bone Joint Surg [Am] 53: 710–718
25. Odensten M, Hamberg P, Nordin M, Lysholm J, Gillquist J (1985) Surgical or conservative treatment of acutely torn anterior cruciate ligament: A randomized study with short-term follow-up observations. Clin Orthop 198: 87
26. Sandberg R, Balkfors B, Nilsson B, Westlin N (1987) Operative versus nonoperative treatment of recent injuries to the ligament of the knee. J Bone Joint Surg [Am] 69: 1120–1126
27. Schabus R (1988) Die Bedeutung der Augmentation für die Rekonstruktion des vorderen Kreuzbandes. Acta Chir Austriaca 76 (Suppl): 25
28. Sgaglione NA, Warren RF, Wickiewicz TL, Gold DA, Panariello RA (1990) Primary repair with semitendinosus tendon augmentation of acute anterior cruciate ligament injuries. Am J Sports Med 18: 64–73
29. Shelbourne KD, Wilckens JH (1991) Arthrofibrosis in the acute anterior cruciate ligament reconstruction: the effect of timing of reconstruction and rehabilitation protocol. Orthop Trans 15: 88–89
30. Sherman MF, Lieber L, Bonamo JR (1991) The long-term follow-up of primary anterior cruciate ligament repair. Am J Sports Med 19: 243–255
31. Steadman JR, Rodkey WG (1993) Role of primary anterior cruciate ligament repair with or without augmentation. Clin Sports Med 12: 685–695

Klinische Ergebnisse nach Verletzungen des AC-Gelenkes (Tossy III) und PDS-Kordel-Fixation

S.P. Mönig, H.J. Helling und K.E. Rehm

Klinik und Poliklinik für Unfall-, Hand- und Wiederherstellungschirurgie der Universität zu Köln, Josef-Stelzmann-Str. 9, D-50924 Köln

Einleitung

Die Schultereckgelenksprengung ist nach der Klavikulafraktur und den Luxationen und Frakturen des proximalen Humerus die dritthäufigste Verletzung des Schultergürtels [4]. Meist führt ein direktes Trauma mit Sturz auf die Schulter bei adduziertem Arm zur Ruptur der stabilisierenden Bänder. Ursächlich handelt es sich vor allem um Sportunfälle [6], angeführt von Fahrradstürzen und Verletzungen bei Ballspielen.

Nach Tossy lassen sich 3 verschiedene Schweregrade der Akromioklavikularsprengung unterscheiden [13]. Während Zerrungen der Bänder (Tossy I) keine Dislokationen auslösen, kommt es beim Grad Tossy II zu einer Ruptur des Lig. acromioclaviculare, wodurch das laterale Klavikulaende um weniger als Schaftbreite nach kranial subluxiert. Wenn zusätzlich auch das Lig. coracoclaviculare zerreißt, liegt eine vollständige Sprengung (Tossy III) des Schultereckgelenkes vor.

Eine differenziertere Einteilung der Schultereckgelenkverletzungen mit 6 Schweregraden ist auf Rockwood zurückzuführen, der die Tossy-III-Verletzungen in weitere, z. T. sehr seltene Untergruppen unterteilt [9].

Während die Tossy-I- und -II-Verletzungen konservativ behandelt werden, gilt die komplette Schultereckgelenksprengung Tossy III in Europa in der Mehrzahl der Kliniken als Operationsindikation. Diskutiert wird jedoch auch eine konservative Therapie der kompletten Tossy-III-Schultereckgelenksprengung [1, 5].

Bislang wurden über 150 verschiedene Operationstechniken zur Versorgung der Akromioklavikular-(AC-)Gelenkluxation angegeben [9].

Da metallische Implantate nach Schultereckgelenksprengungen komplikationsträchtig sind und immer zur Metallentfernung einen Zweiteingriff erfordern, erfolgte in unserer Klinik seit 1986 neben der anatomischen Rekonstruktion der rupturierten Bänder eine Entlastung und Sicherung der Bandnaht durch eine PDS-Kordel [8].

In einer retrospektiven Studie wurde der Therapieerfolg nach PDS-Nahtsicherung in bezug auf klinische und radiologische Kriterien unter Berücksichtigung der Sonographie überprüft.

Patienten und Methoden

Zwischen 1989 und 1994 operierten wir bei 39 Patienten eine AC-Gelenksprengung Typ Tossy III durch eine Bandnaht mit PDS-Augmentation. Das Durchschnittsalter der Patienten betrug 33,4 Jahre (SE ± 10,8; range: 20–63). Zur Operation kamen 32

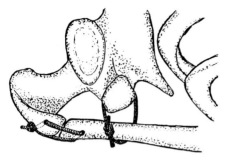

Abb. 1. Technik der PDS-Augmentation

männliche und 7 weibliche Verletzte. Unfallursache war 20mal ein Sportunfall, 12mal ein Verkehrsunfall und in 7 Fällen lagen andere Ursachen wie häusliche Unfälle und Arbeitsunfälle vor.

Die Patienten wurden nach einheitlicher Technik durch eine PDS-Augmentation versorgt (Abb. 1). Die Freilegung erfolgt über einen sog. Säbelhiebschnitt in halbsitzender Position. Das Korakoid wird mit einer 1,5-mm-PDS-Kordel umschlungen. Am AC-Gelenk werden 2 Bohrkanäle zum Durchzug einer weiteren PDS-Kordel angelegt. Zur eigentlichen Bandnaht wird monophiles resorbierbares Material (0er PDS) verwendet. Die Fäden werden zunächst nur vorgelegt. Es erfolgt zuerst die Einrichtung des lateralen Klavikulaendes, wobei die Reposition durch einen temporären Kirschner-Draht gesichert werden kann. Nun werden die Bandnähte verknüpft, ebenso die um Korakoid und Klavikula angelegte PDS-Kordel. Abschließend wird durch die Bohrlöcher im lateralen Klavikulaende bzw. dem Akromion die 2. PDS-Kordel durchgezogen und als achterförmige Schlaufe angelegt und verknüpft. Der Kirschner-Draht kann jetzt entfernt werden. Die Nachbehandlung erfolgt frühfunktionell ab dem 1. postoperativen Tag mit Pendelübungen und Elevation des Armes bis zur Horizontalen. Ab der 6. Woche wird unter krankengymnastischer Anleitung die volle Beweglichkeit im Schultergelenk auftrainiert. Volle Sporttauglichkeit ist in der Regel nach 3 Monaten gegeben.

Intraoperative Komplikationen wurden in unserem Krankengut nicht beobachtet. An postoperativen Komplikationen traten bei 2 Patienten Wundheilungsstörungen auf. Ein Rezidiv nach frühzeitiger sportlicher Belastung mußte bei einem Patienten 6 Wochen nach der Erstoperation durch einen Revisionseingriff behandelt werden. Dieser Patient ist 6 Monate nach dem Zweiteingriff mit erneuter PDS-Augmentation beschwerdefrei und voll sportfähig.

Nachuntersuchung

Alle Patienten konnten in einer durchschnittlichen Beobachtungszeit von 29,5 Monaten (SE $\pm$ 21, range: 2–74) nachuntersucht werden. Zur Beurteilung wurden neben dem subjektiven Befinden die Beweglichkeit im Schultergelenk, die Stellung des AC-Gelenkes sowie radiologische Befunde berücksichtigt. Die Bewertung der subjektiven Beschwerden, der klinischen Untersuchung sowie der radiologischen Diagnostik erfolgte nach dem Taft-Score [11].

Tabelle 1. Taft-Score

1. Subjektive Bewertung	*Schmerzen und Bewegungseinschränkung*	
	Beschwerdefrei	4
	Schmerzen/Bewegungseinschränkung bei starker Belastung oder bei Wetterwechsel	3
	Beschwerden bei normaler Belastung	2
	Beschwerden bereits in Ruhe	1
2. Objektive Bewertung	*Einschränkung der Kraft und des Bewegungsausmaßes im Vergleich zur unverletzten Schulter*	
	Keine Einschränkung	4
	Einschränkung der Kraft oder der Beweglichkeit um 1/3	3
	Einschränkung der Kraft oder der Beweglichkeit um 1/2 bis 2/3	2
	Einschränkung der Kraft *oder* der Beweglichkeit um mehr als 2/3, bzw. Einschränkung der Kraft *und* der Beweglichkeit um mehr als 1/3	1
3. Radiologische Bewertung	*Grad der AC-Stufe und posttraumatische degenerative Veränderungen*	
	Normalbefund	4
	Subluxation	3
	AC-Gelenkdislokation um Schaftbreite und mehr	2
	Posttraumatische Arthrose	1

Tabelle 2. Langzeitergebnisse nach Taft-Score (3–12 Punkte)

Durchschnittswert (Punkte)	Patienten (n=39)
12–10	26
9–7	11
6–4	2
3	0

Die Bewertung nach dem Taft-Score mit einer Punkteskala von 3–12 (Tabelle 1) ergab einen Durchschnittswert von 10,2 Punkten (Tabelle 2). Radiologisch konnte bei 10 Patienten (25,6%) eine Subluxation der Clavikula und bei 7 Patienten (17,9%) eine Arthrose des AC-Gelenkes festgestellt werden. Zum Zeitpunkt der Nachuntersuchung waren 19 Patienten (48,7%) völlig beschwerdefrei und sehr mit dem Operationsergebnis zufrieden. Gelegentliche Beschwerden bei insgesamt gutem Ergebnis und voller Sporttauglichkeit gaben 16 Patienten (44%) an. Lediglich 4 Patienten (10,3%) mit radiologisch nachgewiesener Subluxation und AC-Gelenkarthrose klagten über stärkere Beschwerden auch bei geringer Belastung, eine Einschränkung der Beweglichkeit der Schulter sowie fehlende Sporttauglichkeit.

Alle nachuntersuchten Patienten wurden einer sonographischen Kontrolle des AC-Gelenkes unterzogen. Die sonographische Diagnostik erfolgte nach einem standardisierten Untersuchungsverfahren [2]. Die Ergebnisse der durchgeführten Sonographie korrelierten in 32 von 39 Fällen mit denen der konventionellen Röntgenaufnahmen (82,1%).

Diskussion

Die Vielzahl der angegebenen Operationsverfahren ist Hinweis dafür, daß keine Einigkeit über das günstigste operative Verfahren besteht [9, 10]. Das Repositionsergebnis von Luxationen des Schultereckgelenkes kann durch direkte oder indirekte Techniken gesichert werden. Besonders die direkten Verfahren, bei denen die Luxation mit Schrauben, Platten oder Kirschner-Drähten gesichert wird, haben eine hohe Komplikationsrate [6, 11]. Die Mehrzahl der Autoren plädiert deshalb für die Verwendung resorbierbarer Materialien [3]. So berichtet Pfahler von guten bis sehr guten Ergebnissen nach PDS-Augmentation in 95% der operierten Fälle [7]. Die PDS-Augmentation bietet eine gleich zuverlässige Fixation des Schultereckgelenkes wie metallische Implantate. Die Verwendung von resorbierbarem Material vermeidet eine Metallwanderung oder einen Implantatbruch mit evtl. zusätzlich notwendigen Reeingriffen. Außerdem besteht der Vorteil eines nur einmaligen kurzen stationären Aufenthaltes, da die Metallentfernung entfällt. Der Vermeidung der Komplikationen metallischer Implantate steht jedoch die Gefahr der Abstoßung von Teilen der PDS-Kordel gegenüber, die wir lediglich bei 1 Patienten beobachten mußten. Einige Autoren empfehlen mit dem Hinweis auf gute Ergebnisse und eine verkürzte Arbeitsunfähigkeit die konservative Therapie auch bei der kompletten Schultereckgelenkluxation [1, 6, 11]. Wegen der vermehrten Akromioklavikulargelenkarthrosen nach konservativem Vorgehen [12] und den schlechteren Ergebnissen der sekundären Bandplastik plädieren wir auch weiterhin für die primäre Versorgung frischer AC-Gelenkverletzungen. Diese Operationsempfehlung gilt insbesondere bei kosmetisch störendem Hochstand der Klavikula, jüngeren Schwerarbeitern und Sportlern sowie Menschen mit regelmäßigen Überkopfbewegungsaktivitäten. In diesen Fällen sollte auch unter dem aktuell so wichtigen Aspekt der Kostendämpfung und unter dem Aspekt des Patientenkomforts der PDS-Augmentation der Vorzug bei der operativen Behandlung der AC-Gelenksprengung vom Typ Tossy III gegeben werden.

In der Sonographie steht eine kostengünstige, nebenwirkungsarme und nicht belastende Alternative gegenüber der Schulterpanoramaaufnahme zur Verfügung.

Zusammenfassung

Von 1989 bis 1994 wurde bei 39 Patienten eine AC-Gelenksprengung (Tossy-III) mit einer resorbierbaren PDS-Kordel versorgt. Zum Zeitpunkt der Nachuntersuchung waren 19 Patienten (48,7%) völlig beschwerdefrei und sehr mit dem Operationsergebnis zufrieden. Gelegentliche Beschwerden bei insgesamt gutem Ergebnis und voller Sporttauglichkeit gaben 16 Patienten (41%) an. Über stärkere Beschwerden klagten 10 Patienten (10,3%). Radiologisch wurde bei 10 Patienten eine Subluxation der Klavikula beobachtet. Die Bewertung der subjektiven Beschwerden, der klinischen Untersuchung sowie der radiologischen Diagnostik nach dem Taft-Score (0–12 Punkte) ergab einen Durchschnittswert von 10,2 Punkten. Die Ergebnisse der zusätzlich durchgeführten Sonographie korrelierten gut mit denen der konventionellen Röntgenaufnahmen. Die operative Behandlung der AC-Gelenksprengung mit einer resorbierbaren PDS-Kordel ermöglicht somit eine komplikationsarme Behandlung mit sehr guten Spätergebnissen.

Literatur

1. Bannister GC (1989) The management of acute acromioclavicular dislocation. A randomised prospective controlled trial. J Bone Joint Surg [Br] 71: 848–850
2. Fenkl R, Gotzen L (1992) Die sonographische Diagnostik beim verletzten Akromioklavikulargelenk. Unfallchirurg 95: 393–400
3. Fremerey RW, Lobenhoffer P, Bosch U, Freudenberg E, Tscherne H (1996) Die operative Behandlung der akuten, kompletten AC-Gelenksprengung. Unfallchirurg 99: 341–345
4. Göhring U, Matusewicz A, Friedl W, Ruf W (1993) Behandlungsergebnisse nach unterschiedlichen Operationsverfahren zur Versorgung einer Schultereckgelenksprengung. Chirurg 64: 565–571
5. Haas N, Blauth M (1989) Verletzungen des Acromio- und Sternoclaviculargelenkes – operative oder konservative Therapie? Orthopäde 18: 234
6. Larsen E, Bjerg-Nielsen A, Christensen P (1986) Conservative or surgical treatment of acromioclavicular dislocation. J Bone Joint Surg [Am] 68: 552–555
7. Pfahler M, Krödel A, Refior HJ (1994) Surgical treatment of acromioclavicular dislocation. Arch Orthop Trauma Surg 113: 308–311
8. Rehm KE (1985) Versorgung der Schultereckgelenksprengung ohne metallisches Implantat. In: Refior HJ, Plitz W, Jäger M, Hackenbroich MH (Hrsg) Biomechanik der gesunden und kranken Schulter. Thieme, Stuttgart New York, S 47–48
9. Rockwood CA, Young DC (1990) Disorders of the acromioclavicular joint. In: Rockwood CA, Matser FA (eds) The shoulder, vol 1. Saunders, Philadelphia London Toronto, pp 413–476
10. Sim E, Schwarz N, Höcker K, Berzlanovich A (1995) Repair of complete acromioclavicular separations using the acromioclavicular-Hook Plate. Clin Orthop 314: 134–142
11. Taft TN, Wilson FC, Oglesby JW (1987) Dislocation of the acromioclavicular joint. And end-result study. J Bone Joint Surg [Am] 69: 1045–1051
12. Thelen E, Rehm J (1976) Akromioklavikularsprengungen – Ergebnisse nach operativer und konservativer Versorgung in 162 Fällen. Unfallheilkunde 79: 417–422
13. Tossy JD, Sigmond HM (1963) Acromioclavicular separations: useful and practical classification for treatment. Clin Orthop 28: 111

Eine klinische Klassifikation über Fremdkörperreaktionen auf biodegradierbare Implantate

R. Hoffmann[1], A. Weiler[1], H.-J. Helling[2] und K.E. Rehm[2]

1 Unfall- und Wiederherstellungschirurgie, Virchow-Klinikum der Humboldt-Universität zu Berlin, Augustenburger Platz 1, D-13353 Berlin
2 Klinik und Poliklinik für Unfall-, Hand- und Wiederherstellungschirurgie der Universität zu Köln, Josef-Stelzmann-Str. 9, D-50924 Köln

Einleitung

Erste Erfahrungen mit synthetischen biodegradierbaren Materialien wurden aus deren Verwendung in Nahtmaterialien gewonnen. Die dabei durchgeführten tierexperimentellen Untersuchungen in Weichteilgewebe zeigten eine gute Gewebeverträglichkeit. Als Reaktion auf die dabei getesteten Polymere wurden milde Entzündungszeichen wie das Einwandern von Fremdkörperriesenzellen, mononukleären Rundzellen und Granulozyten beobachtet. Basierend auf den guten klinischen Erfahrungen und der hohen Biokompatibilität biodegradierbarer Polymere in Nahtmaterialien, wurden Frakturstifte aus Polyglykolid (PGA) und Polydioxanone (PDS) als erste biodegradierbare Osteosynthesematerialien außerhalb der Mund-, Kiefer- und Gesichtschirurgie vorgestellt [19, 28, 51].

Die hervorragenden klinischen Ergebnisse wurden jedoch schnell durch die ersten Berichte über Fremdkörperreaktionen gemindert. So berichteten Böstman et al. erstmals 1987 über lokale Weichteilreaktionen nach der Verwendung von PGA-Stiften am Sprunggelenk [15]. Seitdem häuften sich die Berichte über Fremdkörperreaktionen auf PGA-Implantate, deren Ausprägung von klinisch stummen Osteolysen bis hin zu intensiven entzündlichen Weichteilveränderungen reicht [7, 8, 33, 50]. Auch ihre Inzidenz variierte z.T. erheblich in Abhängigkeit von der jeweiligen anatomischen Region (Tabelle 1). Aufgrund dieser Berichte wurde dann, besonders außerhalb Deutschlands, vermehrt auf den Einsatz von Polylactid (PLA) übergegangen. Obwohl sich PLA-Implantate durch eine deutlich höhere Biokompatibilität auszeichnen, können auch bei deren Verwendung Weichteilreaktionen oder Osteolysen beobachtet werden [6, 14, 23, 30, 56].

Da die Biokompatibilität verschiedener biodegradierbarer Implantate neben der wesentlichen Polymerauswahl durch weitere Faktoren mitbestimmt wird, ist prinzipiell für alle Materialien eine unterschiedliche Gewebeverträglichkeit zu erwarten. Da heute zusätzlich weitere Materialien, wie PLA-Stereokopolymere oder Kopolymere (z.B. Trimethylenkarbonat/PGA, PGA/PLA) und unterschiedliche Herstellungs- und Sterilisationsverfahren eingesetzt werden, wird bald eine Vielzahl unterschiedlicher Implantate erhältlich sein. Auch neuere Entwicklungen, wie der Einsatz biodegradierbarer Komposite, erweitern das Spektrum verfügbarer Materialien und Implantate erheblich. Da die Biokompatibilität für die einzelnen Implantate z.T. noch nicht ausreichend dokumentiert ist und sich die Indikationen ständig erweitern, ist es essentiell, über ein standardisiertes Klassifikationssystem zur Dokumentation von Fremdkörperreaktionen für den klinischen und experimentellen Gebrauch zu verfügen. Obwohl einheitlich PGA-Implantate verwendet wurden, verdeutlicht die Literaturübersicht (Tabelle 1) das Problem der fehlenden Vergleichbarkeit. So dokumen-

Tabelle 1. Literaturübersicht über Fremdkörperreaktionen auf PGA-Implantate

Autor	Anzahl der Studienpatienten	Lokalisation	Weichteilreaktionen (postoperatives Auftreten in Wochen)	Osteolysen (postoperatives Auftreten in Wochen)
Böstman et al. 1987 [15]	28	Sprunggelenk	7,1% (12–16)	–
Böstman et al. 1989 [10]	102	Sprunggelenk	5,9% (8–12)	–
Hirvensalo 1989 [31]	41	Sprunggelenk	14,6% (12)	–
Böstman et al. 1990 [9]	516	Verschiedene	7,9% (7–16)	–
Hirvensalo et al. 1990 [32]	24	Radiusköpfchen	8,3% (8–12)	–
Böstman 1991 [7]	67	Sprunggelenk	-	50,7% (6–52)
Frokjaer u. Moller 1992 [26]	25	Sprunggelenk	4% (8)	36%
Böstman 1992 [8]	286	Sprunggelenk	6,3% (11)	–
Böstman et al. 1992 [13]	216	Sprunggelenk	11,1% (5–26)	–
Hoffmann et al. 1992 [34]	40	Distaler Radius	22,5% (4–16)	–
Casteleyn et al. 1992 [18]	15	Distaler Radius	40% (8–18)	60% (12–24)
Gerbert 1992 [27]	23	Fuß	4,3% (12)	30,4% (6–12)
Fraser u. Cole 1992 [24]	21	Verschiedene	0%	14,3% (12)
Lob et al. 1993 [44]	42	Verschiedene	4,8%	–
Ahl et al. 1994 [1]	32	Sprunggelenk	6,2%	–
Stötzer u. Ruf 1994 [55]	35	Sprunggelenk	14,3% (11,4)	–
Svensson et al. 1994 [57]	50	Verschiedene	4% (8)	–
Ruf et al. 1994 [53]	78	Sprunggelenk	5% (8–12)	–
Lavery et al. 1994 [43]	9	Fuß	0%	55,6%

tierten einige Studien nur Weichteilreaktionen oder nur Osteolysen. Auch über den Grad der Intensität und über die Einschlußkriterien konnten keine weiteren Informationen aus der Literatur gewonnen werden.

Daher wurde zur Gewährleistung der Vergleichbarkeit verschiedener Untersuchungen ein standardisiertes Klassifikationssystem entwickelt, das auf unseren bisherigen klinischen und experimentellen Erfahrungen basiert [34, 61].

Klassifikation von Fremdkörperreaktionen

Lokale Fremdkörperreaktionen auf synthetische biodegradierbare Implantate werden in eine ossäre Reaktion, eine extraarktikuläre Weichteilreaktion und eine intraartikuläre, synoviale Weichteilreaktion unterteilt, wobei jeweils 4 Schweregrade unterschieden werden (Tabellen 2–4).

Tabelle 2. Klassifikation von ossären Reaktionen (Osteolysen)

Osteolysen		Radiologische Beobachtung
O-0	Keine	Keine sichtbaren osteolytischen Veränderungen (Abb. 1a)
O-1	Mild	Osteolytische Veränderungen am Implantatlager, sichtbar als eine das Implantat umgebende Aufhellung (größer als ursprünglicher Implantatdurchmesser) (Abb. 1b)
O-2	Ausgeprägt	Zystisch erweitertes Implantatlager (Abb. 1c)
O-3	Schwer	Zu einer Resorptionshöhle konfluierende Osteolysen, wenn mehr als ein Implantat verwendet wurde (Abb. 1d)
O-4	Störung der Frakturheilung	Frakturdislokation oder Fragmentsequestrierung

Ossäre Reaktionen (O) (Tabelle 2)

Ossäre Fremdkörperreaktionen äußern sich klinisch als Osteolysen. Zunächst reagiert das knöcherne Implantatlager mit Knochenresorption auf die Abbauprodukte des Implantats, die während der Degradation in das umgebende Gewebe freigesetzt werden (s. Abb. 5). Diese Reaktionen sind auf regulären Röntgen- oder CT-Bildern als Osteolysen sichtbar (Abb. 1) und können, je nach verwendetem Material, bei bis zu 100 % der Fälle beobachtet werden [61].

Diese Osteolysen werden in milde, klinisch lediglich im Röntgenbild nachweisbare Aufhellungslinien um das Implantat herum (O-1) bis hin zu schweren, die Frakturheilung störenden Reaktionen (O-4) unterteilt. Milde osteolytische Veränderungen haben nach unseren bisherigen Beobachtungen keinen Einfluß auf die Frakturheilung oder die statischen Eigenschaften des Knochens. Da jedoch ab einer gewissen Ausdehnung mit einer Störung der Frakturheilung gerechnet werden kann [57], wurde dies in der vorliegenden Klassifikation berücksichtigt.

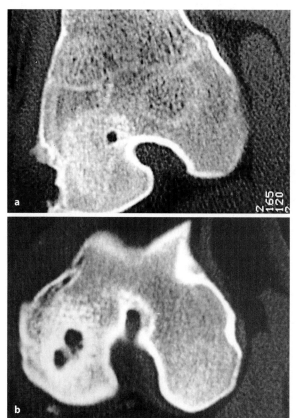

Abb. 1. a Mit PLA-Stiften fixiertes osteochondrales Fragment im Schafsknie (O-0). **b** Mit PLA-Stiften fixiertes osteochondrales Fragment im Schafsknie (O-1).

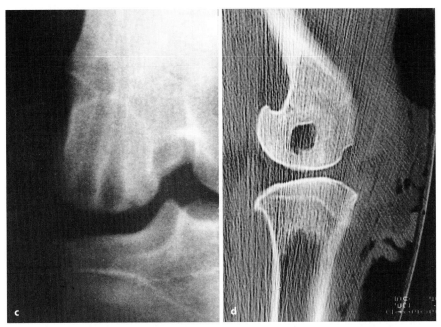

(**Abb. 1**) **c** Mit PGA-Stiften fixiertes osteochondrales Fragment im Schafsknie (O-2). **d** Mit PGA-Stiften fixiertes osteochondrales Fragment im Schafsknie (O-3)

Extraartikuläre Weichteilreaktionen (EA) (Tabelle 3)

Wird das Implantat extraartikulär appliziert, wie z. B. bei Handgelenk- oder Sprunggelenkfrakturen, können die während der Degradation akkumulierenden Abbauprodukte in das umgebende Weichteilgewebe ausgeschleust werden. Dies geschieht vornehmlich durch die ehemaligen Bohrkanäle und wird dann als eine lokale Induration, ggf. mit Rötung und Überwärmung über der Implantateinschlagstelle sichtbar (EA-1) (Abb. 2a). Im weiteren Verlauf kann es zu einer subkutanen Seromansammlung kommen (Abb. 3), die dann die Haut perforieren kann (EA-2 bis EA-3) (Abb. 2b, c). Nach Perforation besteht die Möglichkeit, daß sich die Seromhöhle bakteriell

Tabelle 3. Klassifikation von extraartikulären Fremdkörperreaktionen

Fremd-körper-reaktion	Extraartikulär	Klinische Beobachtung
EA-0	Keine	Keine oder subklinische Reaktion
EA-1	Mild	Lokale, blande Weichteilinduration (Abb. 2a)
EA-2	Ausgeprägt	Sterile Serom- bzw. Abszeßbildung, lokale Rötung, Schwellung, Druckdolenz (Abb. 2b)
EA-3	Schwer	Spontaneröffnung bzw. Entleerung von Debris bzw. Fistelbildung (Abb. 2c)
EA-4	Tiefe bakterielle Superinfektion	Keimnachweis mit tiefem Weichteil- bzw. Knocheninfekt (Abb. 2d)

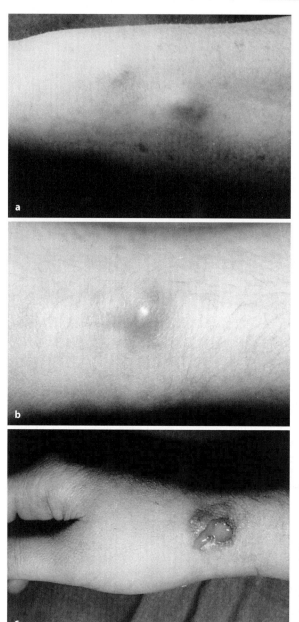

Abb. 2. a Mit PGA-Stiften stabilisierter distaler Radius, Weichteilinduration (EA-1).
b Mit PGA-Stiften stabilisierter distaler Radius, Rötung, subkutane Seromansammlung (EA-2). **c** Mit PGA-Stiften stabilisierter distaler Radius, Spontaneröffnung (EA-3).

superinfiziert und der Infekt in das Implantatlager fortschreiten kann (EA-4) (Abb. 2d). Diese schwerwiegenden Komplikationen wurden jedoch fast ausschließlich bei der Verwendung von PGA-Implantaten beobachtet. Inzidenz und Intensität variieren z. T. erheblich in Abhängigkeit vom Applikationsort und Applikationsmo-

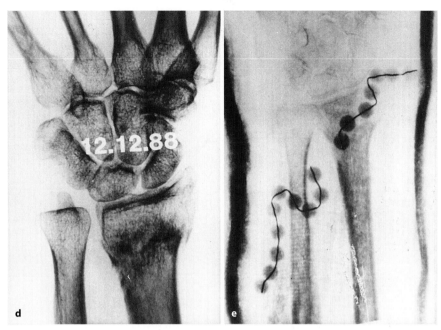

(**Abb. 2**) **d, e** Mit PGA-Stiften stabilisierter distaler Radius, tiefe knöcherne Superinfektion (EA-4)

dus (Tabelle 1) und wurden z. B. bei der Stabilisierung von Handgelenkfrakturen mit PGA-Stiften bei bis zu 40 % der Fälle beobachtet [18]. Für PLA wurde dieses Phänomen erst einmalig beschrieben, nachdem voluminöse Platten und Schrauben zur Stabilisierung von Außenknöchelfrakturen eingesetzt wurden [22].

Tabelle 4. Klassifikation von intraartikulären Fremdkörperreaktionen

Fremd-körper-reaktion	Intraartikulär	Klinische Beobachtung
IA-0	Keine	Keine oder subklinische Reaktion
IA-1	Mild	Milder (steriler) Gelenkerguß, keine zusätzlichen lokalen oder systemischen Entzündungszeichen
IA-2	Ausgeprägt	Ausgeprägter (steriler) Gelenkerguß, keine zusätzlichen lokalen oder systemischen Entzündungszeichen, Notwendigkeit zu mehrfacher Punktion
IA-3	Schwer	Ausgeprägter (steriler) Gelenkerguß mit lokalen oder systemischen Entzündungszeichen (Rötung, Überwärmung, Schmerz, Laborwerte), Notwendigkeit zu mehrfacher Punktion oder operativer Intervention (z. B. arthroskopische Spülung bzw. Synovektomie)
IA-4	Bakterielle Superinfektion	Keimnachweis nach Punktion oder operativer Intervention bei IA-1 bis IA-3

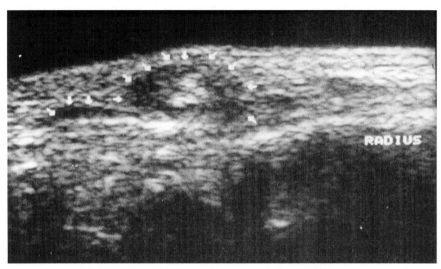

Abb. 3. Sonographie, distaler Radius, subkutane Seromansammlung (EA-2)

Intraartikuläre bzw. synoviale Weichteilreaktionen (IA) (Tabelle 4)

Sobald eine Verbindung zwischen Implantatlager und Gelenkbinnenraum besteht, kann die Synovialis mit dem kristallinen Debris in Kontakt kommen, der eine Synovialitis provozieren kann. Dies ist beim intraartikulären Einsatz hochkristalliner biodegradierbarer Implantate möglich. Barfod u. Svendsen sowie Friden u. Rydholm berichteten über schwere Synovialitiden des Kniegelenks nach intraartikulärer Verwendung von PGA-Stiften [4, 25]. Als Ursache konnten kristalline PGA-Partikel, umgeben von Fremdkörperriesenzellen, an der synovialen Oberfläche identifiziert werden. Diese Komplikation muß als besonders schwerwiegend eingestuft und zeitlich mit der Degradation des Materials korreliert werden.

Wir unterscheiden milde synoviale Reaktionen mit milder Gelenkergußbildung, die mit der Degradation des Materials korreliert sein muß, ggf. mit histologischem Nachweis von Fremdkörperriesenzellen oder Rundzellinfiltraten der Synovialis (IA-1) (Abb. 4), bis hin zu schweren Verläufen, die zu arthroskopischen Reinterventionen führen (IA-3). Zusätzlicher positiver Keimnachweis bedingt eine Einteilung nach Grad IA-4.

Anmerkung: Die Symptomatik muß zeitlich mit der Degradation des Implantats korreliert sein. Ein Nachweis von Fremdkörperriesenzellen, Rundzellinfiltraten (Abb. 4) oder Implantatpartikeln an der synovialen Oberfläche oder im Gelenkpunktat ist anzustreben, aber nicht obligat.

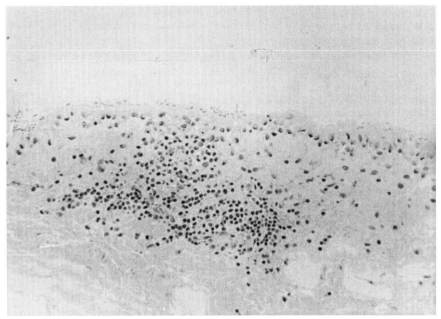

Abb. 4. Synovialis nach Fixierung eines osteochondralen Fragments im Schafsknie, Rundzellinfiltration

Diskussion

Der genaue Entstehungsmechanismus lokaler Fremdkörperreaktionen auf biodegradierbare Implantate ist bisher ungeklärt. Erste Überlegungen, diese seien z. B. allein durch einen den PGA-Implantaten beigefügten Farbstoff ausgelöst, wurden wieder verworfen, da in weiteren Untersuchungen, in denen ungefärbte Implantate oder andere Materialien wie PLA verwendet wurden, trotzdem Fremdkörperreaktionen auftraten. Böstman et al. berichteten zwar, daß die Inzidenz von Gewebereaktionen nach der Verwendung ungefärbter Implantate von 18,1 % auf 4,5 % sank [13]. Zusätzlich konnten Santavirta et al. nachweisen, daß die immunologische Reaktion auf pigmentierte und nichtpigmentierte Implantate gleich ist [54].

Da die Fremdkörperreaktionen zeitlich mit dem Auftreten niedermolekularer Abbauprodukte vergesellschaftet sind, erscheint es naheliegend, daß die entzündlichen Veränderungen mit einer deutlichen Akkumulation von Abbauprodukten als ursächlich korreliert sind. Die Klärkapazität des Implantatlagers scheint durch die in kurzer Zeit anfallende hohe Anzahl von Fragmenten überfordert zu sein, so daß es zur Extrusion des Debris in die umgebenden Weichteile oder den Gelenkraum kommt. So formulierten Böstman et al. die Hypothese, daß der während der Degradation des Implantats anfallende Debris zu einer Erhöhung des osmotischen Drucks im Implantatlager führt, und es somit zur Extrusion des Debris in die Weichteile kommt [11, 12]. Laut Böstman et al. kann eine Fistelbildung vermieden werden, wenn der Debris in die Markhöhle gepreßt wird. Eigene Untersuchungen konnten bestätigen, daß kristalline Implantatpartikel vom Implantatlager aus in die Markhöhle und durch die ehemaligen, mit fibrösem Bindegewebe gefüllten Bohrkanäle ausgeschleust werden können. Es kam jedoch trotzdem zu Osteolysen und Fistelbildung [61].

Die Menge der pro Zeiteinheit anfallenden Abbauprodukte ist wesentlich von der Degradationsgeschwindigkeit des Implantats abhängig, so daß es bei der Verwendung langsam degradierender Materialien, wie z.B. bei PLA, zu einer langsam protrahierten Freisetzung von Abbauprodukten kommt, die adäquat aus dem Implantatlager entfernt werden können. Klinische und experimentelle Erfahrungen mit verschiedenen Polylaktiden haben dann auch bestätigt, daß es nicht zu derartig intensiven entzündlichen Weichteilveränderungen kommt [14, 17]. Die Degradation von PLA beginnt, je nach Herstellungsart, Molekulargewicht oder Stereokopolymerkomposition, in vivo frühestens nach wenigen Monaten und kann bis zu 5 Jahre andauern. PGA hingegen zeigt schon, je nach Studie, einen beginnenden Festigkeitsverlust nach 1–2 Wochen [29, 39, 60]. Überschreitet das Implantatvolumen jedoch eine gewisse Grenze, so können selbst langsam degradierende Poly-L-Lactid-Implantate perforierende Weichteilreaktionen provozieren [22].

Bislang ist unklar, warum überhaupt Osteolysen auftreten. Es drängt sich hier die Überlegung auf, daß der zu beobachtende entzündliche Aspekt der Weichteilreaktion auch auf eine entzündliche Reaktion am Knochen schließen läßt. Der Aktivierung des Makrophagensystems wird für die entzündliche Gewebeantwort auf Biomaterialien eine wesentliche Rolle zugesprochen [3]. Bei der Degradation biodegradierbarer Implantate kommt es zur Freisetzung von Partikeln, bei deren Phagozytose Makrophagen eine entscheidende Rolle spielen [40, 52, 58]. Des weiteren konnten Lam et al. am Beispiel des Poly-L-Lactids zeigen, daß Granulozyten und Makrophagen den polymeren Debris phagozytieren und daß die Phagozytose zum Zelltod der Makrophagen führen kann und somit zu einer akuten entzündlichen Reaktion [41]. Der Zelltod schien hier abhängig von der Menge des phagozytierten Materials zu sein, unabhängig davon, ob ein großes oder mehrere kleine Fragmente phagozytiert wurden. Daß die Aktivierung des Makrophagensystems zur Knochenresorption führt, wurde in Untersuchungen aus der Endoprothetik näher untersucht [35, 42, 47]. Über die Aktivierung kommt es zur Freisetzung von Mediatoren (Prostaglandine, Interleukine, Tumor-Nekrose-Faktor), die über eine Osteoklastenaktivierung zur Knochenresorption führt [2, 20, 37, 38, 46]. Die Anhäufung von Makrophagen an der Implantatoberfläche während der Degradation der PGA beschreiben Päivärinta et al. [48]. Ihr maximales Vorkommen zu einem Zeitpunkt von 12 Wochen korreliert mit der maximalen Ausdehnung der osteolytischen Veränderungen in der Literatur (Tabelle 1) und den tierexperimentell beobachteten maximalen Osteolysen zum Zeitpunkt von 3 Monaten [61].

Bezüglich der Biokompatibilität langsam degradierender Materialien scheint ein weiterer Faktor an Bedeutung zu gewinnen. Die Kristallinität eines biodegradierbaren Materials verhindert die späte hydrolytische Spaltung und kann somit die Degradation erheblich hinauszögern. Es kommt somit zu einer langsamen Anhäufung kristalliner Partikel, die eine entzündliche Reaktion provozieren können. So beschreiben Bergsma et al. Weichteilreaktionen nach Stabilisierung von Jochbeinfrakturen mit blockpolymerisierten Poly-L-Lactid-Implantaten [6]. Bei 4 von 9 Patienten kam es 3 Jahre nach Implantation zu subkutanen Schwellungen über dem Implantatlager. Nach Reoperation, bis zu 5,7 Jahre nach Implantation, fanden sich immer noch Über-

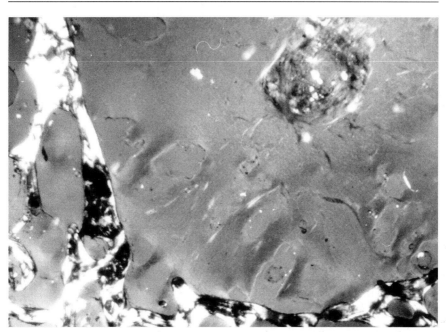

Abb. 5. Große Osteolyse mit zentral liegendem, kristallinem Debris, 6 Monate nach Fixierung eines osteochondralen Fragments im Schafsknie (polarisiertes Licht, × 3,7)

reste des Implantats, obwohl mit einer Degradationszeit von maximal 3,5 Jahren gerechnet wurde. Weitere klinische Langzeituntersuchungen beobachteten ähnliche Reaktionen auf Poly-L-lactid-Implantate [14, 17, 22, 52]. Hier ist zu bemerken, daß die Kristallinität des Poly-L-Lactids auch von der Herstellung des Implantats abhängig ist. Blockpolymerisiertes Poly-L-lactid ist stark kristallin, in einem Spritzgußverfahren verarbeitetes Poly-L-laktid ist amorph, kann sich aber langsam rekristallisieren. Hier weisen amorphe Polylaktide, wie Poly-DL-Lactid, in Abhängigkeit von ihrem D-Anteil bezüglich der Biokompatibilität Vorteile auf. Auch PGA-Implantate sind hoch kristallin, so daß trotz ihrer schnellen Degradation auch noch 2 Jahre nach Implantation Implantatpartikel gefunden werden können [61].

Nach Daniels et al. und Taylor et al. wird der pH-Verschiebung, als ein weiterer Faktor in der Diskussion um die Biokompatibilität, eine wesentliche Bedeutung zugeschrieben. Der bei der In-vitro-Degradation von Poly-α-Hydroxysäuren anfallende saure Überstand aus niedermolekularen Degradationsprodukten oder Monomeren kann einen toxischen Effekt ausüben [21, 59]. Neuere In-vitro-Untersuchungen zeigten jedoch, daß die Akkumulation von niedermolekularen Abbauprodukten ab einer bestimmten Konzentration einen hemmenden Effekt in Zellkulturen auslösen kann, nachdem ein pH-Ausgleich durchgeführt wurde [36]. Über In-vivo-Veränderungen des pH-Wertes und die Konzentration von Abbauprodukten im Implantatlager ist wenig bekannt. Auch die Tatsache, daß die Inzidenz von Fremdkörperreaktionen in Abhängigkeit von der anatomischen Applikationsregion z. T. erheblich divergiert, zeigt uns, daß die lokale Klärkapazität des Knochengewebes sehr unterschiedlich sein kann. So konnten selbst langsam degradierende und amorphe PLA-Implantate im Tierversuch osteolytische Reaktionen provozieren [30]. Auch die Tatsache, daß z. B. PDS, mit einer vergleichbar schnellen Degradation, implantiert als Fadenmaterial in Weichteilgewebe, intensive granulomatöse Reaktionen provozieren kann, wohl doch über eine sehr gute intraossäre Biokompatibilität verfügt, ist verwunderlich. So wurden in verschiedenen Studien bei insgesamt 171 Patienten im radiologischen Verlauf keinerlei Osteolysen beobachtet [5, 16, 27, 43, 49].

Weitere Faktoren, die die Biokompatibilität zu beeinflussen scheinen, sind neben lokalen Bedingungen, wie z. B. der mechanischen Belastung am Implantationsort, auch Verunreinigungen des Polymermaterials, die im Rohmaterial enthalten sein können oder während der Verarbeitung anfallen. Daß selbst die Oberflächenstruktur eines Implantats direkten Einfluß auf die zelluläre Reaktion zeigt, konnten Matlaga et al. und Lam et al. bei der experimentellen Verwendung von nichtdegradierbaren bzw. degradierbaren Polymeren zeigen [40, 45].

Zusammenfassend sind bezüglich der Biokompatibilität biodegradierbarer Implantate noch viele Fragen ungelöst, die sowohl in experimentellen als auch kontrollierten klinischen Studien zu klären sind. Die den Implantaten anfangs entgegengebrachte Euphorie ist angesichts zahlreicher Rückschläge und schleppender Entwicklungsfortschritte zwischenzeitlich einer kritischen Betrachtungsweise gewichen. Biodegradierbare Osteosynthesematerialien erscheinen weiterhin als eine vielversprechende Alternative zur Stabilisierung osteochondraler Fragmente, apikaler Frakturen oder kindlicher Frakturen. Studien zur Biokompatibilität sollte jedoch höchste Priorität zugesprochen werden, da die Gewebereaktionen von einer Vielzahl verschiedener Faktoren beeinflußt werden. Bei der Auswahl biodegradierbarer Polymere für Implantate in Traumatologie und Orthopädie sollte, in bezug auf deren Biokompatibilität, langsam degradierenden und amorphen Materialien der Vorzug gegeben werden. Dies gilt besonders für die intraartikuläre Applikation. In Deutschland muß jedoch leider weiterhin, obwohl sich die Zulassungsbedingungen geändert haben, auf die Zulassung von PLA-Implantaten gewartet werden. So sind auf dem deutschen Markt weiterhin PGA-Implantate erhältlich, die im Ausland schon seit einigen Jahren wegen ihrer reduzierten Biokompatibilität durch PLA-Implantate ersetzt wurden.

Der klinische Einsatz biodegradierbarer Implantate sollte weiterhin unter kontrollierten Studienbedingungen durchgeführt und alle Resultate für die verschiedenen Polymere, Kopolymere und Komposite strickt getrennt diskutiert werden. Zur Beurteilung und Dokumentation der Biokompatibilität ist die Anwendung eines standardisierten Klassifikationssystems zur Einteilung lokaler Fremdkörperreaktionen unumgänglich.

Zusammenfassung

Biodegradierbare Implantate finden zunehmend Einsatz in Unfallchirurgie und Orthopädie. Die Anzahl der erhältlichen Implantate und die dabei eingesetzten verschiedenen Polymere nimmt ständig zu. Fremdkörperreaktionen können jedoch bei der Verwendung dieser Implantate auftreten. Ihre Biokompatibilität wird von einer Vielzahl verschiedener Faktoren beeinflußt. Um eine klinische Vergleichsmöglichkeit verschiedener Implantate zu ermöglichen, ist es essentiell, über ein standardisiertes Instrument zur Dokumentation von Fremdkörperreaktionen zu verfügen. Basierend auf unseren klinischen und experimentellen Erfahrungen wurde ein Klassifikationssystem entwickelt, das eine einheitliche Dokumentation gewährleistet. Hierzu werden Fremdkörperreaktionen in Osteolysen (O-0 bis O-4), extraartikuläre Weichteilreaktionen (EA-0 bis EA-4) und intraartikuläre synoviale Reaktionen (IA-0 bis IA-4) unterteilt.

Literatur

1. Ahl T, Dalen N, Lundberg A, Wykman A (1994) Biodegradable fixation of ankle fractures. Acta Orthop Scand 65: 166–170
2. Algan MA, Purdon M, Horowitz SM (1996) Role of tumor necrosis factor alpha in particulate-induced bone resorption. J Orthop Res 14: 30–35
3. Anderson JM, Miller KM (1992) Biomaterial biocompatibility and the macrophage. Biomaterials 2: 171–176
4. Barfod G, Svendsen RN (1992) Synovitis of the knee after intraarticular fracture fixation with Biofix. Report of two cases. Acta Orthop Scand 63: 680–681
5. Bashara ME, Mourino MR, Trepal MJ, Lambert WC (1994) Orthosorb resorption evaluation using MRI and histologic analysis. J Am Pediatr Med Assoc 84: 10–13
6. Bergsma EJ, de Bruijn WC, Rozema FR, Bos RRM, Boering G (1995) Late degradation tissue response to poly(L-lactide) bone plates and screws. Biomaterials 16: 25–31
7. Böstman O (1991) Osteolytic changes accompanying degradation of absorbable fracture fixation implants. J Bone Joint Surg [Br] 73: 679–682
8. Böstman O (1992) Intense granulomatous inflammatory lesions associated with absorbable internal fixation devices made of polyglycolide in ankle fractures. Clin Orthop 278: 191–199
9. Böstman O, Hirvensalo E, Mäkinen J, Rokkanen P (1990) Foreign-body reactions to fracture fixation implants of biodegradable synthetic polymers. J Bone Joint Surg [Br] 72: 592–596
10. Böstman O, Hirvensalo E, Vainionpää S, Mäkelä A, Vihtonen K, Törmälä P, Rokkanen P (1989) Ankle fractures treated using biodegradable internal fixation. Clin Orthop 238: 295–303
11. Böstman O, Päivärinta U, Manninen M, Rokkanen P (1992) Polymeric debris from absorbable polyglycolide screws and pins. Acta Orthop Scand 63: 555–559
12. Böstman O, Päivärinta U, Partio E, Vasenius J, Manninen M, Rokkanen P (1992) Degradation and tissue replacement of an absorbable polyglycolide screw in the fixation of rabbit femoral osteotomies. J Bone Joint Surg [Am] 74: 1021–1031
13. Böstman O, Partio E, Hirvensalo E, Rokkanen P (1992) Foreign-body reaction to polyglycolide screws – Observation in 24/216 malleolar fractures. Acta Orthop Scand 63: 173–176
14. Böstman O, Pihlajamäki H, Partio E, Rokkanen P (1995) Clinical biocompatibility and degradation of polylevolactide screws in the ankle. Clin Orthop 320: 101–109
15. Böstman O, Vainionpää S, Hirvensalo E, Mäkelä A, Vihtonen K, Rokkanen P (1987) Biodegradable internal fixation for malleolar fractures: a prospective randomized trail. J Bone Joint Surg [Br] 69: 615–619
16. Brunetti VA, Trepal MJ, Jules TK (1991) Fixation of the Austin osteotomy with bioresorbable pins. J Foot Surg 30: 56–65
17. Bucholz RW, Henry S, Henley MB (1994) Fixation with bioabsorbable screws for the treatment of fractures of the ankle. J. Bone Joint Surg [Am] 76: 319–324
18. Casteleyn PP, Handelberg F, Haentjes P (1992) Biodegradable rods versus Kirschner wire fixation of wrist fractures. J Bone Joint Surg [Br] 74: 858–861
19. Claes L, Burri C, Kiefer H, Mutschler W (1985) Refixation of osteochondral fragments with resorbable polydioxanone pins in animal experiments. Trans Soc Biomater 163: 8
20. Cohn ZA (1978) The activation of mononuclear phagocytes: Fact, fancy, and future. J Immunology 121: 813–816
21. Daniels AU, Taylor MS, Andriano KP, Heller J (1992) Toxicity of absorbable polymers proposed for fracture fixation devices. Proc Orthop Res Soc 88: 38
22. Eitenmüller J, David A, Pommer A, Muhr G (1996) Operative Behandlung von Sprunggelenksfrakturen mit biodegradablen Schrauben und Platten aus Poly-L-Lactid. Chirurg 67: 413–418
23. Elrod BF (1993) Arthroscopic shoulder stabilisation with a bioabsorbable tak. Abstr Arthrosc Assoc North Am 53

24. Fraser RK, Cole WG (1992) Osteolysis after biodegradable pin fixation in children. J Bone Joint Surg [Br] 74: 929–930
25. Friden T, Rydholm U (1992) Severe aseptic synovitis of the knee after biodegradable internal fixation. Acta Orthop Scand 63: 94–97
26. Frokjaer J, Moller BN (1992) Biodegradable fixation of ankle fractures. Acta Orthop Scand 63: 434–436
27. Gerbert J (1992) Effectiveness of absorbable fixation devices in Austin bunionectomies. J Am Pediatr Med Assoc 82: 189–195
28. Greve H, Holste J (1985) Refixation osteochondraler Fragmente durch resorbierbare Kunststoffstifte. Akt Traumatol 15: 145
29. Hanabayashi A, Hori M, Hattori T, Miyaoto H, Niwa S (1993) Biodegradation of SR-polyglycolide (SR-PGA) rods in-vivo. Abstract, International Society of Fracture Repair, Hong Kong
30. Helling HJ, Rehm KE, Claes L, Hierholzer U, Weiler A, Fischbach R (1994) Experimentelle Prüfung biodegradierbarer Polyglycolid und Polylactid-Stifte zur Frakturbehandlung. Zentraleuropäischer Unfallkongreß, Budapest 1994
31. Hirvensalo E (1989) Fracture fixation with biodegradable rods. Acta Orthop Scand 60: 601–606
32. Hirvensalo E, Böstman O, Rokkanen P (1990) Absorbable polyglycolide pins in fixation of displaced fractures of the radial head. Arch Orthop Trauma Surg 109: 258–261
33. Hoffmann R, Krettek C, Haas N, Tscherne H (1989) Die distale Radiusfraktur. Frakturstabilisierung mit biodegradablen Osteosynthese-Stiften (Biofix). Unfallchirurg 92: 430–434
34. Hoffmann R, Krettek C, Hetkämper A, Haas N, Tscherne H (1992) Osteosynthese distaler Radiusfrakturen mit biodegradablen Frakturstiften. Unfallchirurg 95: 99–105
35. Horowitz SM, Gautsch TL, Frondoza CG, Riley L (1991) Macrophage exposure to polymethyl methacrylate leads to mediator release and injury. J Orthop Res 9: 406–413
36. Ignatius AA, Claes LE (to be published) In vitro biocompatibility of bioresorbable polymers: Poly(L,DL-lactide) and poly(L-lactide-co-glycolide). Biomaterials
37. Ishimi Y, Miyaura C, Jin CH et al (1990) IL-6 produced by osteoblasts and induces bone resorption. J Immunol 145: 3297–3303
38. Klein DC, Raisz LG (1970) Prostaglandins: Stimulation of bone resorption in tissue culture. Endocrinology 86: 1436–1440
39. Laiho J, Mikkonen T, Törmälä P (1988) A comparison of in vitro degradation of biodegradable polyglycolide (PGA) sutures and rods. Trans Soc Biomater 564
40. Lam KH, Schakenraad JM, Esselbrugge H, Dijkstra PJ, Feijen J, Nieuwenhuis P (1992) Quantitative biocompatibility of biodegradable polymers as studied by physico-chemical and cell biological parameters. In: Doherty PJ (ed) Biomaterial-Tissue Interfaces, Advances in Biomaterials, vol 10. Elsevier, Amsterdam, pp 43–48
41. Lam KH, Schakenraad JM, Esselbrugge H, Feijn J, Nieuwenhuis P (1993) The effect of phagocytosis of poly(L-lactic acids) fragments on cellular morphology and viability. J Biomed Mater Res 27: 1569–1577
42. Langkamer VG, Case CP, Heap P, Taylor A, Collins C, Pearse M, Solomon L (1992) Systemic distribution of wear debris after hip replacement – A cause of concerne? J Bone Joint Surg [Br] 74: 831–839
43. Lavery LA, Peterson JD, Pollack R, Higgins KR (1994) Risk of first metatarsal head osteotomies with biodegradable pin fixation: Biofix versus Orthosorb. J Foot Ankle Surg 33: 334–340
44. Lob G, Kimmerling-Metzger T, Hertlein H, Mittlmeier T (1993) Resorbierbare Implantate in Kombination mit Metallimplantaten. 57. Tagung der Deutschen Gesellschaft für Unfallchirurgie, Berlin
45. Matlaga BF, Yasenchak LP, Salthouse TN (1976) Tissue response to implanted polymers: The significance of sample shape. J Biomed Mater Res 10: 391–397
46. Minkin C, Shapiro IM (1986) Osteoclasts, mononuclear phagocytes, and physiological bone resorption. Calcif Tissue Int 39: 357–359
47. Murray DW, Rushton N (1990) Macrophages stimulate bone resorption when they phagocytose particles. J Bone Joint Surg [Br] 72: 988–992
48. Päivärinta U, Böstman O, Majola A, Toivonen T, Törmälä P, Rokkanen P (1993) Intraosseous cellular response to biodegradable fracture fixation screws made of polyglycolide or polylactide. Arch Orthop Trauma Surg 112: 71–74
49. Patton GW, Schaffer MW, Kostakos DP (1990) Absorbable pin: A new method of fixation of digital arthrodesis. J Foot Surg 29: 122–127
50. Poigenfürst J, Leixnering M, Ben Mokhtar M (1990) Lokalkomplikationen nach Implantation von Biorod. Akt Traumatol 20: 157–159
51. Rokkanen P, Böstman O, Vainionpää S et al (1985) Biodegradable implants in fracture fixation: early results of treatment of fractures of the ankle. Lancet 22: 1422–1424
52. Rozema FR, de Bruijn WC, Bos RRM, Boering G, Nijenhuis AJ, Pennings AJ (1992) Late tissue response to bone-plates and screws of poly(L-lactide) used for fracture fixation of the zygomatic

bone. In: Doherty PJ (ed) Biomaterial-Tissue Interfaces, Advances in Biomaterials, vol 10. Elsevier, Amsterdam, pp 349–355
53. Ruf W, Stötzer J, Schult W (1994) The significance of sterile sinus formation after osteosynthesis using resorbable polyglycolide rods (Biofix). J Bone Joint Surg [Br] 76, [Suppl II & III] 97
54. Santavirta S, Konttinen YT, Saito T, Grönblad M, Partio E, Kemppinen P, Rokkanen P (1990) Immune response to polyglycolic acid implants. J Bone Joint Surg [Br] 72: 597–600
55. Stötzer J, Ruf W (1994) Osteosynthese bei Sprunggelenksfrakturen – eine prospektiv randomisierte Studie – AO gegen Biofix- – mit funktioneller Nachbehandlung. In: Innovation in der Unfallchirurgie. Springer Berlin Heidelberg New York Tokyo, S 198–205
56. Suuronen R, Laine P, Pohjonen T, Lindqvist C (1994) Sagittal ramus osteotomies fixed with biodegradable screws. J Oral Maxillofac Surg 52: 715–720
57. Svensson PJ, Janarv PM, Hirsch G (1994) Internal fixation with biodegradable rods in pediatric fractures: One year follow-up of fifty patients. J Pediatr Orthop 14: 220–224
58. Tabata Y, Ikada Y (1988) Macrophage phagocytosis of biodegradable microspheres composed of L-lactic acid/glycolic acid homo- and copolymers. J Biomed Mater Res 22: 837–858
59. Taylor MS, Daniels AU, Andriano KP, Heller J (1994) Six absorbable polymers: In vitro acute toxicity of accumulated degradation products. J Appl Biomat 5: 151–157
60. Vainionpää S, Kilpikari J, Laiho J, Helevirta P, Rokkanen P, Törmälä P (1987) Strength and strength retention in vitro, of absorbable, self-reinforced polyglycolide (PGA) rods for fracture fixation. Biomaterials 8: 46–48
61. Weiler A, Helling HJ, Kirch U, Zirbes TK, Rehm KE (1996) Foreign-body reactions and the course of osteolysis after polyglycolide implants for fracture fixation – experimental study in sheep. J Bone Joint Surg [Br] 78

Klinische Langzeitergebnisse der Pilotanwendung neuer Polylactidstifte. Gibt es ein Biokompatibilitätsproblem?

S. Marzischewski, H.J. Helling und K.E. Rehm

Klinik für Unfall-, Hand- und Wiederherstellungschirugie der Universität zu Köln, Josef-Stelzmann-Str. 9, D-50924 Köln

Einführung

In der Behandlung von dislozierten Knochenbrüchen werden Osteosyntheseimplantate zur Stabilisierung der reponierten Fragmente eingesetzt. Diese Implantate bestehen nach wie vor fast ausschließlich aus metallischen Werkstoffen, die nach erfolgter Knochenheilung in einer Zweitoperation entfernt werden sollten. Dies bedeutet für den Patienten nicht nur in aller Regel einen zweiten Krankenhausaufenthalt mit erneuter Narkose, sondern immer auch ein erneutes Weichteiltrauma im Frakturgebiet. Weiterhin dürfen die sozioökonomischen Kosten des Zweiteingriffes gerade vor dem Hintergrund zunehmend knapper Kassen im öffentlichen Gesundheitssystem nicht außer acht gelassen werden. Ein biodegradierbares (resorbierbares) Osteosyntheseimplantat würde dem Patienten nicht nur den lästigen Zweiteingriff ersparen, sondern sollte auch zu einer finanziellen Entlastung des Gesundheitswesens führen.

Bereits um die Jahrhundertwende wurden erste nichtmetallische Implantate aus Elfenbeinstiften meist zur intramedullären Schienung eingesetzt [5], z.T. auch aus der Überlegung, daß das natürliche Elfenbein sich resorbieren würde. Die Langzeitergebnisse von Axhausen [2]) und Amrein [1]) zeigten jedoch, daß es nicht zu der gewünschten Resorption, sondern in den meisten Fällen zu einer Sequestration der Elfenbeinimplantate gekommen ist, so daß seit den 20er Jahren unseres Jahrhunderts bis in unsere Zeit fast ausschließlich Metallimplantate verwendet werden.

Mit dem Aufkommen von synthetischen biodegradierbaren Nahtmaterialien, z.B. aus Polyglycolid (Dexon 1979) oder Copolymeren (Maxon 1974) und deren Durchsetzung im Klinikalltag, kam es zu den ersten Versuchen, diese Materialien auch zur Stabilisierung einer Osteosynthese einzusetzen [4, 6]. 1985 wurde erstmalig der aus Polyglycolid bestehende Biofix vorgestellt [3]. Aus der klinischen und tierexperimentellen Anwendung mit Polyglycolidstiften (Biofix) mit 2 mm Durchmesser ist jedoch bekannt, daß es zu Fremdkörperreaktionen im Sinne von Seromen und Fisteln, aber auch zu Osteolysen innerhalb der ersten Monate nach der Implantation kommt. Die zu rasche Resorption (Biodegradation) des Biofix sowie seine kristalline Struktur scheinen die Ursache für die beobachteten Fremdkörperreaktionen beim Menschen zu sein [10, 12] (Abb. 1).

Klinische Langzeitergebnisse der Pilotanwendung neuer Polylactidstifte

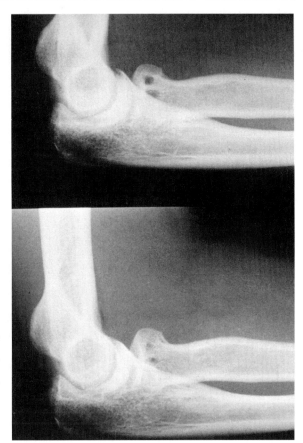

Abb. 1. Eine mit 2 Polyglycolidstiften (Biofix) versorgte Radiusköpfchenfraktur bei einer 50jährigen Patientin. *Oben* 3 Monate postoperativ, *unten* 24 Monate postoperativ. Es sind deutliche zystisch erweiterte Stiftlager zu erkennen, die nach der Klassifikation von Osteolysen, modifiziert nach Hoffmann (s. Beitrag Hoffmann et al., S. 238) und Weiler (s. Beitrag Weiler et al., S. 146) [8], als Osteolysen zweiten Grades zu werten sind

Patienten und Methode

Wir verwendeten statt dessen den aus einem Copolymer aus Poly-L-Lactid und Poly-DL-Lactid im Verhältnis 70:30 bestehenden Polypin-Stift, der im Spritzgußverfahren hergestellt wird und im Gegensatz zum Biofix-Stift damit keine kristalline, sondern eine amorphe Struktur besitzt. Der Durchmesser des Stiftes betrug ebenfalls 2 mm. Zusätzlich weist dieser jedoch eine Zirkoniumoxidröntgenmarkierung am Kopf auf, die im Gegensatz zu allen vorher verwendeten biodegradierbaren Implantaten erstmals eine röntgenologische Darstellung ermöglicht [7, 11, 12]. In-vitro-Untersuchungen und Tierexperimente bestätigten die lange Haltbarkeit des verwendeten Polylactidcopolymers über 9 Monate nach der Implantation.

Auch in unserer eigenen tierexperimentellen Studie [7–9], s. auch Beitrag Weiler et al., S. 146) mit Polylactidstiften (Polypin), bei der wir den Polypin in Schafsfemurkondylen einbrachten, konnten wir die langsame Resorption des Polypin nachweisen. Erste Auflösungserscheinungen und Fragmentierungen traten nach 12 Monaten auf. Zusätzlich kam es jedoch zu osteolyseartigen Aufweitungen der Implantatlager

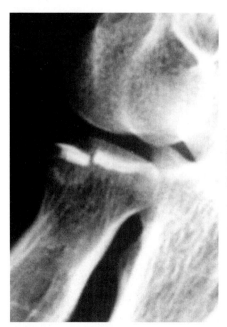 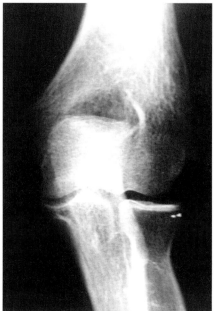

Abb. 2. Typische Meißelfraktur bei einer 27jährigen Frau, die vom Fahrrad auf den linken Ellenbogen gestürzt war. Die Osteosynthese mit 2 Polypin-2,0-Stiften erfolgte 2 Tage später. Die Patientin konnte am 2. postoperativen Tag aus der stationären Behandlung entlassen werden

Abb. 3. Ausheilungsbild mit der gelungenen anatomischen Reposition 3 Jahre nach der Operation. Man sieht keinerlei osteolytische Veränderungen. Die Zirkoniumoxidröntgenmarkierungen stellen sich scharf dar. Die Funktion des linken Ellenbogens ist seitengleich zum rechten, die Narbe ist reizlos. Die Patientin ist mit ihrem Ergebnis sehr zufrieden

bis auf das Doppelte des ursprünglichen Durchmessers mit einem Maximum der Fremdkörperreaktion um den 14. postoperativen Monat. Zur Beurteilung der Verträglichkeit stehen Langzeiterfahrungen über mehr als 6 Jahre zur Diskussion.

Wie stellen sich vor diesem Hintergrund die klinischen Langzeitergebnisse in der Anwendung des Polylactidstiftes (Polypin 2,0) in der Unfallchirurgischen Universitätsklinik zu Köln dar? Im Rahmen einer klinischen Verlaufsstudie wurden von Mai 1990 bis März 1996 bei 97 Patienten, davon bis Ende 1993 bei 52 Patienten, resorbierbare Polypin-2,0-Stifte verwendet. Dabei erfolgte in 35 Fällen die Osteosynthese ausschließlich durch die Polypin-Stifte. In 17 Fällen wurden während einer konventionellen Metallosteosynthese einzelne Knochenfragmente bzw. entnommene Knochenspäne mittels Polypin fixiert.

Die Stifte wurden bei den folgenden 3 Indikationsgruppen eingesetzt:

A) Apikale Fragmente (z.B. Radiusköpfchen, Patellarandbrüche, Metatarsalia): 32 Patienten, davon 22 mit Radiusköpfchenfrakturen (Abb. 2 und 3)
B) Osteochondrale Frakturen (z.B. Femurkondylus, Taluskuppel): 8 Patienten (Abb. 4)
C) Spongiöse, nicht belastete Fragmente oder kortikospongiöse Spantransplantate: 15 Patienten.

Klinische Langzeitergebnisse der Pilotanwendung neuer Polylactidstifte

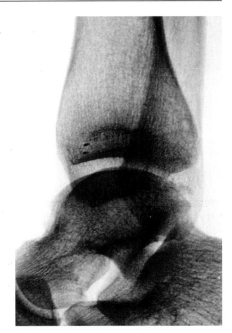

Abb. 4. Beispiel aus der Indikationsgruppe B. Dabei handelt es sich um das rechte Sprunggelenk einer 16jährigen Patientin, die sich 22 Monate zuvor eine „two plane fracture" bei einem Rotationstrauma des Sprunggelenkes zugezogen hatte. Auf der seitlichen Aufnahme erkennt man eine glatt begrenzte Sklerosierung der Stiftlager ohne jegliche osteolytische Veränderung. Die Zirkoniumoxidröntgenmarkierungen kommen ebenfalls scharf zur Abbildung. Die Narbe ist reizlos und der Bewegungsumfang in beiden Sprunggelenken seitengleich

In der Zwischenzeit liegen bei 34 Patienten postoperative Beobachtungszeiträume von 22 bis zu 54 Monaten vor. Die Patienten wurden in regelmäßigen Abständen 3 Monate, 6 Monate und danach in jährlichen Intervallen klinisch eingehend nachuntersucht und zu ihren subjektiven Eindrücken befragt. Zeitgleich wurde ein Röntgenbild in 2 Ebenen des betroffenen Skelettabschnittes angefertigt.

Typische Anwendungsgebiete des Polypin sind die Radiusköpfchenmeißelfrakturen (Indikationsgruppe A).

Ergebnisse

34 der 52 Patienten konnten über ein Beobachtungszeitraum von 22 bis zu 54 Monaten nachuntersucht werden, dabei kam es in keinem einzigen Fall zu einer Serom- oder Fistelbildung. Auch zystische oder konfluierende Osteolysen (Grad-II-Osteolyse, s. Beitrag Weiler et al., S. 146) konnten in keinem einzigen Fall beobachtet werden. In 6 Fällen konnte eine geringgradige umgebende Aufhellung des Implantatlagers mit Randsklerose festgestellt werden, die wir als geringgradige (s. Beitrag Weiler et al., S. 146) Grad-I-Osteolyse nach Weiler werteten. Die Zirkoniumoxidröntgenmarkierung und die Bohrkanäle sind nach 2 Jahren noch in knapp 50% der Fälle sichtbar.

33 der 37 Patienten aus der Gruppe A und B beurteilten zum Zeitpunkt der letzten Nachuntersuchung ihr Ergebnis mit gut oder sehr gut.

Von den 22 Patienten mit Radiusköpfchenfrakturen konnten 16 Patienten im Rahmen der Verlaufsstudie über 2 Jahre nachuntersucht werden. 15 Patienten beurteilten das Ergebnis mit gut oder sehr gut und würden sich erneut mit diesem Verfahren operieren lassen. Gelegentliche Schwellung nach starker körperlicher Belastung gaben 3, Wetterfühligkeit 5 Patienten an. Serom- oder Fistelbildungen traten in keinem Fall auf. Bei 2 Patienten kam es zu einer Stiftdislokation: Bei einem Patienten entstand eine Ossifikation der Kapsel und es verblieb eine Streckhemmung von 25° Grad, bei dem zweiten war wegen gleichzeitiger Redislokation des Radiusköpfchentrümmerbruches eine Reintervention erforderlich, bei der das nicht erneut rekonstruierbare Radiusköpfchen reseziert werden mußte. Von den 22 Patienten wiesen 5 ein Streckdefizit von maximal 25° auf.

Diskussion

Im Gegensatz zu den Biofix-Implantaten konnte bei der klinischen Anwendung des Polypin-2,0-Stiftes in keinem einzigen Fall eine Weichteilfremdkörperreaktion oder eine schwere osteolytische Veränderung festgestellt werden. Lediglich bei 6 von 34 Patienten konnten minimale knöcherne Fremdkörperreaktionen beobachtet werden, die weder den Patienten subjektiv beeinträchtigten noch klinisch von Relevanz sind. Sie sind somit aus unserer Sicht zu vernachlässigen.

Unsere klinischen Ergebnisse scheinen im Widerspruch zu unseren tierexperimentellen Ergebnissen zu stehen, bei denen es auch bei der Anwendung mit Polypin zu ausgeprägten Osteolysen in der Langzeitbeobachtung gekommen ist. Dabei ist jedoch zweierlei zu berücksichtigen:

1. Es handelte sich dabei nur um 8 Fälle. Wir führen die Osteolysen auf technische Fehler bei der Fixierung der Knorpelflakes am Schafsfemurkondylus zurück.
2. Der Nachbeobachtungszeitraum der Patienten in der hier zur Diskussion gestellten klinischen Studie beträgt im Einzelfall bis zu 54 Monate, mindestens jedoch 22 Monate. Im Tierexperiment wurden nur 3 Tiere über 24 und 36 Monate nachbeobachtet.

Schlußfolgerung

Wenn man die In-vitro-Untersuchungen und die tierexperimentellen Untersuchungen bezüglich der Degradationsdauer auf den Mensch überträgt und die klinischen Erfahrungen mit Polyglycolidstiften berücksichtigt, bei denen die zu schnelle Resorption eine wichtige Ursache für die Biokompatibilitätsprobleme sein könnte, so hätte man bei unserem Patientenkollektiv eine Fremdkörperreaktion zwischen dem 1. und 2. postoperativen Jahr erwartet. Bis auf minimale knöcherne Reaktionen auch nach bis zu 4 Jahren kam diese jedoch nicht vor.

Der Polypin-2,0-Stift stellt bei gegebener Indikationsstellung ein biodegradierbares Implantat dar, dessen Fremdkörperreaktionen auch im klinischen Langzeitverhalten vernachlässigbar klein sind. Ob dies auch für größere Stiftdurchmesser gilt, ist Gegenstand zukünftiger Untersuchungen.

Zusammenfassung

Das biologische Langzeitverhalten des Polylactidstiftes zeigte in keinem einzigen Fall eine Weichteilfremdkörperreaktion und nur in einigen wenigen Fällen eine zu vernachlässigende knöcherne Reaktion um das Implantatlager. In der klinischen Anwendung des Polylactidstiftes gibt es somit aus unserer Sicht keine Biokompatibilitätsprobleme.

Literaturverzeichnis

1. Amrein P (1911) Resultate bei operativer Pseudarthrosen- und Frakturbehandlung mit Elfenbeinstiften. Fortschr Geb Röntgenstr XVI: 119–157
2. Axhausen G (1909) Über den Vorgang partieller Sequestrierung transplantierten Knochengewebes nebst neuen histologischen Untersuchungen über Knochentransplantation am Menschen. Arch Klin Chir Berl IXXXIX: 281–302
3. Böstmann O, Hirvensalo E, Mäkinen J, Rokkanen P (1990) Foreign body reactions to fracture fixation implants of biodegradable synthetic polymers. J Bone Joint Surg [Br] 72: 592–596
4. Dumbach J (1984) Zugschraubenosteosynthese mit resorbierbaren Osteosyntheseschrauben aus Polydioxanon (PDS) – Erste Ergebnisse. Dtsch Mund Kiefer Gesichtschir 8: 145–148
5. Gaudard J (1892) Sur les chevilles d'ivoire comme moyen d'immobilisation directe des fragments osseux et comme soutien du périoste. Thèse inaugurale, Genève
6. Getter L, Cutright DE, Bhaskar SN, Augsburg JK (1972) A biodegradable interosseous appliance in the treatment of mandibular fract. J Oral Surg 30/5: 344–348
7. Helling HJ, Rehm KE, Claes L, Hutmacher D (1992) Clinical experience with a new biodegradable poly L/DL lactide with X-ray opaque head markers for osteosyntheses. Fourth World Biomaterials Congress, 24–28 April 1992
8. Helling HJ, Rehm KE, Claes L, Hutmacher D, Weiler A (1993) Experimentelle Prüfung eines biodegradierbaren Polyactidstiftes. Hefte z. Unfallchir 232: 353–354
9. Helling HJ, Kirch U, Weiler A, Rehm KE (1996) Zelluläre Reaktion während des Abbaus von Polylactid PL/DL LA 70/30. Workshop Bioresorbierbare Implantatmaterialien, Reisensburg/Günzburg 09.–11. Mai 1996
10. Poigenfürst J, Leixnering M, Ben Mokhtar M (1990) Lokalkomplikationen nach Implantation von Biorod. Akt Traumatol 20: 157–159
11. Rehm KE, Claes L, Helling HJ, Hutmacher D (1992) Clinical experience with a new biodegradable poly L/DL lactide with X-ray opaque head markers for osteosyntheses. Fourth World Biomaterials Congress, 24–28 April 1992
12. Rehm KE, Helling HJ, Claes L (1994) Bericht der Arbeitsgruppe Biodegradable Implantate. Akt Traumatol 24: 70–74

TEIL VIII

Resorbierbare Keramiken

Synthetische resorbierbare Materialien: Eine Alternative zum Transplantat?

J.M. Rueger

Klinik für Unfallchirurgie, Universitätsklinik Frankfurt, Theodor-Stern-Kai 7, D-60590 Frankfurt

Einleitung

Für die Behandlung von knöchernen Defekten des menschlichen Skeletts stehen verschiedene Verfahren zur Verfügung. Die Indikationen zur Anwendung der Techniken sind unterschiedlich, z. T. werden jedoch bei der Therapie größerer knöcherner Substanzverluste die differenten Methoden simultan und/oder zeitversetzt angewandt.

Prinzipiell kann ein Defekt behandelt werden durch:

1. die Auffüllung mit autogenem Knochen (Spongiosachips und/oder kortikospongiöse Späne),
2. den Segmenttransport entsprechend der Technik nach Ilisarow,
3. die Transplantation eines Knochensegmentes, das am Empfängerort mikrovaskulär an die Durchblutung angeschlossen wird (freies Fibulatransplantat, freier Beckenkammspan),
4. die primäre Verkürzung des Knochens mit anschließender Verlängerung desselben und
5. die Transposition eines paarigen Knochens (Operation nach Hahn-Brandis: „fibula pro tibia" am Unterschenkel und möglicherweise auch in ausgewählten Fällen am Unterarm).

Zusätzlich zu diesen gängigen Methoden der Defektbehandlung mit ihren mehr oder minder voraussagbaren Ergebnissen wird immer wieder noch

6. allogener Knochen bzw. dessen Modifikationen [5], trotz der damit verbundenen Gefahr der Übertragung einer Infektionskrankheit, implantiert.

Ganz vereinzelt, in sonst nicht zu beherrschenden, aussichtslosen Fällen wird schließlich

7. allogener Knochen unter transplantationsimmunologischen Gesichtspunkten gewonnen, lokal an die Gefäßversorgung angeschlossen und somit als Organ transplantiert (ganzes Knie, Femursegmente) [3].

Autogene, freie Transplantate

Die Mehrzahl der Fälle knöcherner Substanzverluste läßt sich durch die oben genannten Methoden 1 und 2 behandeln. Am häufigsten werden Defekte dabei durch das freie, direkte Einbringen autogenen Knochens therapiert, d.h. im Sinne einer

Spongiosaplastik werden diese mit autogenem Knochen aufgefüllt. Bei dieser Vorgehensweise vermittelt das autogene Transplantat folgende Effekte:

1. Osteokonduktiver Effekt: Dem reparierenden Gewebe wird durch das Angebot einer Leitschiene das Eindringen in den Defekt hinein erleichtert. Dabei sind die durch die Spongiosaarchitektur des transplantierten Knochens vorgegebenen Strukturen dem Vordringen des reparierenden Blastems dienlich und unterstützen die dreidimensionale Durchbauung des Transplantates durch neu entstehenden, vaskularisierten, trabekulären Knochen (creeping substitution [8] siehe unten). Langfristig wird die endgültige Rekonstruktion des zu ersetzenden Knochenstückes durch den schleichenden Ersatz erst ermöglicht.
2. Osteostimulativer Effekt: Die Knochenheilung wird durch das Transplantat über das physiologische Maß für einen unbehandelten Defekt hinaus gesteigert. Dieser Effekt beruht auf einer Freisetzung von in der transplantierten Knochenmatrix enthaltenen, v. a. lokal wirkenden Wachstumsfaktoren durch die frühzeitige Resorption des eingebrachten autogenen Knochens über Monozyten bzw. Makrophagen, Fremdkörperriesenzellen, Osteoklasten und fraglich Matrixklasten. Die freigesetzten Faktoren führen durch ihre angiogenetische Wirksamkeit zu einem Einsprossen von Kapillarschlingen, unterstützen also den osteokonduktiven Effekt. Durch diese Vaskularisation ermöglichen sie erst die Öffnung der Defektregion für einen Antransport von Zellen, die für den Wiederaufbau des Knochengewebes notwendig sind. Über eine chemotaktische Wirkung der Faktoren auf zirkulierende, pluripotente Zellen, die über die eingesprossenen Kapillaren bis zu der Transplantationsstelle vordringen und dort aus den Gefäßen austreten, wird am Transplantationsort ein reagibler Zellpool angereichert. Unter dem Einfluß der Faktoren werden diese Zellen dann schließlich induziert, proliferieren, differenzieren sich und werden zur Knochenformation angeregt. Ein solcher, letztendlich stimulativer Effekt ist auch auf am Ort bereits vorhandene Präosteoblasten und möglicherweise sogar auf Osteoblasten anzunehmen.
3. Osteoinduktiver Effekt: Knochenneubildung aus dem umgebenden Weichgewebe heraus. Da im besonderen bei der Behandlung von langstreckigen Defekten immer die Reparation des Knochenverlustes nicht nur aus einem ersatzstarken Lager, d. h. im Sinne der Definition von Lexer [7] aus dem Knochen, sondern auch aus einem ersatzschwachen Lager (Muskulatur, bindegewebige Narbe) heraus erfolgt, ist davon auszugehen, daß die zu beobachtende Knochenheilung auch durch die Wirkung der in der Knochenmatrix enthaltenen Faktoren auf das unmittelbar angrenzende Gewebe vermittelt wird.

Diese 3 Effekte sind nur durch zelluläre Aktivitäten zu vermitteln. Obgleich autogener Knochen zum Zeitpunkt der Transplantation zahlreiche Zellen enthält, ist nicht davon auszugehen, daß diese die Mechanismen der Osteokonduktion, -stimulation und -induktion alleine tragen können. Dambe hat schon 1981 [1] gezeigt, daß bei den freien, d. h. nicht an die Vaskularisation angeschlossenen, autogenen Transplantaten ein Überleben der transferierten Zellen nicht sicher gewährleistet ist. Erst durch die parallel zur Revaskularisation ablaufenden Resorptionsvorgänge, die zu einer Aufschlüsselung des Transplantates und dessen Abräumung führen, kommt es zu der Freisetzung der oben bereits erwähnten lokal auto- und parakrin wirkenden Faktoren und erst aufgrund ihrer Wirkung entsteht durch die Bereitstellung der dafür notwendigen Zellen neuer, vitaler, trabekulär aufgebauter Knochen. Dieser überbrückt von den Defekträndern ausgehend die Grenzen zwischen vitalem, autochthonem Gewebe und dem eingebrachten, autogenen Transplantat. Gleichzeitig, bei ausreichender Vaskularisation und Aufschlüsselbarkeit des Transplantates durch einsprossendes Gewebe aus der Peripherie, d. h. dem angrenzenden Weichgewebe, kann sich multifokal im Transplantat ebenfalls trabekulärer Knochen bilden.

Der neuformierte Knochen lagert sich dabei im gesamten Transplantat auf den nicht resorbierten, nicht vaskularisierten, avitalen Knochenbälkchen ab, creeping substitution, bzw. dringt über Bohrköpfe in transplantierte kortikale Knochenanteile ein.

Erst durch das später einsetzende Remodeling werden die im Rahmen der creeping substitution entstandenen Trabekel wieder abgebaut und mit ihnen der darunter liegende avitale Transplantatknochen. Voraussetzung ist notwendigerweise, daß das transplantierte Gewebe vollständig durch Osteoklasten bzw. auch Monocyten bzw. Makrophagen und, fraglich, Fremdkörperriesenzellen resorbierbar ist. Insgesamt führt dieser Prozeß, d. h. das Remodeling, zur Entstehung eines osteonal aufgebauten Knochens, dessen trajektorielle Strukturierung dann v. a. eine Folge einwirkender mechanischer Kräfte in der nachfolgenden Zeit ist.

Zusammengefaßt setzt sich die Knochenheilung nach der Transplantation autogenen, nicht mikrovaskulär angeschlossenen Knochens also aus den folgenden 3 Phasen zusammen:

- Phase 1: Über Zelleffekte vermittelte Entstehung trabekulären Knochens und creeping substitution mit Teilabbau des Transplantates
- Phase 2: Remodeling mit vollständigem Abbau des Transplantates und osteonalem Aufbau
- Phase 3: Belastungsabhängige trajektorielle Strukturierung

Alternativen, Fragestellung

Neben der Behandlung knöcherner Substanzverluste mit den oben genannten Techniken wird als Alternative im Besonderen zur Behandlungsmethode 1 die Auffüllung knöcherner Defekte mit synthetischen Knochenersatzmitteln (KEM) empfohlen. Dabei sollen die künstlichen Materialien für alle die Indikationen Verwendung finden, unter denen heute autogener Knochen zum Einsatz kommt. Weitere Ziele sind es, die Knochenheilung in bezug auf die Menge des neugebildeten Knochens, dessen Qualität und nicht zuletzt in bezug auf die pro Zeiteinheit formierte Knochenmenge positiv zu beeinflussen, d. h. die knöcherne Reparation durch ein KEM zu beschleunigen.

Um die Frage zu beantworten, ob die z. Z. angebotenen KEM als eine Alternative zum autogenen Transplantat betrachtet werden können, müssen die Eigenschaften der synthetischen KEM beschrieben werden und es ist zu diskutieren, ob solche Materialien die oben beschriebenen 3 Phasen der Transplantateinheilung vermitteln bzw. steuern können.

Knochenersatzmittel: Klassifizierung

KEM lassen sich in 4 Klassen einteilen [9]:
1. Synthetische, anorganische KEM
2. Biologische, organische KEM
3. Composite
4. Synthetische, organische KEM

Die Zuordnung der verschiedenen Materialien zu diesen 4 Klassen – mit jeweils unterschiedlichen Zahlen von Untergruppen – beruht auf den Tatsachen, daß die Substanzen der Klasse 1 alle aus der anorganischen Phase des Knochens gewonnen werden können, in der Regel jedoch aus pulverförmigen Ausgangsmaterialien synthetisiert werden. Die Substanzen der Klasse 2 wurden alle erstmalig aus der organischen Phase des Knochengewebes extrahiert, können heute jedoch z. T. gentechnologisch hergestellt werden. Die Verbindungen der Klasse 3 sind aus Substanzen der Klassen 1 und 2 zusammengesetzte Ersatzmittel und zeigen in der Kombination unterschiedliche Wirkungen im Vergleich zu den Einzelsubstanzen. Materialien, die in der Klasse 4 subsumiert werden, sind synthetische, organische Stoffe, die unter physiologischen Bedingungen nicht in der organischen Phase des Knochens vorkommen und nicht als Knochenersatzmittel im klassischen Sinne verstanden werden können.

Die weitere Darstellung beschränkt sich entsprechend des Themas auf die Beschreibung des Aufbaus und der Diskussion der Wirkung von Substanzen aus der Klasse 1 im Vergleich zum autogenen Transplantat.

Klasse 1

Zu den KEM dieser Klasse gehören die Kalziumphosphate, die als Pulver oder als Keramiken für den Knochenersatz empfohlen werden. Am häufigsten wurden aufgrund ihrer Biokompatibilität Kalziumphosphate mit einem stöchiometrischen Ca/P-Verhältnis von 1,5 – 1,67, also Tricalziumphosphate und Hydroxylapatite, meist in keramisierter Form, für den Knochenersatz tierexperimentell und auch im klinischen Einsatz erprobt.

Entsprechend ihres Herstellungsmodus unterscheiden wir 3 Gruppen von Kalziumphosphaten aus der Klasse 1:

Gruppe 1: Synthetisierte Substanzen: *Gruppe 1a:* Pulverförmige Ausgangsmaterialien anderer chemischer Zusammensetzung werden komprimiert und anschließend zu Kalziumphosphatkeramiken gebrannt. *Gruppe 1b:* Hydroxylapatitzemente, die in wäßrigem Milieu aus unterschiedlichen kalziumphosphathaltigen Verbindungen aushärten. *Gruppe 1c:* Biogläser und Glaskeramiken mit unterschiedlichen Kalziumphosphatanteilen.

Gruppe 2: 2a und 2b: Algen und Korallen als Ausgangsmaterial, Herstellung von Hydroxylapatitkeramiken durch einen hydrothermalen Umwandlungsprozeß. Als Beimengungen zu den gewonnenen Implantatmaterialien sind beta-TCP und Kalziumcarbonat aufgrund des Herstellungsmechanismus zu finden.

Gruppe 3: Bovines Ausgangsmaterial. *Gruppe 3a:* (Weitestgehende) Entfernung der organischen Phase durch Sinterung und Entstehung eines Hydroxylapatits bzw. einer hydroxylapatitkeramikähnlichen Substanz. *Gruppe 3b:* (Weitestgehende) Entfernung der organischen Phase durch Elution und Entstehung eines Hydroxylapatitanalogs.

Biologische Wirkung der Kalziumphosphate bzw. -keramiken

Die biologische Aktivität dieser Substanzen ist unterschiedlich und von zahlreichen, nur z. T. durch den Herstellungsprozeß zu beeinflussenden Faktoren abhängig. Als wichtigste sind dabei die Stöchiometrie der eingesetzten Materialien, ihre Kristallstruktur und ihre Mikro- und Makroporosität zu nennen.

Gemeinsam ist allen Kalziumphosphaten, daß sie einen guten, meßbaren, osteokonduktiven Effekt aufweisen [4, 9, 14]. Das bedeutet, daß die Materialien im Sinne des oben beschriebenen Prozesses das Eindringen des reparierenden Blastems prinzipiell erlauben. Dies spiegelt sich bereits in der Beobachtung wider, daß Defekte an Rattenknochen, die unbehandelt zu critical size-Defekten werden, durch das Auffüllen mit Kalziumphosphaten zumindest überbaut, wenn auch nicht durchbaut werden [9].

Die Stärke des zu beobachtenden osteokonduktiven Effektes ist jedoch in Abhängigkeit vom eingebrachten Material sehr unterschiedlich. Neben den oben genannten Faktoren (Stöchiometrie, Kristallstruktur und -größe, Mikro- bzw. Makroporosität) wird jener vor allem durch die Porengröße, das Porenvolumen, die Interkonnektion der Poren und ihrer dreidimensionalen Orientierung beeinflußt. Bis heute ist es ungeklärt, warum bovine Sinter- bzw. Elutionsprodukte offensichtlich bei gleichem Porenvolumen, gleicher Anzahl der Interkonnektionen zwischen den Poren bzw. Porengängen, aber ungeordneter trabekulärer Ausrichtung eine stärkere osteokonduktive Wirkung haben als z. B. ebenfalls dreidimensional aufgebaute, jedoch geordnete Korallenderivate.

Unter dem Einfluß weiterer Materialeigenschaften, nicht zuletzt jedoch auch in Abhängigkeit von den Lagereigenschaften, d. h. der biologischen Aktivität, auf die das Implantat am Implantationsort trifft, ist wahrscheinlich für jedes Kalziumphosphat als KEM eine maximale osteokonduktive Strecke zu definieren. Zur Zeit kann diese Distanz jedoch noch nicht angegeben werden. Die Erfahrung hat gezeigt, daß sie wesentlich kleiner ist, als sie z. B. durch ein autogenes, knöchernes Transplantat zu erreichen wäre. Bei der Durchführung von langstreckigen Spongiosaplastiken darf daher der autogene Knochen keinesfalls kritiklos durch alloplastische Implantate ersetzt werden, da mit diesen eine identische Einheilung, d. h. Aufschlüsselung und Vaskularisierung und Distanzüberbrückung, nicht zu erwarten ist.

Gemeinsam ist allen Kalziumphosphaten weiterhin, daß sie azellulär sind und aufgrund ihres Herstellungsmechanismus keinerlei organische Verbindungen (mit Einschränkungen für die Gruppen 3a und 3b) enthalten. Die Ersatzmittel können somit keine Effekte bewirken, die nur über Wachstumsfaktoren bzw. Zytokine auszulösen bzw. zu vermitteln wären. Somit ist eine angiogenetische Wirkung und damit eine verbesserte Aufschlüsselung eines synthetischen, anorganischen Implantates durch einwachsende Kapillarschlingen nicht zu erwarten. Eine Chemotaxie auf knochenbildungsfähige Zellen kann ebenfalls nicht beobachtet werden. Eine Osteoinduktion im Sinne der Definition von Reddi (1986) durch Materialien der Klasse 1 ist gleichfalls nicht möglich. Das bedeutet, daß nicht damit gerechnet werden darf, daß beim Auffüllen langstreckiger Defekte eine multifokale Knochenentstehung im Implantat aus der Peripherie, d. h. dem umgebenden Weichgewebe heraus, stattfindet.

Zusammengefaßt tritt also eine Osteostimulation, vermittelt durch die oben für das autogene Transplantat beschriebenen zellulären Mechanismen, nicht auf. Dennoch resultiert die Implantation von Kalziumphosphaten in knöcherne Defekte in einem meßbaren osteostimulativen Effekt, der jedoch fast ausschließlich auf den osteokonduktiven Materialeigenschaften beruht.

Als letzte Gemeinsamkeit gilt für Kalziumphosphate, daß unerfreulicherweise „meßbarer osteokonduktiver Effekt" nicht „Durchbauung" des behandelten Defektes bedeutet. Dies beruht auf der Tatsache, daß implantierte Kalziumphosphatkeramiken, im Besonderen in partikulärer Form eingebrachte Materialien, nur partiell und in der Regel nur an ihrer Oberfläche knöchern integriert werden. Offensichtlich aufgrund von Materialeigenschaften, aber auch bedingt durch die Ausdehnung des Defektes, die lokale Lagerreagibilität, die mechanische Ruhe am Implantationsort, der notwendigen Kraftaufnahme durch das Implantat und anderen Größen, entwickelt sich trabekulärer Knochen nur an der Peripherie der eingebrachten KEM. Das reparierende Knochengewebe kann dabei die dort liegenden Granula nahezu vollständig mit Trabekeln überziehen und auch in die Makroporen derselben eindringen.

Im Sinne eines „implant hoppings" werden aber nur diejenigen Granula in das knöcherne Gerüst einbezogen, die für den Kraftfluß über den Defekt notwendig sind, d.h. die Defekte werden nicht wahllos ganz aufgefüllt. Andere Erklärungen für die ausbleibende Knochenbildung auch im Zentrum der Implantatregion sind möglicherweise eine schlechtere Vaskularität, dort mit vermindertem Antransport potentiell knochenbildungsfähiger Zellen bzw. die zu schnelle Auffüllung der Areale durch Bindegewebe, das dann das Einwachsen von Knochengewebe zu einem späteren Zeitpunkt verhindert.

Auch das Einbringen pulverförmiger Substanzen aus der Klasse 1 führt nicht zu einer Durchbauung der Defekte. Gerade unter diesen Bedingungen sind nur periphere Knochenbildungen und möglicherweise sogar Abgrenzungsreaktionen um nicht resorbierte KEM zu beobachten.

Schließlich werden auch keramische Formkörper mit interkonnektierenden Poren nur z.T. eingebaut. Dies gilt v.a. für Materialien der Untergruppe 1a der synthetischen, anorganischen KEM, wenn sie bei Hunden in diaphysäre Defekte implantiert werden [6, 12]. Im metaphysären Bereich, unter idealen Bedingungen (Kaninchen), scheinen jedoch Produkte bovinen Ursprungs (Untergruppe 3a) eine vollständige Durchwachsung derselben zu erlauben [13]. Dieser Effekt ist erneut nicht zu beobachten, wenn identische Formkörper in die Diaphyse von Schafen eingebracht werden [15].

Alle diese Beobachtungen machen deutlich, daß die osteokonduktiven Effekte implantierter KEM begrenzt sind und Knochengewebe nicht alleine aufgrund des Angebotes eines Strukturates beliebig weit in einen Defekt hineinwächst.

Deutlich unterscheiden sich Kalziumphosphate und auch -keramiken in bezug auf ihre Abbaubarkeit. Die synthetischen Hydroxylapatitkeramiken, gerade auch die Biogläser und Glaskeramiken, Hydroxylapatite aus Korallen und Algen und die bovinen Sinter- bzw. Elutionsprodukte sind als unlöslich im physiko-chemischen Sinne zu betrachten. Ein vollständiger Abbau dieser Materialien ist nur durch eine zellvermittelte Resorption möglich. Aufgrund ihrer kristallinen Struktur, häufig auch aufgrund einer geringen Mikroporosität bzw. großen Zahl der sogenannten necks zwischen den einzelnen Partikeln des Ausgangsmaterials sind diese zellulären Prozesse jedoch wenig effektiv. Hydroxylapatite und, im besonderen -keramiken, sind daher auch noch Jahre nach der Operation am Implantationsort nachzuweisen [6]. (Die Glasphase der Biogläser und Glaskeramiken ist niemals vollständig resorbierbar!) Beim Einbringen in das Knochengewebe werden, wie oben beschrieben, Teile der Hydroxylapatite bzw. -keramiken von vitalem, trabekulärem Knochen grenzschichtlos überzogen. Diese Implantatregionen fallen in der Folge sowohl für einen physiko-chemischen als auch einen zellvermittelten Abbau vollständig aus. Die mit Bindegewebe in Kontakt stehenden Implantatareale führen in Abhängigkeit von der Phasenreinheit des implantierten Hydroxylapatits zu einer unterschiedlich ausgeprägten zellulären monozytären bzw. Makrophagen- und Fremdkörperriesenzellreaktion. Je reiner das Material ist, um so geringer ist letztgenannte, so daß es zu keinem nachweisbaren Abbau der Implantate kommt. Ein direkter Angriff auf Hydroxylapatitkeramiken durch Osteoklasten konnte fraglich nur von Eggli et al. [2] beobachtet werden. Offensichtlich ist der Säugetierorganismus nicht oder nur sehr eingeschränkt befähigt, Hydroxylapatitkeramiken abzuräumen.

Trikalziumphosphate bzw. -keramiken gelten dagegen aufgrund ihrer Zusammensetzung und ihrer Kristallstruktur als löslich und resorbierbar. Ihr Abbau erfolgt physiko-chemisch und über eine von Monozyten bzw. Makrophagen, Fremkörperriesenzellen und, im Knochen, von Osteoklasten (?) [2] getragene Resorption. Unerfreulicherweise ist es bis heute nicht möglich, exakt eine Resorptionsgeschwindigkeit anzugeben, da diese durch zahlreiche, wiederum z.T. nicht steuerbare, auch vom Implantationsort abhängige Faktoren (Größe des Defektes, Vaskularisation am Implantationsort, mechanische Stabilität u.a.) beeinflußt wird. Bei der Implantation in diaphysäre Defekte kann die vollständige Resorption ebenfalls, ähnlich wie bei der Verwendung von Hydroxylapatitkeramiken, ausbleiben, so daß Reste von Trikalziumphosphatkeramiken auch noch nach Jahren morphologisch nachweisbar bleiben [11]. Ein vollständiger Abbau der Trikalziumphosphatkeramiken, unabhängig von der Art des verwendeten Materials (Pulver, Granulat, Formkörper) bedeutet leider, wie oben für die Hydroxylapatitpräparate beschrieben, ebenfalls keine sichere Durchbauung der aufgefüllten Defekte.

Diskussion

Nicht vaskularisierte autogene Transplantate werden über die oben beschriebenen 3 Phasen in das autochthone Knochenlager eingebaut bzw. die Knochenheilung und -restitution erfolgt stufenweise über diese 3 Schritte. Auch wenn es möglich ist, Zeiträume für die einzelnen Phasen anzugeben, muß der Gesamtprozeß jedoch als ein Kontinuum von Reaktionen und Abläufen betrachtet werden, so daß Ereignisse aus den verschiedenen Phasen nebeneinander auftreten können bzw. zu beobachten sind.

Die prinzipiellen Voraussetzungen für die Knochenrekonstruktion über ein autogenes Transplantat sind dessen Gerüst- und Leitschienenfunktion im Rahmen der creeping substitution, seine vollständige Resorbierbarkeit mit Freisetzung von lokal und bzw. oder systemisch wirkenden Faktoren primär während der Revaskularisation und sekundär, zu einem späteren Zeitpunkt, im Rahmen des Remodeling mit dem osteonalen Umbau und schließlich während der dann folgenden trajektoriellen Strukturierung.

Alle bisher untersuchten synthetischen, anorganischen Materialien zeigen im besonderen unter kliniksnahen, realistischen Bedingungen keine ausreichende Gerüst- und Leitschienenfunktion. Eine Knochenbelegung im Sinne der creeping substitution kann im Idealfall, unter Idealbedingungen [13] zu einer weitgehenden Auffüllung der Makroporen des eingebrachten Implantates führen. Gerade bei der Verwendung von Hydroxylapatitkeramiken ist aber ein vollständiges Durchlaufen der Phasen 2 und im besonderen 3 in der Folge nicht zu erwarten [13]. Dies wird dazu führen, daß in der 2. Phase durch das physiologische Remodeling zwar Implantatoberflächen freigegeben werden, die vorher von trabekulärem Knochen überzogen waren, so daß eine teilweise Resorption der eingebrachten Materialien wieder möglich wird (siehe oben). Partiell wird auch osteonal aufgebauter Kochen zwischen, auf und in den Implantaten entstehen, d.h., es entwickeln sich osteoimplantäre Verbände; letztendlich ist jedoch eine osteonale und trajektorielle Strukturierung, entsprechend eines nichtimplantierten Knochens der identischen Region, auch nach Jahrzehnten, nicht zu erwarten.

Neben der Tatsache, daß die osteoimplantären Verbände Regionen darstellen, an denen Fremdmaterial über lange Zeit unverändert im Organismus zu liegen kommt, sind diese Verbände möglicherweise loci minoris restitentiae für angehende Infektionen. Weiterhin sind sie potentielle mechanische Schwachstellen im Achsen- und im besonderen im Extremitätenskelett und können zu operationstechnischen Hindernissen bei einer Zweitfraktur werden. Schließlich werden, im Rahmen des Gesamtumbaus des Skelettes über die Jahrzehnte, eingebaute Keramikimplantate immer wieder über das Remodeling freigesetzt werden. Es ist bisher unklar, ob die dann erneut beginnenden Resorptionsvorgänge mit ihren zellulären Reaktionen tatsächlich völlig unbedenklich sind.

Durch den Einsatz von Trikalziumphosphatkeramiken bzw. durch Beimischungen von schneller löslichen und resorbierbaren Kalziumphosphaten anderer, Stöchiometrie bzw. Kaziumkarbonaten, zu jenen (Leuner, persönliche Mitteilung) soll ein gesteuerter Abbau solcher synthetischen, anorganischen Materialien ermöglicht und die für die Hydroxylapatitkeramiken beobachteten Nachteile beseitigt werden. Leider ist es nicht sicher, daß schnellere Resorption und Abbau zusammengesetzter, mehrphasischer Trikalziumphosphatkeramiken zu einer Verbesserung der knöchernen Heilung führen werden. Schon jetzt zeigen Trikalziumphosphatkeramiken eine deutlich schlechtere osteokonduktive Wirkung als die Hydroxylapatitkeramiken, wobei eine mögliche Erklärung ihre stärkere Resorption durch unerwünschte Zellen (Monozyten, Makrophagen, Fremdkörperriesenzellen) sind.

In bezug auf den osteokonduktiven Effekt sind die synthetischen resorbierbaren Materialien daher bisher nicht als Alternativen zum freien autogenen Transplantat zu betrachten.

Auch in bezug auf den osteoinduktiven Effekt können die anorganischen Ersatzstoffe nicht ähnliche oder gar identische Wirkungen wie das autogene Transplantat erzielen. Wie oben beschrieben, enthalten sie keinerlei auf zellulärer Ebene wirksamen Mediatoren. In der Zukunft wird sich jedoch wahrscheinlich eine Einsatzmöglichkeit für die keramischen Materialien als Träger für die unterschiedlichen Wachstumsfaktoren und Zytokine mit ihren differenten Funktionen und Angriffspunkten herausbilden [10].

Insgesamt sind die synthetischen, resorbierbaren Materialien der Klasse 1 der KEM bisher keine verläßliche Alternative zum autogenen Transplantat. Begrenzte Indikationen mit, im besonderen, einer Begrenzung der Menge der eingesetzten Materialien wurden in den letzten Jahren jedoch herausgearbeitet.

Aufgrund ihrer Zusammensetzung und den gegebenen Möglichkeiten ihrer Modifikation sind die Materialien hervorragende Substrate zur Grundlagenforschung und Aufklärung der knöchernen Reparationsprozesse. Ihre Zukunft liegt, wie oben erwähnt, ganz in ihren Funktionen als Trägermaterialien, Vermittler osteokonduktiver Effekte und möglicherweise in der Unterstützung der Mineralisation von am Implantationsort über die Wachstumsfaktoren induzierten Knochengewebes.

Literatur

1. Dambe LT, Saur K, Eitel F, Schweiberer L (1981) Morphologie der Einheilung von frischen autologen und homologen Spongiosatransplantaten in Diaphysendefekte. Unfallheikunde 84: 115–120
2. Eggli PS, Müller W, Schenk RK (1988) Porus hydroxyapatite and tricalciumphosphate cylinders with two different pore size ranges implanted in the cancellous bone of rabbits. Clin Orthop 122: 127–128
3. Hofmann GO (1996) Allogene Knochentransplantation: Experimenteller Stand und klinische Einsatzmöglichkeiten. AFOR-Kurs Arosa (Abstr)
4. Holmes RE (1994) Osteoconduction in hydroxyapatite-based materials. In: Brighton CT, Friedlander G, Lane JM (eds) Bone Formation and Repair. American Academy of Orthopedic Surgeons, Park Ridge, Ill, pp 355–366
5. Knaepler H, Garrel T v, Gürtler L (1994) Die allgemeine Knochentransplantation – eine aktuelle Standortbestimmung. Dtsch Ärztebl 91: 798–804
6. Lemmons JE (1986) Inorganic-organic combinations for bone repair. In: Cristel P, Meunier A, Lee AJC (eds) Biological and Biomechanical Performance of Biomaterials. Elsevier, Amsterdam. pp 51–56
7. Lexer E (1911) Über freie Transplantationen. Langenbecks Arch Chir 95: 827–835
8. Ostrum RF, Chao EYS, Basset CAL et al (1994) Bone injury, regeneration and repair. In: Simon SR (ed) Orthopedic Basic Science. American Academy of Orthopedic Surgeons, Park Ridge, Ill, pp 277–324
9. Rueger JM (1992) Knochenersatzmittel. Springer, Berlin Heidelberg New York Tokyo (Hefte zur Unfallheilkunde, B 213)
10. Rueger JM (1996) Knochenersatzmittel: State of the art und: Wohin gehen wir? Unfallchirurg 99: 228–236
11. Rueger JM (1997) Bone replacement materials. Scanning Electron Microscopy (in press)
12. Rueger JM, Siebert HR, Pannike A (1985) Abheilung segmentaler Knochendefekte nach Auffüllung mit biologischen und synthetischen Knochenersatzmitteln im Tierexperiment. Langenbecks Arch Chir (Suppl): 13–17
13. Schnettler R, Dingeldein E, Tausch W, Ritter T (1994) Untersuchungen zur knöchernen Integration einer Hydroxylapatitkeramik (Endobon[R]) und 'fibroblast growth factor' im Vergleich zu autogenen Spongiosazylindern. Osteosynth Intern 2 2: 118–127
14. Wilke HJ, Claes L, Mesche N, Moser A (1988) Experimentelle Untersuchung zur Knochendefektüberbrückung mit verschiedenen Implantatmaterialien. Langebecks Arch Chir (Suppl) (Chir Forum): 165–169
15. Wippermann B, Kniesch A (1994) Zum Einfluß der Präparation und Applikation von basischem Fibroblastenfaktor (bFGF) auf die Einheilung einer Hydroxylapatitkeramik (HA) in einem Tibiasegmentdefekt des Schafes. Osteosynt Intern 2 2: 136–147

Temporäre Knochenersatzmaterialien auf Basis von Calciumphosphat

D. Reif[1], B. Leuner[1] und G. Hotz[2]

1 BIOVISION GmbH, Am Vogelherd 52, D-98693 Ilmenau
2 Universitätsklinik Heidelberg, Klinik für Mund-, Zahn- und Kieferkrankheiten, Im Neuenheimer Feld 400, D-69120 Heidelberg

Alloplastischer Knochenersatz hat in den letzten Jahren wieder an Bedeutung gewonnen. Klassifiziert man die dafür in Frage kommenden Materialien nach ihrem Ursprung und dem Herstellungsweg, stellt man wenigstens 5 verschiedene Arbeitsrichtungen fest (Tabelle 1).

Tabelle 1. Einteilung der Knochenersatzmaterialien nach Ausgangsprodukten und Herstellungsweg (*KEM* Knochenersatzmaterial, *TCP* Tricalciumphosphat, *HA* Hydroxylapatit, *PUR* Polyurethan, *PLA* Polylactid, *PGL* Polyglycolid, *CHA* koralliner Hydroxylapatit)

Typ des KEM	Ausgewählte Beispiele
Synthetisch anorganisch	TCP, HA, Bioglas
Synthetisch organisch	PUR, PLA, PGL
Biologisch anorganisch	CHA, chemisch oder thermisch behandelte Spongiosa
Biologisch organisch	Kollagen, autologer Knochen
Komposite	Kollagen/TCP, PLA/TCP

An dieser Stelle soll es ausschließlich um die synthetischen anorganischen Knochenersatzmaterialien auf Basis von Orthophosphaten gehen, die eine zeitweilige Platzhalterfunktion übernehmen und dann knöchern integriert oder schrittweise durch neuen, körpereigenen Knochen substituiert werden. Bisher sind es nur einige wenige bis schwer lösliche Calciumsalze der Orthophosphorsäure, die sich langjährig für ausgewählte Indikationen bewährt haben. Von den zahlreich untersuchten Materialien haben aus stofflicher Sicht bisher v. a. Hydroxylapatit, Tricalciumphosphat und Bioglas eine gewisse klinische Bedeutung erlangt.

Ähnlich wie bei den Implantatwerkstoffen erscheinen für den künstlichen Knochenersatz dort, wo ihre indikationsgerechte Anwendung möglich ist, v. a. solche Biomaterialien zweckmäßig, die biodegradabel sind und im Verlaufe ihrer Resorption schrittweise durch körpereigenen Knochen ersetzt werden. Die Vorteile für den Patienten liegen auf der Hand, und im Organismus bleiben keine Fremdkörper mit allen ihren Unwägbarkeiten zurück.

Die Literaturdaten zum In-vivo-Resorptionsverhalten der synthetischen anorganischen Knochenersatzmaterialien sind so widersprüchlich wie zahlreich. Die Ursachen dafür sind neben unterschiedlichen Prüfmethoden auch die Untersuchung von chemisch unterschiedlich zusammengesetzten Produkten unter der gleichen Bezeichnung. Dies trifft besonders auf das Tricalciumphosphat zu. Die Verbesserung der Herstellungsverfahren, die heute die Produktion phasenreiner Materialien ermöglichen, und eine zunehmende Standardisierung der Untersuchungsmethodik führen absehbar zu einer Verbesserung der Situation. Die beiden wesentlichen Degradationsmechanismen der Knochenersatzmaterialien werden als

- Auflösung durch Gewebeflüssigkeit und Abtransport der gelösten Ionen über den Stoffwechsel und als
- Abbau durch Zellen (Phagozytose)

beschrieben [4, 5]. Für die relativ schwerlöslichen Calciumphosphate TCP und HA nimmt man an, daß in vivo der Phagozytose das Primat zukommt. Diese Aussage sollte jedoch speziell für niedrig gesinterte Materialien, z.B. Beta-TCP, zutreffen. Bei kompakten, bei hohen Temperaturen gesinterten Alpha-TCP-Granulaten muß man dagegen davon ausgehen, daß die Resorption durch Lösungsvorgänge überwiegt. Durch das weitgehende Zurückdrängen der Phagozytose verlängert sich allerdings die Resorptionszeit. Mit zunehmender Löslichkeit der Phosphate kann man sich vorstellen, daß Lösungsvorgänge immer mehr an Bedeutung gewinnen.

Bei beiden Resorptionsmechanismen spielen die reaktive Oberfläche und der Sinterzustand des Knochenersatzmaterials eine wichtige Rolle. So wird z.B. poröses, niedrig gesintertes TCP schneller resorbiert als dicht gesintertes. Die für dieses Material in der Literatur angegebenen Resorptionszeiten variieren bis zur vollständigen Resorption im Bereich von 6 Monaten bis 5 Jahren. Mikroporosität (< 5 μm) begünstigt die Resorption, Makroporosität (100 μm – 1000 μm) das knöcherne Durchbauen. Je kleiner die Kristallit- bzw. Korngröße und je geringer die Festigkeit zwischen den Partikeln, desto mehr wird der phagozytäre Abbau begünstigt [4, 5].

Die Resorptionsprodukte der synthetischen anorganischen Knochenersatzmaterialien sind in der Regel keine körperfremden Substanzen. Es handelt sich um Kationen und Anionen, die in der Körperflüssigkeit mit einer gewissen Normkonzentration enthalten sind. Daraus resultiert grundsätzlich auch die gute biologische Akzeptanz dieser Werkstoffe. Wichtig dabei ist allerdings, daß die Ionenkonzentrationen nicht über das zulässige Maß von dieser Normkonzentration abweicht. Picker et al. [6] haben für die wichtigsten, in Knochenersatzmaterialien enthaltenen Ionen die maximal zulässigen Abweichungen von der Normkonzentration bestimmt. Diese Werte legen die erlaubten Normüberschreitungen für leichter lösliche Knochenersatzmaterialien fest und bestimmen damit die Grenzen für die physiologisch erreichbare Resorptionsgeschwindigkeit.

Die Resorptionsgeschwindigkeit wird allerdings nicht nur von stofflichen und strukturellen Besonderheiten des Knochenersatzmaterials geprägt. Einen wichtigen Einfluß üben weiterhin die Stoffwechselaktivität des Implantatlagers und die Implantat- bzw. Defektgröße aus.

Als Maßstab der Resorptionsaktivität eines Defektes dient in erster Linie seine Durchblutung. Je besser ein Implantatlager durchblutet ist, desto günstiger sind die Revaskularisierungsbedingungen und damit die Bedingungen für die knöcherne Integration des Implantates oder dessen Resorption. Bekannt ist auch eine korrosions- bzw. resorptionsverstärkende Wirkung entzündlicher Gewebereaktionen.

Diese Zusammenhänge zeigen eine beachtliche Komplexität des Resorptionsablaufes biodegradierbarer Knochenersatzmaterialien auf. Exakte Vorhersagen der Resorptionszeit eines Implantates werden dadurch erschwert oder sogar unmöglich.

Grundsätzlich muß man selbst bei definierter Stoffzusammensetzung von einer großen Schwankungsbreite der Resorptionszeit ausgehen. Bei dem TCP-Präparat Bio-BASE der Firma Biovision wurden z. B. in 10 Jahren des klinischen Einsatzes je nach Defektgröße und -ort Resorptionszeiten von 9 Monaten bis zu 4 Jahren bis zur vollständigen Resorption beobachtet.

Vergleicht man die mittlere Geschwindigkeit der Knochenneubildung beim Menschen mit der durchschnittlichen Resorptionsgeschwindigkeit von TCP, stellt man fest, daß diese stark differieren. Die Resorption des TCP verläuft im Vergleich zur Knochenneubildung deutlich langsamer. Anstrebenswert wäre dagegen eine weitgehende Übereinstimmung. Hier Verbesserungen bei gleichbleibend guter biologischer Akzeptanz des Knochenersatzmaterials zu erreichen, erscheint weiterhin als ein lohnendes Ziel.

Bei den synthetischen anorganischen Knochenersatzmaterialien kann man ein solches Ziel nur mit stofflichen und/oder strukturellen Veränderungen erreichen, die die Abbaubarkeit der Werkstoffe erhöhen. Ein möglicher Weg, der einen Zusammenhang zwischen In-vitro-Löslichkeit und Resorptionsgeschwindigkeit voraussetzt, geht über stoffliche Veränderungen zur Erhöhung der Materiallöslichkeit.

Material und Methode

Berger et al. [1–3] haben bereits in den 80er Jahren begonnen, Knochenersatzmaterialien mit schnellerer Resorbierbarkeit zu entwickeln. Einige dieser Zusammensetzungen wurden im Rahmen der vorliegenden Untersuchung bezüglich ihrer Nutzung zur Defektfüllung überprüft. Es handelt sich um 3 spontan kristallisierende Glaskeramiken (Tabelle 2), deren In-vitro-Löslichkeiten nach Messungen von Berger et al. in einer Differentialkreislaufzelle [2] in einem breiten Bereich vom ca. 10- bis 50fachen über dem Niveau von TCP liegen sollten.

Eigene Löslichkeitsuntersuchungen mittels einer statischen Methode [2], d.h. definierte Mengen Lösungsmittel und Knochenersatzmaterial werden bei 37°C 24 h in einem Erlenmeyer-Kolben leicht geschwenkt, stimmen gut mit den von Berger et al. in der Differentialkreislaufzelle ermittelten Werten überein. Die Löslichkeitskurven, die man auf diese Weise aufnimmt, deuten mit ihrem Verlauf (Abb. 1) für die untersuchten Proben auf eine Sättigungslöslichkeit.

Handelt es sich um eine Sättigungslöslichkeit nach den Grundsätzen der Löslichkeitstheorie wenig- oder schwerlöslicher ionischer Salze, sollte sich diese Sättigungslöslichkeit bei wiederholter Untersuchung des Bodensatzes beliebig oft reproduzie-

Tabelle 2. Zusammensetzung der Glaskeramiken

Bezeich-nung	Zusammensetzung (in Masse-%)	Kationen-Anionen-Verhältnis
GK1	21,3 CaO; 6,7 MgO; 11,6 Na$_2$O; 16,8 K$_2$O; 43,6 P$_2$O$_5$	1,48
GK2	34,2 CaO; 1,0 MgO; 9,6 Na$_2$O; 13,8 K$_2$O; 40,1 P$_2$O$_5$; 1,1 SiO$_2$	1,60
GK3	30,5 CaO; 2,5 MgO; 9,3 Na$_2$O; 14,0 K$_2$O; 44,0 P$_2$O$_5$	1,46

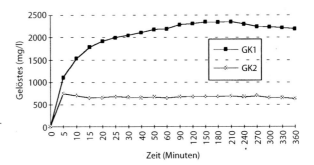

Abb. 1. Erste Löslichkeit von GK1 und GK2 in einer Differentialkreislaufzelle in TRIS-HCl-Puffer (Messung Berger et al. BAM 1993)

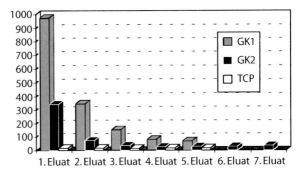

Abb. 2. Wiederholte Löslichkeit von GK1 und GK2 im Vergleich zu TCP in Wasser

ren lassen. Um dies zu überprüfen, wurden die gleichen Proben mehrfach hintereinander auf ihre Sättigungslöslichkeit untersucht, bis zu 7mal. Um gleichzeitig den pH-Wertverlauf verfolgen zu können, wurde die Untersuchung in Wasser durchgeführt.

Wie Abb. 2 zeigt, sinkt die hohe Anfangslöslichkeit sehr schnell, bereits ab dem 5. Eluat auf Werte um 10% und kleiner. Je höher die Anfangslöslichkeit, desto stärker ist der prozentuale Abfall. Da es sich bei den löslichen Anteilen im Eluat um überwiegend stark hydrolysierendes Alkaliphosphat handelt, erklärt dieser Verlauf gleichzeitig eine pH-Wertabsenkung mit zunehmender Anzahl an Behandlungen.

Diskussion

In-vitro- und tierexperimentelle Untersuchungen von GK1, GK2 und GK3 zeigen deutliche Nachteile dieser Materialien bei der Biokompatibilität im Vergleich zu TCP. Die Konzentrationen an gelösten Alkali- und Erdalkaliphosphaten im 1. wäßrigen Eluat der Löslichkeitsuntersuchung (Abb. 2) erklären nicht die ungünstigen Ergebnisse der zelltoxikologischen Tests. Zulässige Grenzkonzentrationen, wie sie von Pikker et al. [6] für die gelösten Ionenarten ermittelt wurden, werden in diesen Eluaten nicht überschritten. Man muß daraus den Schluß ziehen, daß diese Substanzen neben der bereits gezeigten Löslichkeitsabnahme mit der Zeit noch weitere Besonderheiten hinsichtlich ihres Löslichkeitsverhaltens aufweisen.

Auch im Tierversuch wurden v. a. mit GK1 starke Gewebereaktionen beobachtet. Da es sich bei den in Lösung gehenden Bestandteilen durchweg um Substanzen handelt, die in der Körperflüssigkeit vorhanden sind, sollte nach Implantation dieser Glaskeramiken

- eine unzulässige Überschreitung der Normkonzentration für einzelne Elemente,
- ein Synergieeffekt aus noch zulässigen Einzelüberschreitungen der Normkonzentration mehrerer Elemente oder/und
- eine Zellschädigung, bedingt durch die hohe Basizität der Substanzen hervorgerufen werden.

Der pH-Wert wäßriger Suspensionen der Glaskeramiken ist abhängig von dem Verhältnis Feststoff zu Lösungsmittel und der reaktiven Oberfläche des Granulates bzw. Sinterkörpers. Mit zunehmendem Feststoffanteil bzw. Zunahme der reaktiven Oberfläche wird der pH-Wert des 1. Eluates immer größer und erreicht bei GK1 Werte bis über 11. Da diese hohen pH-Werte eine Folge der Hydrolyse der ternären Alkaliphosphate sind, muß zwangsläufig auch der Anteil der Alkaliphosphate im Eluat von diesen Parametern abhängig sein.

Das Löslichkeitsverhalten der Glaskeramiken beim Erstkontakt mit dem Lösungsmittel (Wasser) erinnert in diesem Punkt an das Verhalten einer Salzmischung unterschiedlich löslicher Salze. Das Salz mit der höchsten Löslichkeit wird am stärksten ausgelaugt. Im Falle der Glaskeramiken sind dies die Alkaliphosphate. Überprüft man z.B. die Sättigungslöslichkeit des ternären Natriumphosphates in Wasser bei 20°C, so liegt diese bei rund 77.000 mg/l und damit weit oberhalb der Normkonzentration. Bei sehr wenig Lösungsmittel, bezogen auf die Menge Knochenersatzmaterial, besteht somit lokal sowohl die Gefahr einer unzulässigen Überschreitung der Normkonzentrationen für Natrium-, Kalium- und Phosphationen als auch sehr starker basischer Reaktionen. Mit einer solchen Situation muß man zwangsläufig bei einer Implantation rechnen. Auch die zelltoxikologischen Untersuchungen werden, um möglichst praxisnah zu sein, mit hohen Feststoffanteilen und wenig Lösungsmitteln durchgeführt. Somit lassen sich die Ergebnisse der zelltoxikologischen Tests und der tierexperimentellen Untersuchungen aus dieser Besonderheit des Löslichkeitsverhaltens der Glaskeramiken GK1, GK2 und GK3 verstehen.

Die Zeitabhängigkeit der Löslichkeit der Glaskeramiken, wie sie aus Abb. 2 deutlich wird, ist auf eine Reaktionsschichtbildung infolge der Auslaugung der Alkaliphosphate aus der Oberfläche der Glaskeramiken zurückzuführen. In diesem Punkte unterscheiden sich diese Materialien natürlich vom einfachen Salzgemisch. Wenn die Reaktionsschichten aber die hohe Löslichkeit der Alkaliphosphate unterdrücken, so liegt es nahe, diesen Effekt gezielt für eine Verbesserung der Biokompatibilität der Glaskeramiken zu nutzen. Zur Überprüfung dieser Hypothese wurden die Glaskeramiken einer Auslaugbehandlung und Neutralisation unterworfen, um solche Reaktionsschichten zu erzeugen, die den Materialien eine Basizität im physiologischen Bereich verleihen. Diese Behandlung bewirkt tatsächlich eine verringerte Abgabe an leicht löslichen Alkaliphosphaten und führt zu pH-Werten, die nahe dem physiologischen pH-Wert liegen. Man kann diese oberflächenbehandelten Glaskeramiken als „neutralisiert" betrachten, deshalb sind sie im folgenden mit „N" markiert.

Die zelltoxikologische Untersuchung zeigt deutlich verbesserte Ergebnisse (Tabelle 3). Die In-vitro-Löslichkeiten im Vergleich zu TCP liegen jedoch nach dieser Behandlung erwartungsgemäß in keiner neuen Größenordnung. Die hohen Anfangs-

Tabelle 3. Ergebnisse der zelltoxikologischen Untersuchungen. (+++, starke; ++, mittlere; +, schwache; –, keine Reaktion). (Bestimmung: A. Ignatius, Inst. für Unfallchirurgische Forschung und Biomechanik, Ulm 1995)

Material	Agardiffusionstest	Filtertest	MTT-Test	pH-Wert
GK1	+++	++	+++	11,1
GK1N	+	±	+++	7,5
GK2	++	+	+	10,9
GK2N	–	–	–	7,3
GK3	+	±	++	10,6
GK3N	–	–	–	7,2
BioBASE	–	–	+	6,6

löslichkeiten der Glaskeramiken sind deutlich gedämpft. Wie Abb. 2 für GK2 zeigt, erreicht man gegenüber TCP etwa die doppelte Löslichkeit. Ob sich diese erhöhte Löslichkeit in vivo in einer Verkürzung der Resorptionszeit niederschlägt, kann derzeit noch nicht beantwortet werden.

Die Gewebeverträglichkeit einiger der neutralisierten Glaskeramiken wurde im Kleintierversuch an Wistarratten untersucht. Dazu wurden Implantate als poröse Sinterformkörper der Größe 5×5×10 mm in die Rückenmuskulatur eingebracht, nach 28 Tagen explantiert und histologisch aufgearbeitet.

Während die Implantate aus TCP vollständig bindegewebig durchwachsen sind und keine Entzündungsreaktionen zeigen, hat bei GK1N keine vollständige Zelleinwanderung bis in den Kern des Implantates stattgefunden. Der Kernbereich des Sinterkörpers ist biologisch tot. Im Übergang zum bindegewebig durchwachsenen Randbereich sind andeutungsweise nekrotische Bezirke sichtbar. Die Außenbezirke

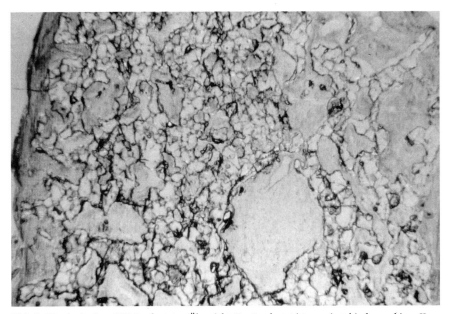

Abb. 3. Histologie eines TCP-Implantates, Übersicht. Das Implantat ist von einer bindegewebigen Kapsel umgeben und vollständig bindegewebig durchwachsen. Nach 28 Tagen hat sich reifes, vaskularisiertes Bindegewebe gebildet

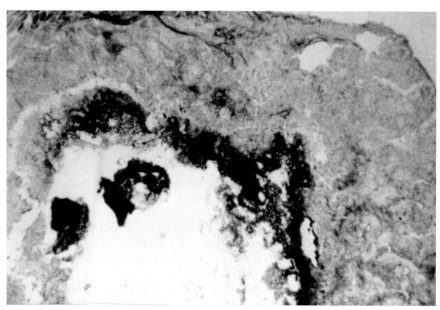

Abb. 4. Histologie eines GK1N-Implantates, Übersicht. Eine Zelleinwanderung bis in den Kernbereich hat nicht stattgefunden. Der Übergangsbereich enthält vermutlich nekrotisches Material, der äußere Teil des Implantates zeigt deutlich weniger Faserbildung, dafür deutliche Degradationsmerkmale

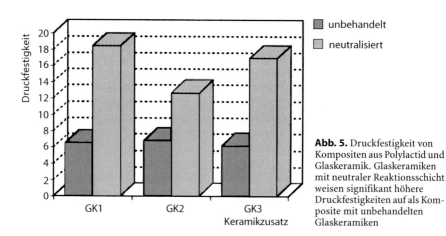

Abb. 5. Druckfestigkeit von Kompositen aus Polylactid und Glaskeramik. Glaskeramiken mit neutraler Reaktionsschicht weisen signifikant höhere Druckfestigkeiten auf als Komposite mit unbehandelten Glaskeramiken

der Formkörper zeigen deutliche Zeichen von Degradation und Resorption mit Riesenzellenbildung (Abb. 3 und 4).

Mit GK2 und GK2N sind die Ergebnisse graduell besser, aber auch hier findet man im Kern der explantierten Formkörper noch Anzeichen für nekrotisches Material. Die Degradation durch Riesenzellen ist deutlich ausgeprägt, jedoch nicht so weit fortgeschritten wie bei GK1N.

Die Anwendung zumindest der Glaskeramiken GK1 und GK1N in Form von porösen Sinterkörpern für den temporären Knochenersatz erscheint nach den bisherigen Ergebnissen nicht empfehlenswert. Interessanterweise erscheint ihr Einsatz in Kompositen mit resorbierbaren organischen Polymeren, speziell Polylactiden, Polyglycoliden und deren Copolymeren. Speziell die Komposite mit neutralisierten Glaskeramiktypen zeichnen sich durch eine deutlich höhere Druckfestigkeit gegenüber solchen mit einem Zusatz von unbehandelten Glaskeramikgranulaten aus (Abb. 5).

Zusammenfassung und Schlußfolgerungen

- Gemischte Alkali-Erdalkali-Orthophosphate in keramischer oder glaskeramischer Modifikation sind nur begrenzt und mit Vorsicht, im Einzelfall nach einer Oberflächenmodifizierung, als KEM einsetzbar.
- Ihre Löslichkeiten nehmen durch Reaktionsschichtbildung mit der Zeit bis auf 10% des Ausgangswertes ab. Die Anfangslöslichkeit kann nicht als stoffspezifische Sättigungslöslichkeit betrachtet werden.
- Die Anfangskonzentration an leicht löslichen Alkaliphosphaten und der pH-Wert wäßriger Suspensionen ist abhängig vom Masseverhältnis Feststoff/Lösungsmittel und der reaktiven Oberfläche (Korngröße und Porosität) des Granulates oder Sinterkörpers.
- Eine Steigerung der Löslichkeit der N-Typen gegenüber TCP um den Faktor 2 erscheint möglich. Ob sich diese Löslichkeitserhöhung in vivo in einer Verkürzung der Resorptionszeit niederschlägt, kann derzeit noch nicht beantwortet werden.
- Die N-Typen eignen sich als anorganischer resorbierbarer Kompositzusatz zu Polylactiden und erhöhen gegenüber unbehandelten Glaskeramiken die Druckfestigkeit der Komposite signifikant.

Literatur

1. Berger G, Gildenhaar R, Ploska U (1995) Rapid resorbable, glassy crystalline materials on the basis of calcium alkali orthophosphates. Biomaterials 16: 1241–1248
2. Berger G, Gildenhaar R, Ploska U (1995) Rapidly resorbable materials based on a new phase: $Ca_2KNa(PO_4)_2$. Bioceramics 8: 453–456
3. Berger G et al (1990) Glasiges oder glasig-kristallines Material mit schneller Löslichkeit und Verfahren zu seiner Herstellung. EP 0 541 546, Int Cl: C03C 3/16, AT: 12.11.90
4. De Groot K (1980) Bioceramics consisting of calcium phosphate salts. Biomaterials 1: 47–50
5. Fallschüssel GKH, Jarcho M (1987) Prinzipien der Gewebereaktion auf granuläre Kalziumphosphat-Implantate. Quintessenz 57–68
6. Picker HU, Arps H, Köhler St, Berger G (1993) Zytotoxizitätsprüfungen von resorbierbaren glaskeramischen Knochenersatzmaterialien. Z Zahnärztliche Implantol IX: 111–116

Resorbierbares, anorganisch-nichtmetallisches Material auf der Basis von Calcium-Kalium-Natrium-Orthophosphat

G. Berger, R. Gildenhaar, U. Ploska und A. Loginow-Spitzer

Bundesanstalt für Materialforschung und -prüfung Berlin, Laboratorium V.43, Unter den Eichen 87, D-12200 Berlin

Einleitung

Ein Therapiekonzept bei der Behebung von pathologisch oder traumatisch bedingten Knochendefekten sieht vor, daß resorbierbares bzw. biodegradierbares Knochenersatzmaterial implantiert wird. Der Vorteil dieser Variante wird darin gesehen, daß nach der restlosen Auflösung bzw. dem vollständigen Abbau des Ersatzwerkstoffes neugebildeter, voll funktionsfähiger Knochen im ehemaligen Defektbereich entsteht. Es liegen Erfahrungen vor, die darauf hindeuten, daß gerade in derartigen neuorganisierten Knochenbereichen die Knochendichte besonders hoch ist und demzufolge die mechanische Belastbarkeit nach einer doch längeren Einheilungsphase in der Regel höher ist im Vergleich zum Zeitraum vor der Defektsetzung. Der Nachteil dieses Konzeptes besteht gerade in dieser verzögerten Integrationsphase, in der der Ersatzwerkstoff abgebaut wird und der Knochen sich neu bildet. In diesem Zeitraum kann die Funktion der defekten Knochenpartie eingeschränkt sein.

Daß als Ersatzwerkstoff der ersten Wahl immer noch autologer Knochen angesehen wird, steht außer Frage, jedoch sind auch die Nachteile dieser Substitution, der Zweiteingriff, die begrenzte Verfügbarkeit, die eingeschränkte Verformbarkeit hinreichend beschrieben worden. Wenn homologer Knochen aus Knochenbänken eingesetzt wird, rankt sich die Diskussion derzeit um die Risikofaktoren, die mit CJ-Krankeit, AIDS, Hepatitis A – E etc. umrissen werden können. Diese Behandlungsart scheint dann noch weniger attraktiv, wenn man die damit verbundenen Kosten mit denen vergleicht, die der Einsatz von alloplastischen Biowerkstoffen verursacht [12].

Unter dem Aspekt der Resorption des alloplastischen Werkstoffes und der parallel erfolgenden Knochenneubildung, sind calciumphosphathaltige Biowerkstoffe, der Mineralphase des Knochens ähnlich, gegenüber anderen Materialien deutlich von Vorteil. Kommerziell haben sich vorzugsweise Produkte auf der Basis von Tricalciumphosphaten(TCP) etablieren können, wobei sowohl eine der Tieftemperaturformen, das β-TCP, als auch eine der Hochtemperaturformen, das α-TCP, sowie entsprechende Modifizierungen zum klinischen Einsatz gelangen. Gelegentlich werden auch Produkte auf der Basis von Hydroxylapatit(HA) als resorbierbare Biowerkstoffe angeboten, wobei in diesen Fällen das Material eine sehr große offene Porosität aufweisen oder modifiziert sein muß, da es ansonsten als langzeitstabil einzuordnen ist.

Beim klinischen Einsatz von TCP-Produkten hat es sich jedoch gezeigt, daß das Material langsamer resorbiert wird, als es unter klinischen Gesichtspunkten notwendig wäre. Beispielsweise berichteten Thieme et al. [13] von Fällen der Implantation von α-TCP am Processus alveolaris des Oberkiefers, wonach 23 bzw. 24 Monate nach dem Ersteingriff noch Granulatpartikel nachweisbar waren. Saffar et al. [11] wiesen darauf hin, daß nach der Implantation von β-TCP in peridontale Knochendefekte die Resorption sogar nach 40 Monaten nicht vollständig war. Derartige Berichte gaben den Anlaß, nach Werkstoffen zu suchen, die eine erhöhte Resorption aufweisen sollten.

Allerdings erfolgt das Materialscreening, im vorliegenden Fall Löslichkeitsuntersuchungen, unter rein werkstofftechnischen Bedingungen und daraus können nur eingeschränkte Aussagn zum späteren In-vivo-Verhalten getroffen werden. Dies ist jedoch ein generelles Problem der Diskrepanz zwischen In-vitro- und In-vivo-Untersuchungen. Eine verbesserte Anpassung sieht z. B. die Zugabe von Serumproteinen zu Pufferlösungen bzw. simulierter Körperflüssigkeit vor. Es wurde jedoch mehrfach gezeigt, wobei hier wahllos Arbeiten zitiert werden, daß der Zusatz von Proteinen die Löslichkeit sowohl erhöhen [1] als auch reduzieren kann [6, 8]. Damit werden Aspekte der Adhäsion von Proteinen, möglicherweise von Wachstumsfaktoren von Zellen [7], Zellen etc. angesprochen, ein weites Feld, das noch nicht genügend Berücksichtigung bei entsprechenden In-vitro-Versuchen findet, da es auch in seiner gesamten Komplexität extrem schwierig zu handhaben ist.

Material und Methode

Herstellung der Proben, lichtmikroskopische und röntgendiffraktographische Charakterisierung

Der Grundgedanke der Materialentwicklung bezieht sich darauf, daß die Löslichkeit des (Tri-)Calciumorthophosphates erhöht werden soll. Außer stärkeren chemischen Veränderungen eignen sich jedoch keine Verfahren. Deshalb wurde die Substitution eines Calciumatoms im TCP durch ein Kalium- und ein Natriumatom vorgesehen. Dies hatte Aussicht auf Erfolg, weil $CaNaPO_4$, Rhenanit, und $CaKPO_4$ als Verbindungen bekannt sind. $CaNaPO_4$ wurde bereits als Biowerkstoff eingesetzt [9], so daß davon ausgegangen werden kann, daß auch die bislang nicht bekannte Phase, das angestrebte $Ca_2(PO_4)_2$, biokompatibel ist.

Es lassen sich nun spontan kristallisierende Schmelzen im Zusammensetzungsbereich von 17–35 CaO, 35–45 P_2O_5, 10–15 K_2O, 5–15 Na_2O unter Zusatz von 3–13 MgO und/oder 5–10 SiO_2, jeweils in Masse-%, herstellen. Der Einsatz von Magnesiumoxid und von Siliciumdioxid ist für die Ausbildung einer Schmelzphase von entscheidender Bedeutung. Es muß jeweils eines dieser Oxide anwesend sein, wobei sie auf die Gefügeausbildung und auf die Gesamtlöslichkeit der daraus gebildeten spontan kristallisierenden Glaskeramiken einen erheblichen Einfluß ausüben, wie noch näher gezeigt werden wird. Als kristalline Hauptphase entsteht die Verbindung $Ca_2KNa(PO_4)_2$, die zunächst mit der Elektronenstrahlmikroanalyse identifiziert und sodann röntgendiffraktographisch charakterisiert wurde [12]. Die Schmelzen wurden bei ca. 1550 °C im Platintiegel durchgeführt. Obwohl die Schmelze selbst unter extrem hoher Abkühlgeschwindigkeit von ca. 100 K s^{-1} kristallisierte, war sie gut gießbar, und aus einigen Zusammensetzungen konnten direkt aus dem Schmelzfluß kugelförmige Granulate verblasen werden. Im Vergleich zum TCP, das lediglich sintert, ohne eine Schmelze zu bilden, ist somit ein wesentlich schonenderer Umgang mit den Pt-Gerätschaften gegeben. Die hier diskutierten konkreten Zusammensetzungen mit variablem Magnesiumoxid- und/oder Siliciumoxidgehalt sind in Tabelle 1 verzeichnet.

Tabelle 1. Schmelzversuche im System $Ca_3(PO_4)_2$-$CaNaPO_4$-$CaKPO_4$ mit Zusätzen von Magnesium- und Siliciumoxid (*Nb** nicht identifizierbare Nebenbestandteile)

Code	Oxidzusammensetzung in Ma-%						Schmelz- und Sinterverhalten zwischen 1500–1600° C	Kristallphasen
	CaO	P_2O_5	Na_2O	K_2O	MgO	SiO_2		
R17	33,76	42,73	9,33	14,18	–	–	Gut versintert, nicht gießbar	$Ca_2KNa(PO_4)_2$
GB/R20	32,78	41,48	9,06	13,77	–	2,91	Schmelzbar, leicht gießbar	$Ca_2KNa(PO_4)_2$
GB/R19	31,86	40,32	8,80	13,37	–	5,6	Schmelzbar, gießbar	$ca_2KNa(PO_4)_2$, Nb*
GB/R12	30,98	39,20	8,56	13,00	–	8,26	Schmelzbar, gießbar	$Ca_2KNa(PO_4)_2$, SiO_2, Nb*
GB/R30	30,15	38,15	8,33	12,65	–	10,72	Schmelzbar, gießbar	$Ca_2KNa(PO_4)_2$, SiO_2, Nb*
GB14	30,67	43,14	9,42	14,32	2,45	–	Schmelzbar, gießbar	$Ca_2KNa(PO_4)_2$, $MgKPO_4$, Nb*
GB16	24,32	43,99	9,60	14,60	7,49	–	Gießbare dünnflüssige Schmelze, feinkristallin	$Ca_2KNa(PO_4)_2$, $MgKPO_4$, Nb*
GB17	21,05	44,42	9,70	14,74	10,09	–	Gießbare dünnflüssige Schmelze, feinkristallin	$Ca_2KNa(PO_4)_2$, $MgKPO_4$, Nb*

Die lichtmikroskopischen Untersuchungen an Anschliffen im Auflicht wurden mit einem Axioskop der Firma Carl Zeiss durchgeführt, die röntgendiffraktografischen mit einem Gerät der Firma Stoe & Cie.

Bestimmung der Löslichkeit und chemische Analyse der Eluate

Die Glaskeramiken wurden zerkleinert und zur Löslichkeitsbestimmung in der Kornfraktion von 315–400 µm in einer Kreislaufzelle [3] mit 200 ml einer bei 37°C thermostatisierten 0,2-M-TRIS-HCl-Pufferlösung mit dem pH-Wert von 7,4 bei 37°C eingesetzt. Die Umlaufgeschwindigkeit des Lösungsmittels betrug ca. 5 l/h. Es wurden pro Analysenzeit 2,0 ml dem Kreislauf entnommen, die zeitgleich durch neue Lösung aus dem Vorratsbehälter ersetzt wurden.

Zur Analyse der Eluate wurde ein ICP-OES Gerät, Optima 3000, der Firma Perkin Elmer verwendet, das die simultane Messung der jeweils interessierenden Ionengruppierungen erlaubt.

Ergebnisse und Diskussion

In der ersten Serie wurde der Einfluß von Magnesiumzusätzen auf die Zusammensetzung R 17, d.h. das reine $Ca_2KNa(PO_4)_2$, untersucht. Die morphologischen Veränderungen mit steigendem Magnesiumgehalt, d.h. in der Reihenfolge R 17, GB 14, GB 16 und GB 17, ergeben in dieser Reihenfolge eine deutliche Abnahme der grobkörnigen Struktur auf ca. 1/10, bezogen auf den Ausgangswert, d.h. bezogen auf R 17. Diese Anschliffe deuten darauf hin, daß sich möglicherweise zwischen den Körnern eine weitere Phase ausbildet, die jedoch auch nicht mit Hilfe von Elektronenstrahlmikroanalysen eindeutig auszumachen war. Hingegen deuten DTA-Aufnahmen der Zusammensetzungen mit der Bezeichnung GB 16 und GB 17, d.h. mit erhöhtem Magnesiumgehalt, auf die Existenz einer bzw. mehrerer Nebenphasen hin. Dies läßt sich damit erklären, daß zunächst, beim GB 14 etwa, das Magnesium die Gitterplätze des Calciums einnimmt, jedoch mit stetig steigendem Gehalt eine magnesiumhaltige Phase, nämlich Magnesiumkaliumphosphat, auftritt. Diese Phase könnte natürlich auch röntgenamorph sein. Ferner werden gelegentlich nicht identifizierbare Nebenbestandteile beobachtet.

In der zweiten Serie wurde, wiederum ausgehend von der Zusammensetzung R 17, der Siliciumdioxidgehalt von 0 auf 10,72 Masse-% gesteigert. Von besonderer Bedeutung ist, daß selbst mit sehr geringen Zusätzen an SiO_2 sehr leicht schmelz- und gießbare Zusammensetzungen gebildet werden können. Mit steigendem SiO_2-Zusatz in der Reihenfolge der Proben GB/R20, GB/R19, GB/R12 und schließlich GB/R30 kann hier – im Gegensatz zu den magnesiumhaltigen Proben – immer deutlicher die Bildung einer Glasphase sowohl lichtmikroskopisch als auch insbesondere mit der ESMA-Technik nachgewiesen werden. Die Existenz von Nebenphasen im Röntgendiffraktogramm ist kaum nachweisbar und bekannte Verbindungen, wie Calciumsilicophosphate bzw. Calciumnatriumsilicophosphate, sind auch nicht ansatzweise zuzuordnen. Begleitende DTA-Untersuchungen zeigen jedoch auch hier, daß offenbar eine Mehrphasigkeit vorliegt (amorphe Phasen mit entsprechender Rekristallisation).

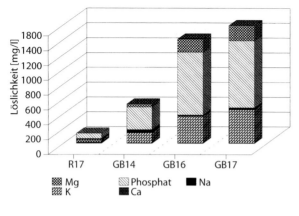

Abb. 1. Einfluß von MgO auf das Lösungsverhalten von $Ca_2KNa(PO_4)_2$

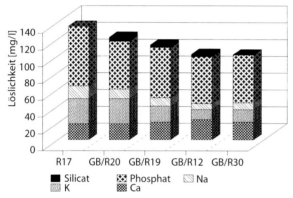

Abb. 2. Einfluß von SiO_2 auf das Lösungsverhalten von $Ca_2KNa(PO_4)_2$

Die Löslichkeitsverhalten dieser beiden Serien sind erwartungsgemäß deutlich unterschiedlich. In Abb. 1 wurde die extrem hohe Zunahme der Löslichkeit in Abhängigkeit vom steigenden Magnesiumgehalt gegenüber der Zusammensetzung R 17 dargestellt. Dabei ist zu erkennen, daß im GB 14 Magnesium, Kalium und Phosphat im wesentlichen im Verhältnis des $MgKPO_4$ eluiert wird. Bei einer Normierung der unterschiedlichen Auslaugungsmengen (mg/l) auf jeweils 100 Einheiten und dem Vergleich mit den Synthesezusammensetzungen (Masse-%) findet man, daß der Natrium- und Calciumgehalt im Eluat im Vergleich zur Glaskeramikzusammensetzung deutlich abnimmt. Die Abb. 2 hingegen zeigt, daß mit zunehmendem Siliciumgehalt die Löslichkeit gegenüber dem Ausgangswert von R 17 leicht abnimmt. Der Hauptbeitrag im Eluat wird durch Phosphat, Kalium, Calcium sowie geringer Anteile an Silicum geleistet, die aus einer entsprechenden Glasphase herrühren könnten. Die oben genannte Normierung weist bei dieser Serie darauf hin, daß das Calcium-Phosphat-Verhältnis bezogen auf die Zusammensetzung von R 17 deutlich erhöht ist. Der Siliciumaustrag liegt mit 2,5 mg/l sogar unterhalb der physiologischen Varianz der Blutserumwerte für Silicium.

Die in diesen Darstellungen aufgenommenen Werte beziehen sich auf eine Eluationsdauer von jeweils 6 h in der Kreislaufzelle.

Aufgrund des Siliciumaustrages in der Zusammensetzung GB/R20 ergibt sich für die spontan kristallisierende Glaskeramik mit der Kodebezeichnung GB 14 eine günstigere Prognose hinsichtlich ihres Einsatzes als schnell resorbierbares Knochenersatzmaterial. Dies hat sich sowohl in den In-vitro-Zelluntersuchungen mit Osteoblasten [5] als auch in ersten tierexperimentellen Studien, die unter der Leitung von Gross und Müller-Mai (Freie Universität Berlin) durchgeführt wurden, und worüber bislang lediglich auszugsweise berichtet wurde [4], bestätigt.

Schlußfolgerungen und Zusammenfassung

Es kann festgestellt werden, daß durch Zusätze von MgO oder SiO_2 eine Verbesserung der Schmelzbarkeit und durch MgO eine Erhöhung der Löslichkeit bewirkt wird. Jedoch sollten angesichts der Diskussion um SiO_2-Gehalte, wie sie bereits anderenorts ausführlicher behandelt wurde [2], die weiteren Untersuchungen nach dem jetzigen Ergebnisstand auf magnesiumhaltige und siliciumfreie Zusammensetzungen aus dem vorgestellten Mehrkomponentensystem konzentriert werden. Zu bedenken ist jedoch, daß die Lösungskonzentration von SiO_4-Ionen deutlich innerhalb bzw. gar unterhalb der Konzentrationswerte der physiologischen Varianz gehalten werden, so daß eigentlich kein objektiver Anhaltspunkt für die Einschränkung auf MgO-Zusätze gegeben ist.

Danksagung: Besonderer Dank gilt dem BMBF (03M1501A9) und der Firma Biovision GmbH Ilmenau für die mit dieser Arbeit teilweise verbundenen Förderung.

Literaturnachweis

1. Berger G (1984) Zur Entwicklung und Charakterisierung bioaktiver Implantatmaterialien auf der Basis calciumphosphathaltiger Werkstoffe. Habilitationsschrift, Berlin
2. Berger G, Gildenhaar R, Ploska U (1995) Rapid resorbable, glassy crystalline materials on the basis of calcium alkali orthophosphates. Biomaterials 16: 1241
3. Berger G, Gildenhaar R, Ploska U (1995) Rapid resorbable materials based on a new phase: $Ca_2KNa(PO_4)_2$ In: Wilson J, Hench LL, Greenspan D (eds) Bioceramics, vol 8. Butterworth-Heinemann, Oxford, p 453
4. Berger G, Gildenhaar R, Gross U et al (1996) Resorbierbare Glaskeramik zur Knochendefektfüllung. In: Brehme J (Hrsg) Werkstoffwoche '96, 28.–31. Mai 1996, Stuttgart, Symposium 4 Werkstoffe für die Medizintechnik. DGM-Informationsgesellschaft, Frankfurt, S 59–65
5. Knabe C, Ostrapowicz W, Gildenhaar R, Berger G, Fitzner R, Radlanski R, Gross U (to be published) In vitro examination of novel calcium phosphates using osteogenic cultures. J Mater Sci Mater Med
6. Mei J, Sammons RL, Shelton RM, Marquis PM (1993) The influence of proteins on the surface modification of calcium phosphate compounds during immersion in simulated body fluids. In: Ducheyne P, Christiansen D (eds) Bioceramics, vol 6. Butterworth-Heinemann, Oxford, p 67
7. Picker HU, Arps H, Köhler St, Berger G (1993) Zytotoxizitätsprüfungen von resorbierbaren glaskeramischen Knochenersatzmaterialien. Z Zahnärztl Implantol 9: 11
8. Radin S, Ducheyne P (1993) Kinetics of the in vitro surface transformation of bioactive ceramics to biologically equivalent apatite. In: Ducheyne P, Christiansen D (eds) Bioceramics, vol 6. Butterworth-Heinemann, Oxford, p 59
9. Ramselaar MMA, Driessens FCM, Kalk W, de Wijn JR, van Mullem PJ (1991) In vivo reactions on particulate rhenanite and particulate HA after implantation in empty tooth sockets of beagle dogs. Proceedings 9th European Conf. on Biomaterials, 9th–11th Sept 1991, Chester, UK, p 199
10. Roedig R (1996) Aktueller Stand der Knochenbank, Vortrag zum Symposium „Aktuelle Standortbestimmung Knochenersatz", 20.04.1996, Berlin
11. Saffar S, Colombier ML, Detienville R (1990) Bone formation in tricalcium phosphate-filled periodontal intrabony lesions. Histological observations in humans. J Periodontol 61: 209

12. Schneider M, Gildenhaar R, Berger G (1994) Investigations of phase relations in the system CaO-Na_2O-K_2O-P_2O_5 Part 1: Characterization of the compound $Ca_2KNa(PO_4)_2$. Cryst Res Technol 29: 671
13. Thieme V, Müller EI, Mägefessel U, Raabe G, Berger G (1988) Zur Füllung zystischer Knochendefekte mit oberflächenmodifiziertem alpha-Tricalciumphosphat: Eine klinische, röntgenologische und histologische Studie. Dtsch Z Mund Kiefer Gesichtschir 12: 18

Osteointegration einer Trikalziumphosphatkeramik und unterschiedlich konservierter Knochentransplantate im Tierexperiment

K.P. Günther, H.-P. Scharf und W. Puhl

Orthopädische Abteilung des Rehabilitationskrankenhauses Ulm, Oberer Eselsberg 45, D-89081 Ulm

Einleitung

Zur Auffüllung knöcherner Defekte in Orthopädie und Traumatologie sind mitunter große Mengen an Knochentransplantaten erforderlich. Die Entnahme körpereigener Spongiosa ist für den Patienten mit den Risiken und Nachteilen eines zusätzlichen Eingriffes behaftet. Eine deshalb weit verbreitete Verwendung kältekonservierten Spenderknochens birgt jedoch ohne aufwendige Screeningmaßnahmen das nicht unerhebliche Risiko einer Übertragung infektiöser Erkrankungen. Deshalb sind unterschiedliche Sterilisations- und Konservierungstechniken für die Knochentransplantation entwickelt worden, und darüber hinaus steht eine Vielzahl von Knochenersatzstoffen synthetischer oder biologischer Herkunft zur Verfügung. Trotz vieler In-vitro- und In-vivo-Untersuchungen zu den einzelnen Materialien erlaubt die bislang fehlende Standardisierung experimenteller Modelle keinen unmittelbaren Vergleich der Wirkung von einzelnen Substanzgruppen, was die Auswahl für den klinischen Einsatz erheblich erschwert. Im Rahmen einer vergleichenden Untersuchung zum Einwachsverhalten unterschiedlicher Knochentransplantate und -ersatzstoffe im standardisierten Defektmodell des Kaninchenfemurkondylus erfolgte deshalb die Beobachtung der Osteointegration von Trikalziumphosphat und lösungsmittelkonservierter sowie kryokonservierter Spongiosa.

Material und Methodik

Anläßlich eines genehmigten Tierversuches (AZ 211-2531.02-91/11) wurden bei 42 halbjährigen weißen Neuseeländerkaninchen (Durchschnittsgewicht 3,15 kg) insgesamt 84 zylindrische Bohrlöcher mit einem Durchmesser von 5,4 mm in jeweils beide Femurkondylen gesetzt [16]. In den zirkulären Substanzdefekt von durchschnittlich 13 mm Tiefe wurde dann das jeweilige Transplantat bzw. Implantat in Press-fit-Technik eingebracht bzw. bei den Kontrollen das Bohrloch freigelassen. Dabei wurden die Substanzdefekte randomisiert einer von insgesamt 4 Versuchsgruppen (Trikalziumphosphatkeramik, lösungsmittelkonservierte humane Spongiosa, kryokonservierte humane Spongiosa und Leerlochbohrungen) zugeordnet.

Synthetisches Trikalziumphosphat (Ilmaplant-R1 bzw. Bio-Base) (ehemals Ilmenauer Glaswerke GmbH, O-3693 Ilmenau; (jetzt Biovision GmbH, 98693 Ilmenau) wird durch einen Hochtemperatursinterprozeß aus nichtkristallinem TCP gewonnen. Nach Gewinnung des phasenreinen α-Trikalziumphosphates erfolgt die mechanische Verkleinerung auf eine Korngröße von 0,5–1,0 mm und der Oberflächenbezug mit einer Kalziumdiphosphatschicht. Vor der Applikation in angefeuchteter

Form (durch Mischung mit isotonischer Kochsalzlösung zur randständigen Deckung der Defekte) erfolgte eine Dampfsterilisation. Rasterelektronenmikroskopische Aufnahmen der Implantatoberfläche bzw. von Bruchpräparaten sind in Abb. 1 dargestellt.

Die Lösungsmittelkonservierung humaner Spongiosa erfolgt im Tutoplast-Verfahren (Biodynamics International, Deutschland, GmbH, Wetterkreuz 19a, 91058 Erlangen), das nach Reinigung von Knochen aus den Femurkondylen von Verstorbenen (Gewinnung unter Ausschluß von infektiösen Erkrankungen und Malignomen innerhalb 24 h post mortem) die Applikation von Wasserstoffperoxyd und organischer Lösungsmittel beinhaltet. Nach einem dadurch bewirkten Wasserentzug folgt die abschließende Sterilisation mittels β-Bestrahlung (15 kGy). Aus den vom Hersteller zur Verfügung gestellten Prüfkörpern wurden mit einer Hohlfräse entsprechende Zylinder gefertigt, die vor Implantation in steriler NaCl-Lösung über 20 min gewässert wurden (Abb. 2).

Zur Gewinnung allogener, kältekonservierter Spongiosa waren 3 Monate vor Versuchsbeginn 11 Kaninchen insgesamt 21 Spongiosazylinder aus jeweils beiden Femurkondylen mit einer Hohlfräse steril entnommen worden. In 3fach steriler Verpackung erfolgte die Kryokonservierung der Spongiosazylinder bei −78°C für jeweils 12 Wochen bis zur Implantation im Versuchstier.

Um die spontane Knochenregeneration des Kaninchens ohne Einbringen des Implantates beurteilen zu können, erfolgte an insgesamt 21 Kondylen ein Leerlochtest. Hierbei wurde nach einer 5,4-mm-Bohrung der entstandene Defekt nur gründlich mit Ringer-Lösung ausgespült, um den Verbleib von Bohrmehl auszuschließen, und anschließend das Periost über der Höhle vernäht.

Nach Tötung der Tiere erfolgte in Abhängigkeit von der Zeit nach 2, 4, 6, 8, 12, 26 und 52 Wochen postoperativ die histomorphologische Untersuchung des Einwachsverhaltens von Transplantaten und Ersatzstoffen an unentkalkten Methylmethacrylatdünnschnitten (5 µ) bzw. -schliffen (ca. 40 µ). Zur lichtmikroskopischen Beurteilung von mineralisiertem Knochengewebe, Bindegewebe und Zellverbänden erfolgte die Goldner-Trichrom-Färbung für MMA-Schnitte nach Schenk et al. [32] sowie eine Färbung nach Laczko u. Levai [19].

Um einen quantitativen Vergleich der Knochenregeneration zu ermöglichen, wurden histomorphometrische Untersuchungen am halbautomatischen Bildanalysesystem ASM 68 K (Ernst Leitz Wetzlar GmbH, 35583 Wetzlar) durchgeführt. Hierzu dienten ebenfalls unentkalkte Schnitte bzw. Schliffe aus dem zentralen Teil der Kondylen. Die histomorphometrische Analyse erfolgte 4, 8, 12 und 26 Wochen postoperativ. An jedem Präparat wurden standardisiert je 2 Messungen am Bohrlochrand und im Zentrum des Zylinders vorgenommen, um eine repräsentative Bestimmung der volumetrischen Dichte von Transplantat bzw. Implantat und neugebildeter Spongiosa in Abhängigkeit von der Zeit zu ermöglichen. Nach den von Merz [21, 22] erarbeiteten Grundlagen einer Umrechnung von Oberflächenmessungen in räumliche Größen ist die Berechnung der „volumetrischen Dichte" (V_v) des Spongiosa-Transplantat-Verbundes als Parameter der Knochendichte möglich.

Die gleiche Strukturanalyse wurde zusätzlich bei 24 unbehandelten (nativen) Femurkondylen von gleich alten Kaninchen desselben Stammes durchgeführt, um damit eine originäre Spongiosastruktur am Ort der Implantation im Tierexperiment definieren und mit Umbauveränderungen nach Applikation der Versuchssubstanzen vergleichen zu können.

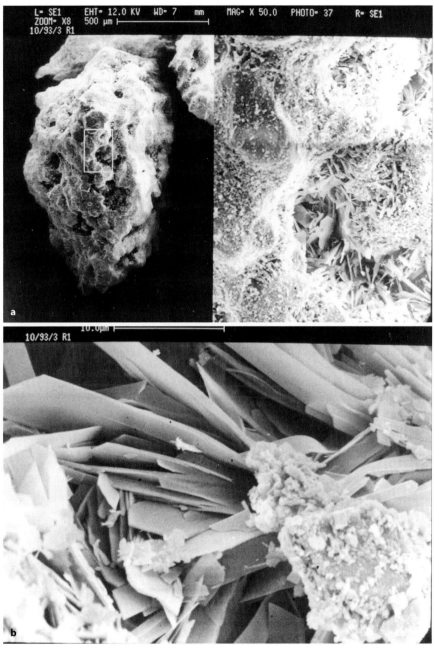

Abb. 1a, b. Rasterelektronenmikroskopische Darstellung der Oberflächenstruktur von synthetischem Trikalziumphosphat: **a** 50fache Vergrößerung mit Detailausschnitt, **b** 3000fache Vergrößerung

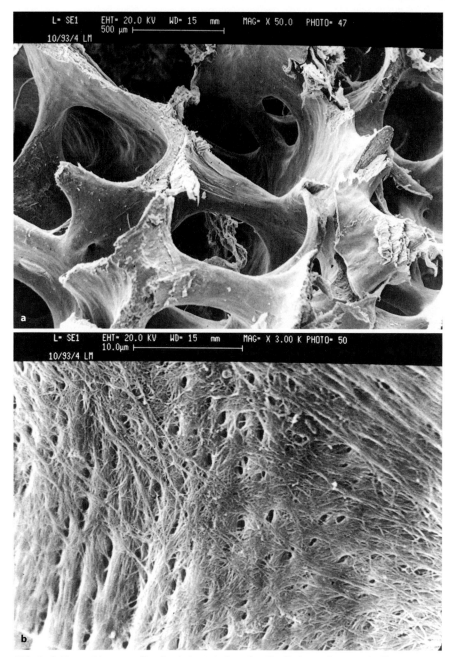

Abb. 2a, b. Rasterelektronenmikroskopische Aufnahme der Oberfläche von lösungsmittelkonservierter und β-strahlensterilisierter humaner Spongiosa: **a** 50fache Vergrößerung, **b** 3000fache Vergrößerung

Ergebnisse

Die Ergebnisse zeigen in der Kontrollgruppe bei 12 Tieren eine vollständig ausbleibende Knochenneubildung nach Leerlochbohrungen. Der gesetzte Defekt wird mit Fettmarkgewebe aufgefüllt. Nur bei 9 Tieren kommt es zu einer dezenten, randständigen bzw. zentralen Knochenneubildung, die jedoch in der histomorphometrischen Analyse eine volumetrische Dichte von weniger als 2% zeigt.

Nach Applikation der unterschiedlichen Transplantate und des Trikalziumphosphates zeigt sich bereits 2 Wochen postoperativ eine beginnende und im weiteren Verlauf unterschiedlich rasch fortschreitende knöcherne Integration. Diese beruht auf der initialen Ausbildung von Geflechtknochen zunächst an der Peripherie und 4–8 Wochen postoperativ auch im Zentrum der Implantate mit Ablagerung von Osteoid unmittelbar auf der Transplantat- bzw. Implantatoberfläche und Brückenkallusbildung. Dabei dienen die Transplantatbälkchen als Leitschiene für die Knochenanlagerung. Beim Trikalziumphosphat verläuft die initiale Geflechtknochenbildung bis ins Zentrum etwas rascher als bei kryokonservierten und lösungsmittelkonservierten Transplantaten. Etwa ab der 4. Woche postoperativ sind im Bereich der avitalen Transplantatreste sowie des neugebildeten Geflechtknochens vereinzelt herdförmige osteoklastäre Riesenzellen zu erkennen, die für ein entsprechendes Remodelling sorgen. Der aus dem sekundären, osteoklastären Abbau der avitalen Bälkchen resultierende Umbau bei gleichzeitig fortlaufender Ossifikation zeigt 12–26 Wochen postoperativ einen vollständigen Umbau lösungsmittelkonservierter und kryokonservierter Spongiosa. Sowohl in den histomorphologischen Ergebnissen wie auch in der morphometrischen Strukturanalyse läßt sich nach spätestens 26 Wochen postoperativ die Wiederherstellung einer trabekulären Architektur ähnlich der Spongiosastruktur im unbehandelten Kondylus feststellen.

Beim untersuchten Trikalziumphosphat bleibt jedoch ein wesentlicher Umbau der neugebildeten Spongiosa im weiteren Verlauf aus, da es nicht zu einer nennenswerten Resorption der Prüfkörper über den gesamten Beobachtungszeitraum kommt. Die initial rasche Knochenanlagerung führt zur Ausbildung eines stabilen Implantat-Knochen-Verbundes, der im weiteren Verlauf bei fehlender Resorption des Ersatz-

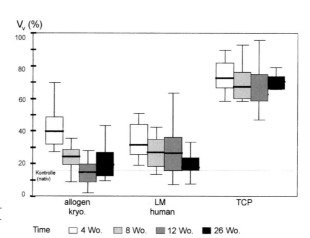

Abb. 3. Volumetrische Dichte (V_v) des Verbundes aus Transplantat bzw. Implantat und neugebildeter Spongiosa in Abhängigkeit von der Zeit

stoffes keine wesentliche Strukturveränderung zeigt. Das fehlende Remodelling resultiert in einer relativ hohen volumetrischen Dichte (Abb. 3), welche Vergleichswerte des nativen bzw. mit lösungsmittelkonservierten und kryokonservierten Knochentransplantaten behandelten Femurkondylus um das 3- bis 4fache übertrifft.

Während das in allen Versuchstieren zunächst faser- und zellreiche primäre Mark ab etwa 4 Wochen postoperativ zwischen den knöchern ummantelten Trikalziumphosphatgranula zu sekundärem, ausgereiftem Knochenmark mit fett- und blutbildenden Zellen umbaut, zeigt sich in lösungsmittelkonservierten und kryokonservierten Transplantaten eine entsprechende Ausreifung ca. 2 Wochen später.

Diskussion

Die vorliegenden Untersuchungen haben gezeigt, daß ohne spontane knöcherne Auffüllung der Leerlochbohrungen in der Kontrollgruppe das gewählte Modell zur Bearbeitung der aufgeworfenen Fragestellung geeignet ist. Auch in anderen Untersuchungen konnte gezeigt werden, daß beim Lochtest des Kaninchens spontan keine oder nur eine geringfügige marginale Knochenregeneration eintritt [16, 23–25, 33, 34]. Obwohl unter ähnlichen Versuchsbedingungen vereinzelt eine spontane Defektfüllung des neugebildeten Knochens beschrieben wird [17, 18], ist somit in der vorliegenden Untersuchung eine eindeutige Aussage über Art und Ausmaß einer Förderung der Knochenregeneration nach Applikation von Transplantaten bzw. Implantaten auch im ersatzstarken Lager möglich.

Die Verwendung kältekonservierter, allogener Transplantate stellt derzeit in der klinischen Situation einen „golden standard" dar. Um auch im Experiment einen relevanten Vergleich zu ermöglichen, wurde zusätzlich zur Leerlochbohrung die Transplantation kryokonservierter Spongiosa von artgleichen Spendertieren (allogene Transplantate) vorgenommen. Die dabei zu beobachtenden Umbauvorgänge bestätigen die Ergebnisse anderer Autoren [5, 10, 15]. Infolge der initialen Osteoblastentätigkeit mit Anlagerung von Geflechtknochen an Transplantattrabekel kommt es zu einer anfänglichen Zunahme der Gesamtknochenmasse. Erst später folgt der osteoklastäre Abbau der zentralen und avitalen Transplantattrabekel sowie der Umbau des angelagerten Geflechtknochens zu lamellärer Spongiosa.

Die Verwendung allogener, kältekonservierter Spongiosa hat bei der sowohl begrenzten als auch mit zusätzlichen Risiken verbundenen Entnahme autogenen Spenderknochens [9, 11] in der klinischen Situation einen hohen Stellenwert. Die alleinige Kryokonservierung allogener Knochentransplantate beinhaltet jedoch die Möglichkeit einer bakteriellen Kontamination [39, 41] sowie die Gefahr der Übertragung von Hepatitisviren [7, 35], HIV-Viren [6, 30] und anderer pathogener Keime. Will man auf Spendergewebe biologischer Herkunft nicht verzichten, müssen diese Gefahren entweder durch ein aufwendiges Spenderscreening oder unterschiedliche Sterilisationsmaßnahmen ausgeschlossen sein.

Eine einfache und schonende Möglichkeit, bindegewebige Transplantate durch Trocknung zu konservieren und gleichzeitig pathogene Keime zu eliminieren, besteht im Wasserentzug mit organischen Lösungsmitteln. Durch die initiale Wasserstoffperoxydapplikation im Rahmen der Lösungsmittelkonservierung kommt es bereits zu einer Inaktivierung von relevanten pathogenen Keimen einschließlich der

HIV- und Hepatitisviren. Die abschließende Strahlensterilisation dient als zusätzliche Sicherung gegen unkonventionelle Keime und kann damit auf eine Dosis von 15 kGy beschränkt werden, die keine klinisch relevanten Auswirkungen auf biomechanische Eigenschaften des Transplantates zeigt [37]. Im Rahmen von Zellkulturuntersuchungen ließ sich bereits eine fehlende Zytotoxizität von lösungsmittelkonservierter, humaner und boviner Spongiosa nachweisen [13]. Für lösungsmittelkonservierte Dura mater und Fascia lata [1, 4, 27–29, 40] sowie Tibialis-anterior-Sehnen [31] zur plastischen Defektdeckung bzw. als Bandersatz, liegen experimentelle und klinische Ergebnisse vor. Der Einsatz lösungsmittelkonservierter Knochentransplantate wurde jedoch erst vor kurzem beschrieben [12]. Im Vergleich zu kryokonservierter, allogener Spongiosa können nach Transplantation lösungsmittelkonservierten Knochens im Bohrlochmodell des Kaninchenfemurkondylus keine wesentlichen Nachteile festgestellt werden. Da eine entsprechende Lösungsmittelkonservierung in Verbindung mit niedrig dosierter γ-Bestrahlung zu einer vollständigen Keimfreiheit führt, sind neben der bereits erfolgten Überprüfung von Biokompatibilität und mechanischer Stabilität wesentliche Anforderungen an ein wirksames und unschädliches Knochentransplantat erfüllt.

Auch das verwendete Trikalziumphosphat zeigt eine vollständige knöcherne Integration ohne Nebenwirkungen. Infolge der ausbleibenden Resorption kommt es jedoch im Verlauf der Untersuchung zu einer relativ hohen Volumendichte des Verbundes aus Prüfkörper und neugebildeter Spongiosa. In bisherigen Untersuchungen zeigt Trikalziumphosphat regelhaft einen raschen Abbau durch chemisch-physikalische Auflösung, dessen Verlauf in vivo noch nicht vollständig geklärt ist [8, 20, 26, 36, 38]. Dabei scheint α-TCP nach der Implantation einer hydrolytischen Korrosion zu unterliegen, die dazu führt, daß die Substanz vollständig durch Makrophagen abgebaut wird [38]. In unserer Untersuchung kommt es im Verlauf der ersten 12 Monate nach Applikation von granulärem α-TCP nicht zu einer nennenswerten Resorption, und mehrkernige Riesenzellen sind nur ganz vereinzelt nachweisbar. Dieses Ergebnis wird in einer klinischen Langzeituntersuchung von Hein u. Bartels [14] bestätigt, die nach röntgenologisch guter Integration des Materials auch im ersatzstarken Lager über 4 Jahre keine wesentliche Resorption beobachten. Die unterschiedlichen Versuchsergebnisse können möglicherweise auf Unterschiede in Zusammensetzung und Struktur des Trikalziumphosphates und die unterschiedlichen physiologischen Eigenschaften der Implantationsstellen und Tiermodelle zurückzuführen sein. Möglicherweise liegt das von uns beobachtete Ausbleiben einer Resorption an der initial raschen und weitgehend vollständigen knöchernen Ummantelung, die zu einer Integration des Granulates in ein trabekuläres Netzwerk führt. Damit bleibt ein längerfristiger Kontakt mit flüssigem Milieu, in dem eine chemische Auflösung der Substanz denkbar wäre, aus. Die relativ rasche initiale Ossifikation soll auf eine im Vergleich zum phasenreinen Grundkörper raschere Resorption der Kalziumdiphosphatoberfläche, die eine relativ hohe Kalziumfreisetzung zeigt, zurückzuführen sein [2, 3].

Insgesamt sind deutliche Diskrepanzen im Abbauverhalten von TCP-haltigen Keramiken zu beobachten, was trotz einer noch nicht eindeutigen und schlüssigen Erklärung deren unreflektierten Einsatz als grundsätzlich resorbierbare Substanzen relativieren muß, da bei ausbleibendem Remodelling eine langzeitstabile Keramik dem wünschenswerten Umbau zu einer trabekulären Spongiosaarchitektur, die auf modifizierte biomechanische Belastungen adäquat reagieren kann, im Wege steht.

Zusammenfassung

Aufgrund der bekannten Nachteile und Risiken autogener bzw. allogener Knochentransplantationen besteht in der rekonstruktiven Chirurgie großer Knochendefekte ein Bedarf an biologisch wertvollem, ausreichend sicherem und unbegrenzt verfügbarem Ersatzmaterial. Ziel der Untersuchung ist deshalb die Beurteilung der Osteointegration von Trikalziumphosphatkeramiken und lösungsmittelkonservierten Knochentransplantaten im tierexperimentellen Modell.

In beide Femurkondylen von 42 NZW-Kaninchen gesetzte zylindrische Bohrlochdefekte (Durchmesser 5,4 mm) wurden mit einer oberflächenmodifizierten α-Trikalziumphosphatkeramik (n = 21) und humaner Spongiosa nach Lösungsmittelkonservierung und γ-Strahlensterilisation (n = 21) aufgefüllt. In 21 Kondylen wurde allogene Kaninchenspongiosa nach 3monatiger Kältekonservierung bei $-78\,°C$ appliziert, und insgesamt 21 Leerlochbohrungen dienten als Kontrolle.

Nach einer Beobachtungsdauer von 2–52 Wochen postoperativ folgte eine histologische Untersuchung der Osteointegration an unentkalkten Dünnschnitten bzw. -schliffen in Masson-Goldner-Färbung sowie eine quantitative Auswertung der Knochenneubildung im halbautomatischen Bildanalysesystem.

Dabei zeigte das eingebrachte Trikalziumphosphatgranulat eine sehr schnelle knöcherne Ummantelung mit direktem Knochen-Keramik-Kontakt. Im weiteren Verlauf kam es jedoch über die gesamte Beobachtungsdauer nicht zu einer wesentlichen Resorption des Granulates, was in einer relativ hohen volumetrischen Dichte des Implantat-Knochen-Verbundes resultierte. Bei der lösungsmittelkonservierten xenogenen Spongiosa verlief die initiale Spongiosaneubildung etwas weniger schnell, es kam jedoch im Verlauf der Beobachtungszeit zu einem vollständigen Remodelling mit Ausbildung einer originären Spongiosaarchitektur am Ende des Beobachtungszeitraumes. Sowohl die dabei beobachtete Osteointegration wie auch die entsprechenden Umbauvorgänge sind weitgehend identisch mit den bei allogener, kältekonservierter Spongiosa ablaufenden Vorgängen.

In den Leerlochbohrungen kam es über den gesamten Versuchszeitraum zu keiner nennenswerten Knochenneubildung.

Literatur

1. Abe S (1991) Clinical experiences with solvent-dried fascia lata in plastic surgery. Jap J Plast Rec Surg 11: 721–730
2. Bartels T, Hein W, Taube C, Berger G, Mest HJ (1989) Die Bedeutung von Ilmaplant-R als Knochenersatzwerkstoff unter Berücksichtigung der Prostaglandinbiosynthese im Knochen. Beitr Orthop Traumatol 36: 207–213
3. Berger G (1984) Zur Entwicklung und Charakterisierung bioaktiver Implantatmaterialien auf der Basis calciumphosphathaltiger Werkstoffe. Dissertation, AdW der DDR
4. Bergeroglu U, Alagöl H (1993) Reconstruction of chest-wall defect with dehydrated human dura mater graft. Thorac Cardiovasc Surg 41: 17–19
5. Burchardt H (1991) Biological and biomechanical differences between autogenous and allogenic bone grafts (Abstract). 1st European Conference on Tissue Banking and Clinical Application, proceedings, p 37
6. Center for Disease Control (1988) Transmission of HIV through bone transplantation. JAMA 260: 2487–2488
7. Eggen BM, Nordbo SA (1992) Hepatitis C virus (CV) transmission by bone graft. N Eng J Med 326: 411–414

8. Eggli PS, Müller W, Schenk RK (1988) Porous hydroxyapatite and tricalciumphosphate cylinders with two different pore size ranges implanted in the cancellous bone of rabbits. Clin Orthop 232: 127-138
9. Gerngross H, Burri C, Kinzl L, Merk J, Müller GW (1982) Komplikationen an der Entnahmestelle autologer Spongiosatransplantate. Akt Traumatol 12: 146-152
10. Glimcher MJ, Kato F, Ninomia S et al (1983) The biology of bone healing and the repair of autograft, allograft and xenograft metatarsal-phalangeal joint transplants in rabbits. In: Friedländer GE, Mankin HJ, Sell KW (eds) Osteochondral allografts. Biology, banking and clinical application. Little & Brown, Boston Toronto, pp 9-36
11. Grob D (1989) Autologous bone grafts: Problems at the donor site (Abstract). In: Aebi M, Regazzoni P (eds) Bone transplantation. Springer, Berlin Heidelberg New York Tokyo, p 245
12. Günther KP, Scharf HP, Pesch HJ, Puhl W (1996) Osteointegration lösungsmittelkonservierter Knochentransplantate im Tiermodell. Osteologie 1: 45-51
13. Günther KP, Scharf HP, Puhl W (1993) In-vitro-Toxizitätstestung von Biokeramiken und Knochentransplantaten in der Fibroblastenkultur. Biomed Tech 38: 249-254
14. Hein W, Bartels T (1992) Langzeitergebnisse nach Implantation von alpha-Tricalciumphosphat in der Orthopädie (Abstract). Osteologie 1 [Suppl 1]: 28
15. Heiple KG, Chase SW, Herndon CH (1963) A comparative study of the healing process following different types of bone transplantation. J Bone Joint Surg [Am] 45: 1593-1598
16. Katthagen BD (1986) Knochenregeneration mit Knochenersatzmaterialien. In: Rehn J, Schweiberer L, Tscherne H (Hrsg): Hefte zur Unfallheilkunde, Bd 178. Springer, Berlin Heidelberg, S 54-151
17. Kühne JH, Bartl R, Frisch B, Hammer C, Jansson V, Zimmer M (1994) Bone formation in coralline hydroxyapatite. Effects of pore size studied in rabbits. Acta Orthop Scand 65: 246-252
18. Kühne JH, Theermann R, Bartl R, Hammer C (1993) Einwachsverhalten thermisch vorbehandelter homologer Knochentransplantate im Kaninchen-Bohrlochmodell. Osteologie 1 [Suppl 1]: 45-46
19. Laczko J, Levai G (1975) A simple differential staining method for semi-thin sections of ossifying cartilage and bone tissues embedded in epoxy resin. Mikroskopie 31: 1-4
20. Meiss L (1991) Experimentelle Untersuchungen und klinische Ergebnisse zur Stimulation der Knochenregeneration mit zerkleinerter Kortikalis und porösen Kalziumphosphatkeramiken. In: Huggler AH, Kuner EH (Hrsg) Hefte zur Unfallheilkunde, Bd 216. Springer, Berlin Heidelberg New York Tokyo, S 85-97
21. Merz WA, Schenk RK (1970) Quantitative structural analysis of human cancellous bone. Acta Anat 75: 54-66
22. Merz WA (1967) Die Streckenmessung an gerichteten Strukturen im Mikroskop und ihre Anwendung zur Bestimmung von Oberflächen-Volumen-Relationen im Knochengewebe. Mikroskopie 22: 132-142
23. Mittelmeier H, Katthagen BD (1983) Klinische Erfahrungen mit Collagen-Apatit-Implantation zur lokalen Knochenregeneration. Z Orthop 121: 115-123
24. Mittelmeier W, Hardbauer G (1992) Die Bedeutung des Lagers für die Knochenneubildung mittels mineralischer Knochenersatzmaterialien (Abstract). Osteologie 1 [Suppl 1]: 53
25. Nizard M (1981) Knochengewebsneubildung durch Collagen-Apatit-Implantation. Habilitationsschrift, Universität Homburg
26. Peelen JGJ, Rejda BV, Vermeiden JPW, de Groot K (1977) Sintered tricalciumphosphate as bioceramic. Ceramics 9:226-231
27. Pesch HJ (1985) Dura mater und Fascia lata als Bindegewebstransplantate. Tierexperimentelle Untersuchungen. Biomed Tech 30: 84-85
28. Pesch HJ, Stöß R (1976) Lösungsmittelgetrocknete Dura mater. Ein neues Transplantat im Tierversuch. Chirurg 48: 732-736
29. Pesch HJ, Stöß R (1984) Lösungsmittelkonservierte Fascia lata - Tierexperimentelle Untersuchungen zur Gewebeverträglichkeit eines neuen Bindegewebstransplantates. In: Jungbluth KH, Mannen P (Hrsg) Plastische und wiederherstellende Maßnahmen bei Unfallverletzungen. Springer, Berlin Heidelberg New York, S 264-269
30. Röder W, Müller H, Müller WEG, Merz H (1992) HIV infection in human bone. J Bone Joint Surg [Br] 74: 179-180
31. Scharf HP (1990) Humane Tibialis-anterior-Sehnen als lösungsmittelkonserviertes Transplantat für den Kreuzbandersatz. Morphologische, biomechanische und tierexperimentelle Untersuchungen. Med Habilitationsschrift, Universität Ulm
32. Schenk RK, Olah AJ, Herrmann W (1984) Preparation of calcified tissues for light microscopy. In: Dickson GR (ed) Methods of calcified tissue preparation. Elsevier, Amsterdam, pp 1-24
33. Schenk RK, Willenegger HR (1977) Zur Histologie der primären Knochenheilung. Unfallheilkunde 81: 219-225

34. Schlickewei W, Paul C (1991) Experimentelle Untersuchungen zum Knochenersatz mit bovinem Apatit. In: Huggler AH, Kuner EH (Hrsg) Hefte zur Unfallheilkunde, Bd 216. Springer, Berlin Heidelberg New York Tokyo, S 59 – 69
35. Shutkin NM (1954) Homologous-serum hepatitis following the use of refrigerated bone bank bone. J Bone Joint Surg [Am] 36: 160 – 162
36. Spector M (1991) Charakterisierung biokeramischer Kalziumphosphat-Implantate. In: Huggler AH, Kuner EH (Hrsg) Hefte zur Unfallheilkunde, Bd 216. Springer, Berlin Heidelberg New York Tokyo, S 11 – 22
37. Sturm A (1992) Zerstörungsfreie Prüfung zur Qualitätssicherung konservierter Humanspongiosa. Med Dissertation, Würzburg
38. Thieme V, Müller EI, Mägdefessel U, Raabe G, Berger G (1988) Zur Füllung zystischer Knochendefekte mit oberflächenmodifiziertem alpha-Tricalciumphosphat. Dtsch Z Mund Kiefer Gesichtschir 12: 18 – 24
39. Tomford WW, Doppelt SH, Mankin HJ, Friedlaender GE (1983) Bone bank procedures. Clin Orthop 174: 15 – 23
40. Trivellini G (1991) Il nostro orientamento nel trattamento chirurgico dei laparoceli complicati. Chir Gastroenterol 25: 17 – 23
41. Veen MR, Bloem RM, Petit P (1991) Bacteriology in bone banking (Abstract). 1st European Conference on Tissue Banking and Clinical Application, proceedings, p 20

Organoapatite – neue degradierbare Apatite zur gerichteten Geweberegeneration

C. Müller-Mai[1], R. Rahmanzadeh[1], M. Lubnow[1], C. Voigt[1], S.I. Stupp[2] und U. Gross[1]

1 Klinikum Benjamin Franklin, Freie Universität Berlin, Hindenburgdamm 30, D-12200 Berlin
2 Departments of Materials, Science and Engineering and Chemistry, University of Illinois at Urbana-Champaign, 1304 West Green Street, Urbana, Illinois 61801, USA

Einleitung

Hydroxylapatit (HA) wird seit Jahren in der Unfallchirurgie und in anderen medizinischen Fachrichtungen mit Erfolg klinisch angewendet. Dies beruht auf der ausgezeichneten Gewebeverträglichkeit des Materials und seinen knochenbindenden Eigenschaften [6, 11]. Eine physiko-chemische Knochenbindung wird über eine partielle Degradation der Implantatoberfläche und nachfolgende Verbindung mit afibrillärem Ca/P präosteoblastären Ursprungs erstellt. Diese afibrilläre, von Anbauzonen des Lamellenknochens her bekannte Kittlinie ist damit ein Interface zwischen 2 Anteilen von Knochen im Lamellenknochen. So wird auch das HA-Implantat an Knochen gebunden [13, 18, 19].

Die Degradationsrate unterschiedlicher HA variiert in Abhängigkeit von den Materialeigenschaften, wie z.B. Dichte, Verunreinigungen mit anderen Ca/P-Phasen, Mikro- und Makroporosität, Kristallinität, aber auch der Größe einzelner HA-Partikel [8, 11]. Eine vorläufige Untersuchung an mikrokristallinen Apatiten mit der Partikelgröße von ca. 10 × 50 nm konnte zeigen, daß solche Implantate in erheblichem Maße von multinukleären Riesenzellen degradiert werden [12].

Menschlicher HA wies in früheren Untersuchungen durchschnittliche Dimensionen von 25 × 3,5 nm auf [16]. Im Alveolarfortsatz wurden Längen von 47 nm gemessen [2]. Diese Größen sind jedoch variabel und schwanken mit dem Alter und bei bestimmten Erkrankungen. Demgegenüber bestehen synthetisch hergestellte Apatite meist aus polygonalen gesinterten Partikeln, die sich in Form und Größe bisher signifikant vom HA des Knochens unterschieden. Implantate im Knochen mit Partikelgrößen über 0,1 µm wurden nur spärlich degradiert [11]. Ähnliche Ergebnisse erzielten Zhang et al. [19] mit Kompositen aus HA/β-Tricalciumphosphatkeramik (70/30 Volumen %) mit Partikelgrößen um 0,5 µm. Hier wurden nur oberflächliche Degradationsphänomene an einzelnen Partikeln beobachtet.

Im Idealfall sollte ein Implantat bei guter Histokompatibilität die Regeneration organtypischen Gewebes nicht nur in der Implantatumgebung, sondern auch durch Abbau des Implantates ermöglichen, was bei ungenügender Degradation nicht geschehen kann. Somit verbliebe ein biomechanisch minderwertiges Implantat im Knochen. Zielsetzung der vorliegenden Untersuchung war es daher, eine neue Gruppe von HA mit einer dem menschlichen HA entsprechenden Kristallgröße und damit, wie aus einer vorläufigen Untersuchung bekannt, besseren Degradierbarkeit [12] zu untersuchen, die einen organischen Anteil enthält. Die organische Komponente sollte die Bindung von Medikamenten und eine Steuerbarkeit der Degradationsrate sowie Festigkeit erlauben. Die Einheilung und insbesondere der Abbau sollten autologem Knochen entsprechen und damit eine gerichtete Geweberegeneration durch zumindest partiellen Ersatz des Implantats ermöglichen. Da bei partikulärem Zerfall fokal Entzündungsreaktionen in Interfacenähe beobachtet wurden, sollte eine HA-Charge mit antiinflammatorischem Zusatz getestet werden.

Material und Methoden

5 verschiedene HA-Implantatmaterialien (jeweils n = 6 und > 93% reiner HA) wurden durch Präzipitation in wäßriger Lösung und anschließende Kompression mit einer Kristallgröße um 10 × 50 nm produziert [17]. Ein Implantat jeder Serie wurde zur Charakterisierung der Oberfläche rasterelektronenmikroskopisch untersucht. Es waren Zylinder, die einen Durchmesser von 3,5 mm sowie eine Länge von 4 mm aufwiesen. Die Präzipitation erfolgte a) ohne organische Komponente (Nanoapatit, NA), b) mit 2–3% eines organischen Nanopeptids (Organoapatit, OA), c) in Gegenwart von Tyrosin, Hydroxyäthylmethakrylat (HEMA) und Indometacin (Indoapatit, IA). Als Kontrollen dienten Proben, die in Gegenwart von poly (L-Lysin) (L) oder mit HEMA und poly (L-Lysin) (HEMA/L) präzipitiert wurden.

Die Untersuchung erfolgte nach 28 Tagen Liegezeit im spongiösen Knochen von Chinchillakaninchen und entsprechender Präparation für die Lichtmikroskopie und Histomorphometrie, wie im Detail in einer früheren Untersuchung beschrieben [10]. Eine Probe jeden Materials wurde für die Raster- bzw. Transmissionselektronenmikroskopie wie beschrieben präpariert [11]. Histomorphometrisch wurden die Gewebeanteile und die Anzahl osteoklastärer Zellen (OCLC) im Interface vermessen. Die Implantation erfolgte aufgrund der relativen Brüchigkeit der verwendeten Materialien nicht press-fit in ein Bohrloch von 4 mm Durchmesser.

Ergebnisse

Vor Implantation zeigten alle Implantate eine überwiegend dichte Oberfläche mit rauhen und glatten Anteilen. Alle Proben weisen dünnste Brüche in der Oberfläche auf, die bis 1,5 mm Länge erreichten. In hoher Vergrößerung fanden sich im REM feinste globuläre Partikel in den rauhen Anteilen, die einen Durchmesser von unter 0,1 µm aufwiesen. Die rauhen Anteile schienen daher weniger kondensiert zu sein als die glatten Oberflächenanteile.

Alle Materialien zeigten nach 28 Tagen histologisch eine Verbindung zum Knochen über direkt an der Oberfläche inserierende schlanke Trabekel (Abb. 1). Der höchste Prozentsatz von Knochen an der Implantatoberfläche war bei IA zu finden (38,6%). Kein signifikanter Unterschied bestand zwischen OA und NA mit 16,7 bzw. 13,9% und HEMA/L mit 11,2% (Tabelle 1). Die Implantate mit L hatten signifikant weniger Knochenkontakt. Im TEM stellte sich das knochenbindende Interface in den meisten Abschnitten als afibrilläre Kittlinie zwischen mineralisiertem kollagenhaltigem Knochen und dem Implantatmaterial dar (Abb. 2). Einige wenige knochenbindende Abschnitte fanden sich ohne die beschriebene Kittlinie.

Der Abbau erfolgte durch Auslaugung und mit partikulärem Zerfall. Abschnitte des Interface in Kontakt zum Weichgewebe erschienen mit der Dichte im Vergleich

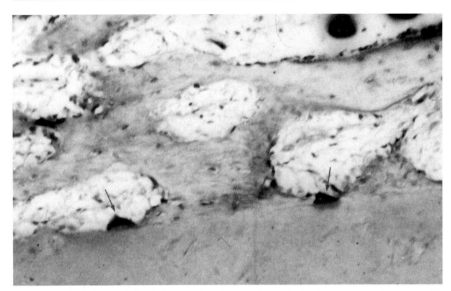

Abb. 1. Inserierende Trabekel zwischen neu formierten Lakunen in der Oberfläche von HEMA/L nach 28 Tagen Liegezeit. 2 Riesenzellen in Lakunen (*Pfeile*) (Giemsa, Balken 100 μm)

zum Zentrum des Implantatmaterials deutlich vermindert (Abb. 3). In solchen Abschnitten fanden sich häufig Fragmente des Materials in der extrazellulären Matrix, die z. T. von Makrophagen phagozytiert worden waren. Hier lagen auch multinukleäre Riesenzellen in neuformierten Lakunen der Implantatoberfläche, die auf eine zellvermittelte Bioresorption durch osteoklastäre Zellen hindeuten (Abb. 4). IA und HEMA/L wiesen eine höhere Anzahl von OCLC/mm auf der Implantatoberfläche im Vergleich zu den anderen Chargen auf, wobei IA keine erhöhte Degradation im Vergleich zu den anderen Chargen zeigte. Die absolute Zahl von OCLC auf der IA-Oberfläche war jedoch nicht signifikant höher als auf dem Material L (Tabelle 1). Rasterelektronenmikroskopisch konnte eine Veränderung der Implantatoberfläche im Vergleich zum präoperativen Zustand in umschriebenen Abschnitten nachgewiesen werden. Neben großflächigen Aufrauhungen der Oberfläche fanden sich Lakunen nach Resorption auf allen Implantaten (Abb. 5). In diesen waren z. T. große multi- oder kleinere uninukleäre Zellen zu sehen (Abb. 4). Transmissionselektronenmikro-

Tabelle 1. Anteil von Knochen, Osteoid und Chondroid (Os/Ch) in % ± SEM (Schwankung des Mittelwertes) der Implantatoberfläche in Kontakt zu OA, NA, IA, L und HEMA/L (*n* 4 Implantate/Typ). Osteoklastäre Zellen (*OCLC*) pro mm Implantatoberfläche in Kontakt zum Weichgewebe sowie absolute Anzahl (*Z*) von OCLC pro Implantat (*n.u.* nicht untersucht)

	Knochen	Os/Ch	OCLC	Z
NA	13,9 ± 8	6,9 ± 2	0,67 ± 0,4	n.u.
OA	16,7 ± 7	4,6 ± 2	0,65 ± 0,2	n.u.
IA	38,6 ± 3	5,6 ± 0	1,2 ± 0,5	7,6 ± 3,8
L	1,8 ± 1,8	0,7 ± 0,7	0,5 ± 0,3	5,4 ± 3,2
HEMA/L	11,2 ± 5	1,9 ± 0,9	1,4 ± 0,6	13 ± 5

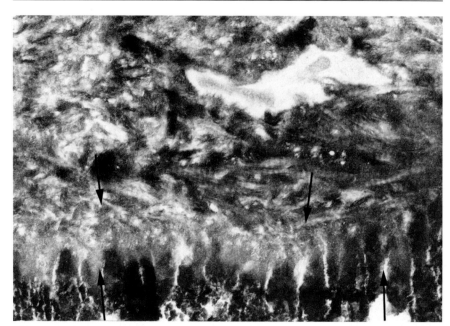

Abb. 2. OA-Zylinder (*unten*) mit Knochenbindung über afibrilläre, etwa 0,2 µm breite Kittlinie (*Pfeile*). *Oben rechts* Canaliculus mit Zellfortsatz. (TEM, Balken 2 µm)

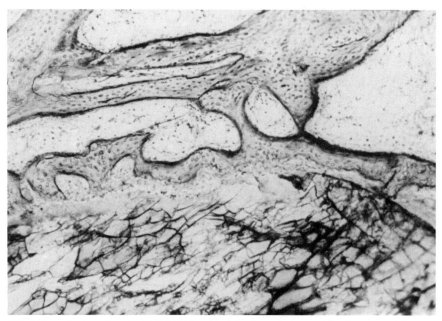

Abb. 3. Laterales Interface eines OA-Zylinders (*unten*) mit verringerter Dichte interfacenah im Vergleich zum Implantatzentrum. Howship-Lakunen im nahegelegenen Knochen als Zeichen des Knochenabbaus. Mildes Rundzellinfiltrat. (Giemsa, Balken 200 µm)

Organoapatite – neue degradierbare Apatite zur gerichteten Geweberegeneration

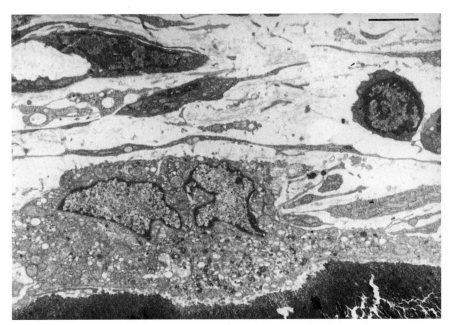

Abb. 4. OA-Interface mit multinukleärer resorbierender Zelle (an Serienschnitten geprüft). Bürstensaum der Zelle auf der Implantatoberfläche als OA-resorbierendes Organ. Implantatoberfläche dort mit verminderter Dichte im Vergleich zu anderen Implantatabschnitten. Feinste Implantatpartikel im Zytoplasma. (TEM, Uranylacetat und Bleizitratkontrastierung, Balken 4 µm)

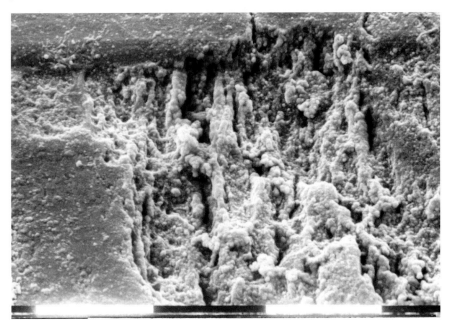

Abb. 5. OA-Zylinder mit glatter, unveränderter Oberfläche (wie präoperativ) und neuformierter Lakune. (REM, Balken 10 µm)

skopisch entsprachen die multinukleären Riesenzellen in neuformierten Lakunen Osteoklasten. Die Implantatoberfläche wies in Kontakt zur „ruffled border" der Zellen eine deutliche Verminderung der Dichte im Vergleich zu anderen Implantatabschnitten auf. In großen Lakunen lag z. T. neugebildeter Knochen. Da solche Lakunen vor Implantation nicht zu finden waren, muß hier eine Knochenneubildung nach Resorption von Implantatmaterial stattgefunden haben. Makrophagen fanden sich in Implantatnähe insbesondere in Abschnitten mit partikulärem Zerfall. Einige Makrophagen hatten partikuläres Implantatmaterial phagozytiert.

Diskussion

Alle untersuchten Apatite werden in den Knochenumbau einbezogen und nach partiellem Abbau durch trabekulären Knochen ersetzt. Der relativ geringe Anteil von Knochen im Interface im Vergleich zu anderen bioaktiven Materialien [19] ist durch den geringen primären Knochenkontakt zu erklären, da die Implantate nicht pressfit implantiert wurden. IA bindet zu einem größeren Prozentsatz an Knochen als die anderen untersuchten Apatite, was durch die verminderte periimplantäre zelluläre Reaktion, wahrscheinlich durch die indometacinbedingte Hemmung der Cyclooxygenase, erklärbar ist. Die Freisetzung des Indometacinanteils geschieht durch bisher ungeklärte Prozesse, möglicherweise durch Hydrolyse und wirkt über die Hemmung der Prostaglandinproduktion in Makrophagen, aber auch in Osteoblasten, insbesondere von PG E_2. Es ist aus früheren Untersuchungen bekannt, daß Osteoblasten durch Interleukin 1 oder Tumornekrosefaktor, die bei Aktivierung von Makrophagen z. B. nach Phagozytose produziert werden, an der Kollagensynthese gehindert werden und bei Einwirkung genannter Substanzen ebenso wie Makrophagen Prostaglandine produzieren. Diese aktivieren Osteoklasten und verstärken die Degradation sowohl des HA-Implantats als auch des umgebenden Knochens [5, 15]. Neben Prostaglandinen können andere osteoblastäre Faktoren, wie z. B. Interleukin 1 und 6 oder Tumornekrosefaktor α u. a., Osteoklasten stimulieren [15]. Die hier untersuchten Implantate eröffnen völlig neue Möglichkeiten, da sie den Zusatz organischer Komponenten ermöglichen, die das Verhalten im knöchernen Ersatzlager (Anbau, Degradation) in gewünschter Weise verändern, eine Bindung von Medikamenten wie Indometacin und letztlich auch eine Veränderung der mechanischen Eigenschaften erlauben.

Die Bindung an den umgebenden Knochen wird in allen untersuchten Materialien meist über eine kollagenfreie Ca/P-Schicht hergestellt, die den vom Lamellenknochen her bekannten Kittlinien morphologisch entspricht. Durch Immuno-Gold-Untersuchungen konnte gezeigt werden, daß die Kittlinien neben Ca/P v. a. nichtkollagene Proteine wie Osteopontin und Osteocalcin enthalten [7]. Nur in wenigen Abschnitten wurde eine kittlinienfreie Bindung beobachtet. Solche Zonen schienen Abschnitten erhöhter Degradation zu entsprechen, die schließlich doch noch an Knochen binden. Es ist aus der Literatur bekannt, daß höher degradierbare, aber noch knochenbindende Materialien, wie z. B. korallines $CaCO_3$ mit der Kristallstruktur Aragonit, aufgrund der relativen Instabilität der Implantatoberfläche an den Knochen ohne Ausbildung einer kollagenfaserfreien Kittlinie binden [14].

Der Abbau erfolgt durch verschiedene Prozesse, z. T. passiv mit Auslaugung und dadurch bedingtem partikulärem Zerfall. Auslaugung wirkt besonders an Korngrenzen und im Bereich von Begleitphasen [4] und führt zur Freisetzung von Implantatpartikeln, die sukzessive von Makrophagen inkorporiert werden. Eine intrazelluläre Auflösung von HA-Partikeln ist bis zur Größe von 50 μm beschrieben worden [9]. Makrophagen wurden auch in der vorliegenden Untersuchung in Interfaceabschnitten beobachtet, die in Kontakt zu Weichgewebe lagen. Einige dieser Zellen wiesen inkorporiertes Implantatmaterial auf. Im Fall von auftretenden Entzündungsreaktionen scheint die Degradation erhöht zu sein, da bei erniedrigtem pH die Löslichkeit von Ca/P steigt und ein vermehrter Austausch gegen Protonen, wie z. B. H^+ oder NA^+, stattfindet [1].

Der Abbau wurde aber auch durch zelluläre Resorption vermittelt. In Interfaceabschnitten mit Weichgewebekontakt fanden sich viele multinukleäre Riesenzellen, die z. T. eine „ruffled border" auf der Implantatoberfläche ausbildeten und die in Lakunen der Implantatoberfläche lagen. Die Dichte des Implantatmaterials war in Kontakt zu diesem Bürstensaum vermindert. Da solche Lakunen auf den Proben vor Implantation nicht beobachtet wurden, werden sie als Produkt zellulärer Resorption durch osteoklastäre Zellen gedeutet. Einzelne Zellfortsätze solcher Riesenzellen wurden in winzigen Spalten der Implantatoberfläche beobachtet und schienen damit die Fragmentation wie auch in anderen untersuchten Implantaten zu verstärken [3]. Die zelluläre Resorption war quantitativ stärker als bei HA mit größeren Einzelkristallen [11, 19]. IA zeigte bei relativ hoher Anzahl von OCLC auf der Oberfläche keine erhöhte Degradation. Eine Steuerung der Degradation von Implantaten scheint damit durch entsprechende Zusätze, wie z. B. Indometacin, möglich. Die hier untersuchten Apatite werden vermehrt in den Knochenab- und umbau einbezogen und erlauben einen zumindest teilweisen Ersatz durch neugebildeten Knochen.

Literatur

1. Christoffersen J, Christoffersen MR, Kjaergaard N (1978) The kinetics of dissolution of calcium hydroxyapatite in water at constant pH. J Crystal Growth 43: 501–511
2. Cuisinier F, Bres EF, Hemmerle J, Voegel JC, Frank RM (1987) Transmission electron microscopy of lattice planes in human alveolar bone apatite crystals. Calcif Tissue Int 40: 332–338
3. Dersot JM, Septier D, Llorens A, Saffar JL (1993) Multinucleated giant cells-hydroxyapatite interactions: A time-related quantitative study in a rat skull defect. Cells Mater 3: 395–405
4. Dielert E, Fischer-Brandies E, Bagambisa F (1988) REM-Untersuchungen an den Grenzschichtstrukturen Hydroxylapatit/Knochen. Dtsch Zahnärztl Z 43: 22–25
5. Greenfield EM, Alavarez JI, McLaurine EA et al (1992) Avian osteoblast conditioned media stimulate bone resorption by targeting multinucleating osteoclast precursors. Calcif Tissue Int 51: 317–323
6. Jarcho M (1981) Calcium phosphate ceramics as hard tissue prosthetics. Clin Orthop Relat Res 157: 259–278
7. Kawaguchi H, McKee MD, Okamoto H, Nanci A (1993) Immunocytochemical and lectingold characterization of the interface between alveolar bone and implanted hydroxyapatite in the rat. Cells Mater 3: 337–350
8. Klein CPAT, de Groot K, Driessens AA, van der Lubbe HBM (1985) Interaction of biodegradable β-whitlockite ceramics with bone tissue: An in vivo study. Biomaterials 6: 189–192
9. Kwong CH, Burns WB, Cheung HS (1989) Solubilization of hydroxyapatite crystals by murine bone cells, macrophages and fibroblasts. Biomaterials 10: 579–584
10. Müller-Mai C, Schmitz HJ, Strunz V, Fuhrmann G, Fritz T, Gross UM (1989) Tissues at the surface of the new composite material titanium/glass-ceramic for replacement of bone and teeth. J Biomed Mater Res 23: 1149–1168
11. Müller-Mai CM, Voigt C, Gross U (1990) Incorporation and degradation of hydroxyapatite implants of different surface roughness and surface structure in bone. Scanning Microsc 4: 613–624
12. Müller-Mai CM, Stupp SI, Voigt C, Gross U (1993) The reaction of bone to microcrystalline organoapatite implants, In: Ducheyne P, Christiansen D (eds) Bioceramics, vol 6. Butterworth & Heinemann, London, pp 129–134

13. Müller-Mai CM, Stupp SI, Voigt C, Gross U (1995) Nanoapatite and organo apatite implants in bone: Histology and ultrastructure of the interface. J Biomed Mater Res 29: 9–18
14. Müller-Mai C, Voigt C, de Almeida Reis SR, Herbst H, Gross UM (1996) Substitution of natural coral by cortical bone and bone marrow in the rat femur (part II): SEM, TEM, and in situ hybridisation. J Mater Sci Mater Med 7: 479–488
15. Nathan CF (1987) Secretory products of macrophages. J Clin Invest 79: 319–326
16. Posner A (1985) The mineral of bone. Clin Orthop Relat Res 200: 87–99
17. Stupp SI, Ciegler GW (1992) Organoapatites: Materials for artificial bone. I. Synthesis and microstructure. J Biomed Mater Res 26: 169–183
18. Zhang J, Zhang X, Müller-Mai C, Gross UM (1994) The early host and material response of hydroxyapatite/β-tricalciumphosphate porous ceramics after implantation into the femur of rats. J Mater Sci Mater Med 5: 243–251
19. Zhou H, Chernecky R, Davies J E (1994) Deposition of cement at reversal lines in rat femoral bone. J Bone Min Res 9: 367–374

Indikationen und Beispiele für die Anwendung von α-Trikalziumphosphat als resorbierbarer alloplastischer Knochenersatz im Mund-, Kiefer- und Gesichtsbereich

O. Blume, G. Krekeler und W. Schilli

Universitätsklinik für Zahn-, Mund- und Kieferheilkunde, Hugstetterstr. 55, D-79106 Freiburg

Einleitung

Die Augmentation knöcherner Defekte, die sowohl entzündlich bedingt, z. B. durch apikale Osteolysen oder parodontale Knochentaschen, durch chirurgische Eingriffe oder auch posttraumatisch entstehen können, ist sowohl unter chirurgischen wie auch prothetischen Gesichtspunkten notwendig wie auch wünschenswert. Die Suche nach dem idealen Knochenersatzmaterial, sowohl zur Überbrückung knöcherner Defekte wie auch zur Vergrößerung des bereits vorhandenen knöchernen Angebots, besteht schon sehr lange und dauert bis heute an.

Die Gesamtheit der angewendeten Knochenersatzmaterialien gliedert sich in Gruppen autologen, homologen, heterologen wie auch alloplastischen Ursprungs. Das ideale Knochenersatzmaterial muß jedoch eine Vielzahl verschiedener Anforderungen und Qualitäten erfüllen.

Es darf für den Empfängerorganismus in keinster Weise schädlich sein. Dies bedeutet auch, daß eine Zweitoperation, z. B. zum Erhalt des Materials, wenn sie nicht unbedingt nötig ist, vermieden werden sollte. Es darf weder toxisch noch kanzerogen wirken oder immunologische oder andere systemische Reaktionen auslösen, also auch keine Antigenität besitzen. Es darf für den Empfängerorganismus keinerlei Infektionsrisiko bestehen. Auch eine Übertragung von Krankheiten, z. B. Hepatitis, HIV, BSE, Kreutzfeld-Jakob etc., muß zu 100 % ausgeschlossen sein.

Zusätzlich sollte das Knochenersatzmittel in einer großen Einsatzbreite preiswert, frei verfügbar und sterilisierbar sein. Seine Verwendung sollte unkompliziert, seine Handhabung einfach sein.

Für ein passageres Knochenersatzmaterial wäre es besonders wünschenswert, wenn es vom Empfängerorganismus selbst in kontrollierter physiologischer Weise resorbiert und in einer zeitgleichen Umbauphase durch eigenen vitalen Knochen substituiert werden würde. Dies bedeutet jedoch, daß seine Osteogenität um so größer sein müßte, je schneller es resorbiert und abgebaut wird.

In unserem Fachbereich wurden in den letzten 3 Jahren mit Hilfe eines phasenreinen α-Trikalziumphosphates (Biobase/Biovision GmbH, Ilmenau) lokale Augmentationen zur Vorbereitung des knöchernen Implantatbettes durchgeführt. Des weiteren wurden Zystenhöhlen und knöcherne Kavitäten z. B. nach Wurzelspitzenresektionen gefüllt und periimplantäre und parodontale Defekte reduziert.

Material und Methode

Als Augmentat für die knöchernen Defekte, die nach Extraktion, Kürettage bzw. Zystektomie oder traumatogen entstanden, wurde ausschließlich röntgendiffraktometrisch reines α-Trikalziumphosphat verwandt. Dieses Material entsteht durch einen Hochtemperatursinterungsprozeß von über 1350 °C und enthält keinerlei nachweisliche Spuren von Hydroxylapaptit oder β-Trikalziumphosphat.

Das Ca/P Verhältnis von TCP liegt bei 1,50 und unterscheidet sich damit von dem Ca/P-Verhältnis des Hydroxylapatits, das bei 1,67 liegt.

α-TCP ist praktisch die Hochtemperaturphase von β-TCP (Sinterung bis 1250 °C) mit einem Volumensprung von 7,3 % in der Übergangsphase. Dieser Volumensprung ist u.a. mitverantwortlich für die Wichtigkeit der Phasenreinheit des Materials, da Mischphasen oder Mehrphasigkeit unweigerlich zu Sprüngen und Rissen im Kristallgefüge führen müssen.

Ein wichtiger Unterschied zwischen α- und β-Trikalziumphosphat liegt in ihrer kristallinen Struktur, wobei α-TCP orthorhombisch und β-TCP tetragonal aufgebaut ist.

Durch die kristalline Struktur von α-TCP, an den Kontaktpunkten verbunden durch sog. Kontakthälse („Necks"), entsteht ein kompakter Sinterkorn, der sehr stabil gegen partikulären Zerfall ist, jedoch durch Hydrolyse und Phagozytose an seiner Oberfläche vom Organismus recht kontrolliert biodegradiert werden kann.

Die Eigenschaften des verwendeten Materials und damit sein Auflösungsverhalten, Einbau und sein weiteres biologisches Verhalten werden nicht nur durch seine Kristallstruktur, Phasenreinheit und stöchiometrisches Verhältnis, sondern auch durch seine Korngröße, Dichte, Makro- und Mikroporosität sowie Gehalt an Spurenelementen bestimmt.

Das von uns verwendete TCP hatte eine definierte Granulatgröße von 200- 500 µm und wurde nur strahlensterilisiert verwendet. Eine peri- oder postoperative Antibiose erfolgte nicht.

1. Patientengruppe

Operatives Vorgehen

Das Kollektiv setzte sich aus 28 Patienten mit bis zu kirschgroßen odontogenen Zysten im Ober- und Unterkiefer, Front- und Prämolarenbereich zusammen. Mit der Intention, die schuldigen Zähne zu halten, wurden nach Zystektomie und sorgfältiger Anfrischung des verbliebenen Knochens, überwiegend im Rahmen einer Wurzelspitzenresektion, die zystischen Defekte mit TCP aufgefüllt. Das Trikalziumphosphat wurde immer mit ortsständigem Eigenblut vermischt. Für den Heilungsverlauf von großer Bedeutung ist der abschließende speicheldichte sorgfältige Wundverschluß.

Resultate

Bei allen Patienten war der Heilungsverlauf komplikationslos, die Fäden wurden nach ca. 8 Tagen postoperativ entfernt. Zu diesem Zeitpunkt gaben die Patienten in der Regel Beschwerdefreiheit an. Auch im weiteren Verlauf kam es zu keinerlei Komplikationen, so daß die Patienten erst wieder etwa 4–6 Monate später zu einer Röntgenkontrolle vorstellig wurden. Die hier durchgeführten Röntgenaufnahmen zeigten jeweils noch deutlich Partikel des verwendeten TCP, jedoch im Vergleich mit unmittelbar postoperativ durchgeführten Röntgenaufnahmen jetzt fließende Übergänge zu den randständigen Knochenstrukturen.

Bei noch später durchgeführten Röntgenaufnahmen (12 und 24 Monate postoperativ) waren schließlich die augmentierten Bezirke von den normalen knöchernen Strukturen subjektiv kaum mehr zu unterscheiden.

Besonders auffällig war die Tatsache, daß auch bei Zähnen, bei denen bereits mehrfach die Wurzelspitzen reseziert worden waren und eigentlich zur Extraktion anstanden, sofort nach Anwendung des oben beschriebenen Verfahrens ein Stillstand dieser hartnäckig apikal entzündlichen Prozesse erreicht werden konnte.

2. Patientengruppe

Operatives Vorgehen

Zu diesem Kollektiv gehören 15 Patienten, denen im Rahmen eines parodontal-chirurgischen Eingriffes 2- und 3wandige Knochentaschen an Zähnen im Front- und Seitenzahnbereich mit α-TCP augmentiert wurden. Neben den sorgfältigen parodontal-chirurgischen Maßnahmen wie Kürettage, Scaling etc. wird hier nochmals die Wichtigkeit des dichten Wundverschlusses nach der Augmentation betont. Anfangs wurden nichtresorbierbare wie auch resorbierbare Membranen zur zusätzlichen Abdeckung des Augmentats benutzt. Die hierdurch häufigen lokalen Wundheilungsstörungen bzw. Entzündungserscheinungen sowie der völlig reizlose Heilungsverlauf bei dem Verzicht auf Membranen ließ uns von ihrer Verwendung Abstand nehmen.

Resultate

Komplikationen im Sinne von Schleimhautirritation, Infekt und Entzündungsreaktion traten nur im Zusammenhang mit der Verwendung von Membranen, überwiegend durch spätere Perforation der Membran durch die Mukosa, auf. Ansonsten war der Heilungsverlauf wie bei der 1. Patientengruppe auffallend komplikationslos. Bei sämtlichen Zähnen konnte nach Füllung der parodontalen knöchernen Defekte mit α-Trikalziumphosphat eine deutliche Stabilisierung beobachtet werden, die natürlich zunächst auch auf einen Verkeilungseffekt zurückzuführen ist. Die Röntgennachkontrollen 6, 12 und 24 Monate postoperativ zeigten jedoch wie bei dem 1. Patientenkollektiv ein langsames Verschwinden der zunächst deutlich sichtbaren TCP-Partikel sowie eine im Verlauf dem normalen randständigen Knochen immer ähnlichere Struktur.

Als Ergebnis der Behandlung dieser Patientengruppe kann zunächst einmal zusammengefaßt werden, daß keiner der parodontal stark geschädigten Zähne nach der Behandlung mit TCP verloren ging. Subjektiv beim Vergleich der postoperativen Röntgenbilder entsteht der Eindruck, daß es in den mit α-Trikalziumphosphat augmentierten Bezirken nach Resorption des TCP von den Randzonen her zu einer Knochenneubildung bzw. zu einer Substitution des resorbierten TCP durch eigenen vitalen Knochen kommt.

3. Patientengruppe

Operatives Vorgehen

Dieses Patientenkollektiv bestand aus 30 Personen, die entweder traumatisch oder entzündlich bedingt den Verlust eines oder mehrerer Zähne im sichtbaren Bereich (Front-, Eckzahn oder Prämolar) mit einem mehr oder weniger großen knöchernen Defekt erlitten. Die Patienten äußerten den Wunsch nach einer möglichst schnellen Implantatversorgung.

In Lokalanästhesie wurde, falls der Zahn nicht schon traumatisch verloren gegangen war, die Extraktion vorgenommen und über die Bildung eines Mukoperiostlappens die knöchernen Strukturen dargestellt.

Je nach Situation wurde sämtliches pathologisch verändertes Gewebe durch Kürettage oder Zystektomie gründlich entfernt und der verbliebene gesunde Knochen vorsichtig angefrischt. Der jetzt frisch blutende Defekt wurde mit α-Trikalziumphosphat aufgefüllt und die Kontur des Alveolarkammes ausmodelliert.

Nach sparsamer Mobilisation des Weichteillappens durch Periostschlitzung wurde der augmentierte Bereich und die gesamte Alveole mit dem Lappen gedeckt und dicht vernäht.

Die Fäden wurden nach ca. 10 Tagen gezogen. Eine postoperative Röntgenkontrolle wurde in der Regel nach 4 Monaten durchgeführt und hierbei der Termin für

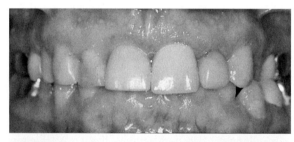

Abb. 1. Eine 45jährige Patientin wird mit der Notwendigkeit der Extraktion der beiden vorderen, mehrfach wurzelspitzenresizierten Schneidezähne 11, 21 konfrontiert und wünscht eine schnellstmögliche Implantatversorgung

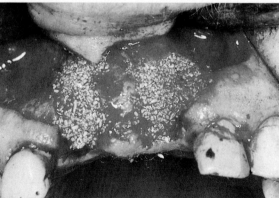

Abb. 2. Nach Extraktion und Zystektomie finden sich beidseits große Knochendefekte, die eine frühzeitige Implantation ohne Augmentation unmöglich machen. Die Defekte werden mit α-Trikalziumphosphat aufgefüllt und der Alveolarkamm ausmodelliert

Indikationen und Beispiele für die Anwendung von α-Trikalziumphosphat

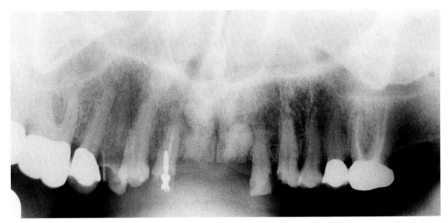

Abb. 3. Postoperative Oberkieferpanoramavergrößerungsaufnahme: Auf der rechten Seite reicht der mit α-TCP augmentierte Bereich fast bis zur Spina nasalis anterior

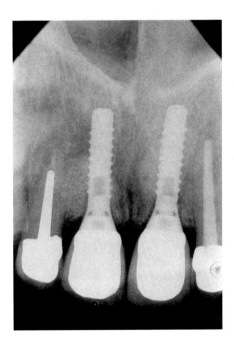

Abb. 4. Zahnfilm Regio 11, 21 ca. 8 Monate nach der Extraktion und 3 Monate nach der Implantatinsertion: Inzwischen sind die Implantate mit Keramikkronen definitiv versorgt. Der augmentierte Bezirk gleicht dem umliegenden normalen Knochen und ist nur noch im Zentrum als etwas röntgendichtere Region zu erkennen. Zum randständigen ehemaligen eigenen Knochen sind keine Grenzen mehr auszumachen

die geplante Implantatinsertion festgelegt. Alle Implantate wurden in einem Zeitraum von ca. 4–7 Monaten nach der Augmentation gesetzt.

Für die Implantation wurde entweder über einen Schnitt in der alten Narbe das Implantatbett dargestellt oder die Schleimhaut an der für das Implantat vorgesehenen Stelle ausgestanzt. Danach wurden enossale ITI-Bonefit-Implantate inseriert.

Die Implantate wurden schließlich nach einer nochmaligen Röntgenkontrolle und einer Einheilungsphase von 3–4 Monaten definitiv prothetisch versorgt (Abb. 1–5).

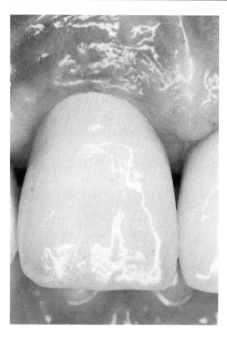

Abb. 5. Die äußerst befriedigende prothetische Versorgung des Zahnes 11

Resultate

Es ging bislang keines der insgesamt 40 Implantate verloren, die von uns in α-TCP augmentierte knöcherne Defekte gesetzt wurden. Sämtliche Patienten, die auf die oben beschriebene Weise behandelt wurden, waren weitgehend beschwerdefrei, und es kam zu keinen nennenswerten Komplikationen. In einem Fall ging unmittelbar postoperativ ein gewisser Anteil des verwendeten Materials über die ungenügend dicht vernähte Operationswunde verloren. Hierfür konnte jedoch der ungenügende Nahtverschluß als Ursache angesehen werden.

Die Implantate konnten an prothetisch günstige Orte gesetzt werden, und der Behandlungszeitraum entsprach in etwa dem einer gleichen Verfahrensweise mit autologer Spongiosa [11].

Bei dem „Reentry" nach der Augmentation im Rahmen der Implantatinsertion fanden wir jeweils eine knochenähnliche Hartgewebestruktur, die die Aufnahme primär stabiler enossaler Vollschraubenimplantate (Bonefit/ Straumann) erlaubte. Alle Implantate behielten auch ihre Stabilität im weiteren Verlauf.

Im Rahmen der Implantatinsertion war es in einigen Fällen möglich, an der Stelle des vorgesehenen Implantationsortes zylinderförmige Gewebeproben mit einem Durchmesser von ca. 3 mm etwas kleiner als die verwendeten Implantate zu entnehmen.

Die Histologien, die aus der Mitte des augmentierten Bezirkes, also fern vom randständigen Knochen, stammten, ergaben ein interessantes Ergebnis.

Wir fanden so gut wie keinerlei entzündliche Vorgänge oder Fremdkörperreaktionen, aber deutliche Resorptionslakunen an den TCP- Partikeln, wo die Solutionsvorgänge zu vermuten sind.

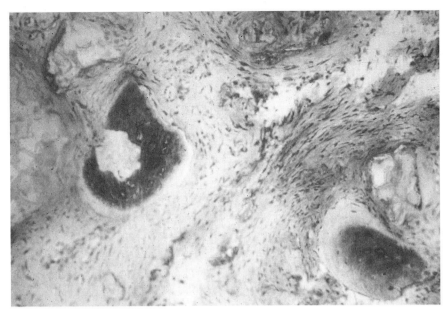

Abb. 6. Die Histologie aus dem Zentrum eines mit α-TCP augmentierten Knochendefekts nach 5 Monaten zeigt wenige kleine Inseln neugebildeten Knochens. Es sind so gut wie keine Fremdkörperreaktionen zu finden. (Histologischer Schnitt: Prof. R. Schenk, Bern)

Es fanden sich jedoch hier nur vereinzelt Inseln mit neugebildetem Knochen, während Histologien, die vom Übergang zwischen augmentiertem Bereich und angrenzendem Knochen stammten, eine deutlichere Knochenneubildung zeigten (Abb. 6).

Diskussion

Bei der Verwendung des synthetisch hergestellten phasenreinen α-Trikalziumphosphates als Augmentationsmaterial zur Füllung knöcherner Defekte nach Zystektomien, Wurzelspitzenresektionen, parodontal-chirurgischen Eingriffen und zur Implantatbettvorbereitung konnten wir eine außerordentlich gute Verträglichkeit des Materials für den Empfängerorganismus beobachten. Es kam weder zu lokalen noch systemischen Unverträglichkeitsreaktionen.

Wir konnten klinisch wie auch histologisch die potentielle Resorbierbarkeit des Materials feststellen. Dies deckt sich grundsätzlich mit den Ergebnissen anderer Autoren [1, 3, 4–10, 12–18], die jedoch sehr unterschiedliche Angaben zu dem Zeitraum des Abbaus von TCP machen.

Bei unseren Untersuchungen zeigte sich radiologisch wie auch klinisch nach 6 Monaten eine deutliche, jedoch nicht vollständige Resorption des implantierten TCP.

Von den Randzonen her fand eine Knochenneubildung statt, die auf eine Osteokonduktivität des TCP schließen läßt.

In der Mitte der augmentierten Bereiche fand nur eine langsame, nicht zeitgleich mit der Resorption des TCP verlaufende Knochenneubildung statt.

Diese Aussagen, wie auch die Tatsache, daß für den Erhalt des TCP als alloplastisches Augmentationsmaterial kein 2. Eingriff notwendig ist, es unbegrenzt zur Verfügung steht, seine Handhabung einfach und die Anwendung vollkommen risikolos ist, lassen den Schluß zu, daß in phasenreinem α-Trikalziumphosphat ein wirkungsvolles Knochenersatzmittel zu sehen ist.

In unseren Augen kann man jedoch α-TCP so gut wie keinen osteoinduktiven Effekt zuschreiben. Solange noch keine definitiven klinischen Ergebnisse über Kombinationen alloplastischer Materialien wie TCP mit Wachstumsfaktoren vorliegen, besteht u. E. durchaus die Möglichkeit, v. a. bei größeren Defekten, α-TCP mit autologer Spongiosa zu kombinieren, da diese bekanntlich osteoinduktive Substanzen enthält.

Auf jeden Fall sollte bei der Anwendung von α-TCP die Möglichkeit der Mischung des Materials mit ortsständigem Blut genutzt werden. Untersuchungen [2] ergaben beispielsweise, daß sich selbst im Wundgewebe nach Zahnextraktionen Knochenwachtumsfaktoren befinden.

Die Tatsache, daß es sich beim Oberkiefer und Unterkiefer des Menschen um außerordenlich gut versorgte, mechanisch stark belastete Knochen handelt, muß sicher in der positiven Beurteilung des α-Trikalziumphosphates als potentielles passageres Knochenersatzmittel berücksichtigt werden.

Literatur

1. Baldock WT, Hutchens LH, McFall WT, Simpson DM (1985) An evaluation of tricalcium phosphate implants in human periodontal osseus defects of two patients. J Periodontal 56: 1
2. Bessho K, Tanaka N, Matsumoto J, Tagawa T, Murata M (1991) Human dentin-matrix-derived bone morphogenetic protein. J Dent Res 70: 171
3. Bowers GM, Vargo JW, Levy B, Emerson JR, Berquist JJ (1986) Histologic observations following the placement of tricalcium phosphate implants in human intrabony defects. J Periodontol 57: 286
4. Cutright DE, Bhaskar SN, Brady JM, Getter L, Posey WR (1972) Reaction of bone to tricalcium phosphate ceramic pellets. Oral Surg 33: 850
5. Donath K (1988) Der Einbau von Knochenersatzmaterialien im Kieferknochen. Dtsch Zahnärztl Z 43: 16
6. Getter L, Bhaskar SN, Cutright DE, Perez B, Brady JM, Driskell TD, O'Hara MJ (1972) Three biodegradable calcium phosphate slurry implants in bone. J Oral Surg 30: 263
7. Horch HH, Steegmann B (1985) Erfahrungen mit dem resorbierbaren TCP-Keramikgranulat zur Füllung größerer Knochendefekte nach Zystektomie im Kieferbereich. Dtsch Zahnärztl Z 40: 672
8. Jacobs HG (1983) Kalziumphosphat-Keramik. Dtsch Zahnärztl Z 38: 89
9. Jakobs HG, Luhr HG, Krause A, Überall H (1984) Knochendefektfüllung mit granulärer Kalziumphosphat-Keramik. Dtsch Z Mund Kiefer Gesichtschir 8: 38
10. Kaiser G, Wagner W, Tetsch P, Köster K (1980) Zur Regeneration knöcherner Defekte nach der Implantation resorbierbarer Calciumphosphat-Keramik. Eine vergleichende klinische Untersuchung. Dtsch Zahnärztl Z 35: 108
11. Krekeler G, ten Bruggenkate C, Oosterbeek HS (1993) Verbesserung des Implantatbettes durch Augmentation mit autologem Knochen. Z Zahnärztl Implantol 9: 231
12. Metsger DS, Driskell TD, Paulsrud JR (1982) Tricalcium phosphate ceramic – a resorbable bone implant: review and current status. JADA 105: 1035
13. Nagase M, Chen RB, Araya Y, Nakajima T (1991) Evaluation of bone substitute prepared from alphatricalcium phosphate and an acid polysaccharide solution. J Oral Maxillofac Surg 49: 1305
14. Nery EB, Lynch KL, Rooney GE (1978) Alveolar ridge augmentation with tricalcium phosphate ceramic. J Prosth Dent 40: 668
15. Osborn JF, Donath K (1984) Die enossale Implantation von Hydroxylkeramik und Trikalziumphosphatkeramik: Integration versus Substitution. Dtsch Zahnärztl Z 39: 970
16. Rueger R (1992) Knochenersatzmittel. Springer, Berlin Heidelberg New York Tokyo

17. Wagner W, Tetsch P, Ackermann KL, Böhmer U, Dahl H (1981) Tierexperimentelle Untersuchungen zur Knochenregeneration genormter Defekte nach der Implantation einer Trikalziumphosphatkeramik. Dtsch Zahnärztl Z 36: 82
18. Wagner W, Wahlmann UW (1985) Vergleichende tierexperimentelle Untersuchungen zur Knochenregeneration nach der Implantation verschiedener Kalziumphosphat-Keramiken. Dtsch Zahnärztl Z 40: 664

Eigenschaften und Gewebeverträglichkeit eines resorbierbaren TCP/PLA-Bioverbundmaterials

B. Gasser[1], V. Geret[2] und W. Müller[1]

1 Dr. h.c. Robert Mathys Stiftung, Bischmattstr. 12, CH-2544 Bettlach
2 AO-Forschungsinstitut, Clavadelerstr., CH-7270 Davos

Einleitung

Calciumphosphatkeramiken sind dank ihrer osteokonduktiven Eigenschaften wirksame und bewährte Hilfsstoffe zur Regeneration von unfall- oder krankheitsbedingten Knochendefekten, wenn autogenes Transplantatmaterial nicht oder nur in ungenügenden Mengen zur Verfügung steht. Bei zahlreichen Indikationen muß das Implantat zusätzlich Stützfunktionen übernehmen. Dabei handelt es sich um Formkörper wie Zylinder, Prismen oder ganze Wirbelkörper. Die Sprödigkeit dieser meist hochporösen Keramiken erfordert zur Aufnahme der mechanischen Kräfte bis zu ihrer knöchernen Integration meist zusätzliche Maßnahmen (Platten, Fixateur externe etc.).

Die Verbesserung der mechanischen Eigenschaften dieser Materialien ist immer wieder Gegenstand von Untersuchungen [6, 8]. Durch Modifikation der kristallinen Struktur ist es aber bis heute nicht gelungen, dieses Ziel in wünschenswertem Ausmaß zu erreichen. Eine weitere Möglichkeit zur Optimierung der Materialeigenschaften wird von Verbundwerkstoffen aus Keramik und Polymeren erwartet.

Nichtresorbierbare Verbundwerkstoffe, aus 2 nichtresorbierbaren Komponenten zusammengesetzt, finden vorwiegend in der Tumorchirurgie Anwendung. Als Beispiel sei ein Material aus einer homogenen Mischung von 80% Hydroxylapatit und 20% PMMA erwähnt. Der Zusatz von 20% PMMA hat zur Folge, daß das Komposit wesentlich bessere mechanische Festigkeitswerte aufweist als die reine Keramik und eine zerspanende Bearbeitung wie Bohren, Gewindeschneiden etc. möglich wird. Außerdem können Implatate aus diesem Material im Autoklaven bei 120°C sterilisiert werden. Der bindegewebefreie Kontakt mit dem vitalen Knochen beweist die gute biologische Akzeptanz. Anwendungsbeispiele sind Interponate nach Kieferresektionen, die etwa zusammen mit einer Rekonstruktionsplatte die Herstellung einer stabilen Situation, auch für die Weichteile, und bei einem tumorfreien Verlauf später durch eine Überbrückung mit autogenem Material eine anatomisch befriedigende Lösung ermöglichen (Abb. 1).

Ziel dieser Studie war die Herstellung eines Bioverbundmaterials aus den beiden bekannten resorbierbaren Komponenten β-Tricalciumphosphat (TCP) und Poly-Lactat (PLA). Das Komposit soll durch den natürlichen Knochen ersetzt werden und bezüglich mechanischer Eigenschaften in der Anfangsphase der Implantation eine Verbesserung der mechanischen Belastbarkeit im Vergleich zu reinem TCP bringen. Bei der Kombination einer resorbierbaren Phosphatkeramik mit einem resorbierbaren Polymer ist, aufgrund bisheriger Erfahrungen mit organischen Zusätzen (z.B. mit Kollagen, Fibrinkleber oder ähnlichen), verständlicherweise ein gewisses Maß an

Eigenschaften eines resorbierbaren TCP/PLA-Bioverbundmaterials

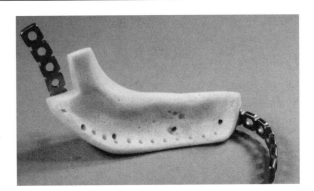

Abb. 1. HA/PMMA-Komposit: Interponat zur Überbrückung des Defekts nach Kieferresektion mit angepaßter Rekonstruktionsplatte

Skepsis zu erwarten. Wurde doch wiederholt beobachtet, daß Integrations-, Resorptions- und Substitutionsprozesse mit Verbundmaterialien gegenüber der reinen Keramik verzögert ablaufen, oder daß es gar zu einer bindegeweblichen Einscheidung der Keramik kommt [7]. Dessen ungeachtet wurden in dieser Studie die Möglichkeiten eines resorbierbaren TCP/PLA-Komposits untersucht.

Dabei wurde das TCP als Basismaterial für die knöcherne Regeneration betrachtet, während PLA die Rolle eines Hilfsstoffes zur Verbesserung der mechanischen Eigenschaften übernehmen soll. Um den direkten Kontakt zwischen Keramik und Gewebe zu ermöglichen und damit die Substitution möglichst wenig zu beeinträchtigen, wurden Mischungen mit einem möglichst kleinen Gehalt an PLA als am vielversprechendsten erachtet. Die bisher durchgeführten Untersuchungen beinhalten einen Vergleich der Gewebeverträglichkeit und der Druckfestigkeit verschiedener Kompositmischungen mit den reinen Komponenten dieses Bioverbundmaterials.

Herstellung des Materials

Das untersuchte Bioverbundmaterial wurde aus synthetischem β-Tricalciumphosphat und reinem, kristallinem Poly-L-Lactat hergestellt. Es wurden 2 Mischungen mit 80% und 90% TCP, bzw. 20% und 10% PLA in die Untersuchungen einbezogen.

Feingepulverte β-TCP-Keramik (Korngröße – 45 μm) wurde mit einer 8%-Lösung von reinem, kristallinem PLA (poly-L-lactid, MW ca. 500 000 I.E.) in Chloroform gemischt und nach dem Verdunsten des Lösungsmittels feingemahlen, dann abgesiebt (Siebmaschenweite 125 μm). Dieses Pulver wurde in einem zylindrischen Preßwerkzeug auf 205°C erwärmt und mit einem Druck von 500 MPa unter Beibehaltung des Druckes bis zur Abkühlung auf Raumtemperatur verdichtet. Lösungsmittelrückstände wurden durch 24stündiges Erwärmen auf 120°C entfernt. Aus diesen Zylindern von 50 mm Durchmesser und 40 mm Höhe wurden die für die verschiedenen Prüfungen benötigten Probekörper zerspanend hergestellt.

Das TCP/PLA-Bioverbundmaterial läßt sich problemlos bearbeiten (Drehen, Bohren, Fräsen, Gewindeschneiden) (Abb. 2). In Salzsäure können beide Kompositmischungen vollständig demineralisiert werden; zurück bleibt die poröse PLA-Matrix. Daraus scheint gefolgert werden zu können, daß der Zutritt des anwachsenden Kno-

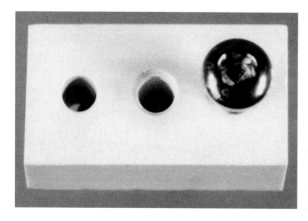

Abb. 2. Bohren, Gewindeschneiden, Eindrehen einer Schraube als mögliche Bearbeitungsvarianten, dargestellt am untersuchten TCP/PLA-Bioverbundmaterial

chens in das Innere eines Implantats aus diesem Bioverbundmaterial bei fortschreitender Resorption der Keramik möglich sein sollte. Dies ist eine absolut notwendige Voraussetzung für eine spätere Regeneration des Knochendefekts.

Druckfestigkeit

Mit Zylindern von 8 mm Durchmesser und 8 mm Höhe wurde die Druckfestigkeit von TCP/PLA 90/10 (T9P1) und TCP/PLA 80/20 (T8P2) ermittelt. Die Proben wurden mit einer Zwick Zug-Druck-Maschine zwischen 2 planen Tellerplatten mit einer Prüfgeschwindigkeit von 0.5 mm/min einer axialen Druckbelastung ausgesetzt und das Belastungs-Deformations-Verhalten aufgezeichnet. Die Mittelwerte der Druckfestigkeiten dieser preliminären Tests mit 4 Proben des Verbundmaterials (Tabelle 1) zeigen, daß die Druckfestigkeit der Komposite mit 115 N/mm^2 etwas höher als für PLA und etwa 10mal höher als für die üblicherweise von uns zur Sanierung von Knochendefekten vorgeschlagene TCP-Keramik mit einem Porenvolumen von 60% liegt [3]. Porenfreie TCP-Keramik weist eine bedeutend höhere Druckfestigkeit auf (ca. 600 N/mm^2). Wesentlich ist die geringere Sprödigkeit des Bioverbundmaterials (E-Modul 2 200 – 2 800 N/mm^2), die auch eine intraoperative Anpassung mit üblichen Werkzeugen oder Instrumenten möglich macht.

Gewebeverträglichkeit

Für die Gewebeverträglichkeitsprüfung nach dem bekannten Davoser Testmodell [4] wurden je 10 Proben der beiden Komposite (T8P2, T9P1) von 4 mm Durchmesser und

Material	Druckfestigkeit [Nmm^{-2}]	E-Modul [Nmm^{-2}]
Komposite (T9P1 und T8P2)	115 +/− 12	2'200 ... 2'2800
PLA	110	3'600
HA/TCP (60% Porosität)	10 ... 20	---

Tabelle 1. Druckfestigkeiten und E-Moduli der reinen Komponenten aus Keramik (HA oder TCP) und PLA sowie des Bioverbundmaterials aus diesen Komponenten

Eigenschaften eines resorbierbaren TCP/PLA-Bioverbundmaterials

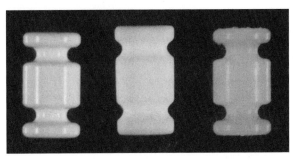

Abb. 3. Davoser Testkörper aus dem Bioverbundmaterial (TCP/PLA), TCP und PLA (von *links* nach *rechts*)

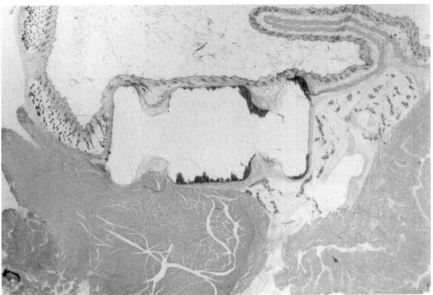

Abb. 4. Histologisches Präparat: TCP80/PLA20, 3 Wochen postoperativ

7 mm Länge mit derselben Zahl von Prüfzylindern der reinen Komponenten TCP und PLA verglichen (Abb. 3). Die Zylinder wurden subkutan in Mäuse implantiert.

Nach einer Implantationsdauer von 3, 9, 18 und 36 Wochen wurden die Zylinder mit dem anstoßenden Gewebe zur morphometrischen Untersuchung in PMMA eingebettet. Anschließend wurden auf einem Zeiss-Mikrotom 6 µm dicke Präparate geschnitten und mit Giesma-Lösung eingefärbt. Mittels Computerunterstützung konnten im mittleren, zylindrischen Bereich der Implantatprobekörper die Riesenzellkerne pro mm (gemessen in Achsrichtung der Zylinder) der an den Prüfkörper angrenzenden Zellen und die Anzahl der Rundzellen (Lymphozyten und Plasmozyten) pro mm^2 ausgezählt werden.

Die histologischen Präparate zeigen in der Übersicht (Abb. 4) 3 Wochen postoperativ oben eine vielzellige Epithelschicht und auf der unteren Seite des Implantats Muskelgewebe. Bei stärkerer Vergrößerung sind die Fremdkörperriesenzellen und Rundzellen ersichtlich und ermöglichen die quantitative Auswertung.

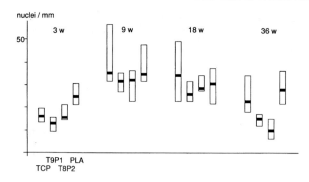

Abb. 5. Auszählung der Fremdkörperriesenzellkerne 3, 9, 18 und 36 Wochen nach Implantation (Davoser Modell)

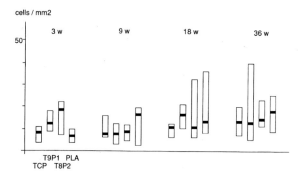

Abb. 6. Auszählung der Rundzellen 3, 9, 18 und 36 Wochen nach Implantation (Davoser Modell)

Die Fremdkörperriesenzellen (Abb. 5) zeigen nach 9 und 18 Wochen eine verstärkte Gewebereaktion, die nach 36 Wochen aber wieder vermindert zu sein scheint. Zwischen den verschiedenen Typen des Bioverbundmaterials und der reinen Komponenten sind keine signifikanten Unterschiede festzustellen. Bei Probekörpern aus Implantatstahl ist die Gewebereaktion geringfügig stärker als bei Keramik und PLA; bezüglich Reintitan sind kaum Unterschiede feststellbar [5].

Die entsprechenden Ergebnisse für die Rundzellen (Abb. 6) ergeben wiederum keine merklichen Differenzen zwischen den 4 Materialien. Die Werte nach 3 und 9 Wochen sind etwa vergleichbar mit den Daten aus analogen Untersuchungen mit Implantatstahl und Reintitan, die ebenfalls Werte von 10–20 Zellen pro mm^2 ergeben [5].

Diskussion

Die durchgeführten Untersuchungen zeigen, daß durch Beimischen von Polymeranteilen zur Keramik eine Verbesserung der mechanischen Eigenschaften ohne nachteilige Beeinflussung der Gewebeverträglichkeit möglich ist:

- Die mechanischen Eigenschaften dieser TCP/PLA-Bioverbundwerkstoffe sind im Vergleich zu reiner CaP-Keramik wesentlich verbessert, insbesondere was die Sprödigkeit und die Bearbeitbarkeit betrifft.

- Die initiale Druckfestigkeit ist mit derjenigen von PLA vergleichbar und deutlich höher als diejenige von TCP mit 60% Porenvolumen.
- Die Gewebereaktionen der beiden TCP/PLA-Komposite unterscheiden sich kaum von denjenigen der reinen Grundsubstanzen.
- Es kann davon ausgegangen werden, daß das biologische Verhalten der im Verbundmaterial vorhandenen Stoffe durch den Herstellprozeß (Lösungsmittel) nicht beeinträchtigt wird.

Die Aussichten, mit diesen Biokompositen ein klinisch interessantes Material zu besitzen, sind aber, wie bereits erwähnt, nüchtern zu betrachten. Für eine mögliche klinische Anwendung ist denn auch diese Feststellung, die bereits während der Aufbereitung zur histomorphometrischen Untersuchung der in vivo, subkutan implantierten Probekörper gemacht wurde, von Wichtigkeit: Bei den PLA-haltigen Implantaten mußte infolge fortgeschrittener Degradation nach 36wöchiger Liegedauer ein Verlust der Formstabilität festgestellt werden. Von weit größerer Bedeutung als die erschwerte Probenaufbereitung ist dabei die Erkenntnis, daß dieses Material keine andauernde, tragende Funktion wird übernehmen können. Je nach Molekulargewicht der Polymerkomponente wird auf die unmittelbar nach der Implantation vorhandene gute Stützfunktion nach einiger Zeit nicht mehr gezählt werden können.

Der unterschiedliche Verlauf der Resorption der einzelnen Komponenten von Verbundmaterialien kann zudem eine vollständige knöcherne Substitution dieser Biomaterialien in Frage stellen. Die Reihenfolge der Resorptionsgeschwindigkeit der beiden im untersuchten TCP/PLA-Komposit verwendeten Komponenten ist prinzipiell umgekehrt, als klinisch wünschenswert; sollte doch nach einer initialen Integrationsphase mit mechanischer Stützfunktion zuerst der kleinere Polymeranteil resorbieren und nicht nur degradieren, um anschließend die Substitution der biologisch wertvolleren CaP-Keramik zu ermöglichen.

Die Möglichkeit, Komposite derselben Basismaterialien mit umgekehrtem Mischungsverhältnis anzuwenden, wurde ebenfalls bereits vorgeschlagen, wobei einzelne mechanische Eigenschaften des Polymers durch feinverteilte Keramikpartikel indikationsspezifisch optimiert werden können [1, 2]. Als Knochenersatz dürften sich diese Materialien infolge des volumenmäßig großen Polymeranteils und der daraus resultierenden Gefahr unerwünschter Gewebereaktionen kaum durchsetzen können.

Grundsätzlich können nach dieser kurzen Beobachtungszeit noch keine definitiven Aussagen über die erwartete Resorption und Substitution dieses Bioverbundmaterials gemacht werden. In-vivo-Versuche im Knochen wären nötig, um die gegenseitige Beeinflussung der unterschiedlichen Resorptionsmechanismen der beiden Komponenten in Abhängigkeit der Mischungsverhältnisse zu untersuchen.

Unseres Erachtens kommen beim heutigen Stand der Entwicklung derartige Bioverbundmaterialien im Gegensatz zu synthetischen CaP-Keramiken als Knochenersatz kaum in Frage. Sofern eine klinisch interessante Mischung gefunden und hergestellt werden kann, dürften sich deren Indikationen vom eigentlichen Knochenersatz abgrenzen.

Literatur

1. Bonfield W (1987) New trends in implant materials. In: Pizzoferrato A, Marchetti PG, Ravaglioli AJC (eds) Biomaterials and clinical applications. Elsevier, Amsterdam, pp 13–21
2. Doyle C, Tanner ET, Bonfield W (1991) In vitro and in vivo evaluation of polyhydroxybutyrate and of polyhydroxybutyrate reinforced with hydroxyapatite. Biomaterials 12: 841–847
3. Gasser B, Müller W, Mathys R Jr (1992) Preliminary tests to determine the influence of sterilization and storage on the compressive strength of hydroxyapatite cylinders. In: Ravaglioli A, Krajewski A (eds) Bioceramics and the Human Body. Elsevier Science, Amsterdam, pp 491–496
4. Geret V, Rahn BA, Mathys R, Straumann F, Perren SM (1980) A method of testing tissue tolerance for improved quantitative evaluation through reduction of relative motion at the implant-tissue interface. In: Winter GD, Leray JL, de Groot K (eds) Evaluation of biomaterials. Wiley & Sons, Chichester, pp 351–359
5. Geret V, Müller W, Tepic S, Rahn BA, Perren SM (1987) Comparison of calciumhydroxyapatite CEROS 80 and β-tricalciumphosphate CEROS 82 in vivo with stabel soft tissue interface. In: Pizzoferrato A, Marchetti PG, Ravaglioli A, Lee AJC (eds) Biomaterials and clinical applications. Elsevier Science, Amsterdam, pp 627–631
6. Klein CPAT, van der Lubbe HBM, de Groot K (1987) A plastic composite of alginate with calcium phosphate granulate as implant material: an in vivo study. Biomaterials 8: 308–310
7. Ochsner PE, Berchtold D, Uehlinger K, Verburg A (1983) Ein- und Abbau von resorbierbarem Tricalciumphosphatgranulat – Vorläufiger Bericht. Hefte Unfallheilkd 165: 77–79
8. Verheyen CCPM, Klein CPAT, de Blieck-Hogervorst JMA, Wolke JGC, van Blitterswijn CA, de Groot K (1993) Evaluation of hydroxyapatite/poly(L-lactide) composites: physico-chemical properties. J Mater Sci Mater Med 4: 58–65

Schlagwortverzeichnis

Anwendung
Akromioklavikulargelenk 177, 233 – 237
Beckenhalbgelenk 173 – 180
Defektfüllung 261 – 269, 270 – 277, 278 – 284,
 285 – 294, 295 – 302, 303 – 311, 312 – 318
Ellbogengelenk 208
Femur 146
Handgelenk 146
Ileosakralgelenk 174
Innenknöchel 208
Jochbein 155
Kiefer 303 – 311
Kniegelenk 147, 156, 160 – 169, 208, 226 – 232
Knochenersatz 261 – 269, 270 – 277, 278 – 284,
 285 – 294, 295 – 302, 303 – 311, 312 – 318
Kreuzband 219 – 225, 226 – 232
Lymphknoten 147
osteochondrales Fragment 13, 146, 207, 208, 254
Radius 187 – 192, 203 – 206
Radiusköpfchen 154, 195 – 202, 254
Schädel 212 – 218
Schultereckgelenk 173 – 180, 233 – 237
Sprunggelenk 146, 208
Symphyse 174
Wirkstoffinkorporation 41, 59
– Antibiotika 41
– Antikoagulantien 62
– Heparin 59
– Wachstumsfaktoren 41

Biokompatibilität, in vitro 102, 118 – 129
Agardiffusionstest 119
BrdU-Test 119
DNA-Synthese-Test 119 – 120
Filtertest 119 – 120
Hämokompatibilität 60
MTT-Test 60, 62, 63, 120
Zytotoxizität 60, 119, 126, 213, 273

Biokompatibilität, in vivo
Entzündung 138, 140, 142, 144, 147, 204, 238, 275, 305
Fistel 13, 15, 96, 102, 147, 154, 195, 200, 220, 245, 252
Fremdkörperreaktion 138, 146 – 159, 190, 200, 204, 217, 238 – 251, 252 – 257

Histologie 84, 133, 138, 148, 150, 286 – 294, 295 – 302, 315
Osteoinduktion 262, 310
Osteokonduktion 262, 312
Osteolyse 96, 102, 118, 126, 146 – 159, 209, 238 – 251, 252 – 257, 303
Osteostimulation 262

Degradation
Abbauprodukte 6, 96, 102, 118, 120, 126, 141, 154, 245
autokatalytische Degradation 56, 76, 143
bakterieller Abbau 111 – 117
Degradationsgeschwindikeit 57, 79
enzymatischer Abbau 81, 107 – 110, 126
Extraktion 60
Hydrolyse 6 – 7, 63, 107, 116, 126, 140, 165, 246
In-vitro Degradation 55, 60, 75 – 82, 89 – 95, 96 – 104, 107 – 110, 111 – 117
In-vivo Degradation 55, 83 – 88, 133 – 145, 160 – 169, 285 – 294
thermischer Abbau 7, 37

Materialeigenschaften
Glasübergang 6, 37 ,42, 52, 65, 79, 98, 103
Kriechverhalten 12, 57
Kristallinität 6, 78, 79, 81, 84, 133, 140, 150, 155, 222, 246
Molekulargewicht 5, 48 – 51, 60, 66, 98, 99, 108, 111, 133, 136
Polydispersität 119
Relaxation 12, 55, 168, 182
Röntgenmarkierung 97, 103, 191, 203, 253
Schmelztemperatur 42, 43, 65, 68
Viskosität 43, 48, 54, 55, 94, 108, 133

Festigkeit 5, 7, 52, 75 – 82, 96, 135, 162, 212, 221
Biegesteifigkeit 47, 49, 83, 85, 90, 91, 96, 98, 108, 112, 133
Biegemodul 52
Biegesteifigkeit 52
Druckfestigkeit 314
Elastizitätsmodul 47, 83, 85, 108, 133, 184, 213
Festigkeitsverlust 51, 54, 66, 101, 103, 111, 115, 140, 155, 160, 167
Scherfestigkeit 52, 55, 184

Steifigkeit 163, 181–186
Zugfestigkeit 77, 94, 221

Implantate
Dübel 14, 181–186
Fadenanker 14
Folie 39, 59, 75–82
Geflecht 75–82
Gewindestift 212–218
Interferenzschraube 13, 14
Kontrollierte Freigabe 9, 41
Kordel 160–169, 173–180, 212–218, 226–232, 233–237
Membran 75–82
Mutter 212–218
Nahtmaterial 8,12, 75, 160–169, 238
Osteosynthese 8, 11, 52, 83, 93, 173, 181, 187–192, 203–206, 238, 252–257
Pin 13, 96–104, 146–159, 187–192, 195–202, 203–206, 207–211, 252–257
Schraube 12, 14, 207–211, 213, 219–225
Stift 12, 13, 96–104, 146–159, 187–192, 195–202, 203-206, 207–211, 252–257
Vlies 75–82
- Sprühvlies 76
- Spinnvlies 75

Materialien
Bioglas 264, 270–277
Copolymer 4, 5, 12, 59–64, 79, 98, 118
- Poly(lactid-co-glycolid) 4, 118, 124, 181–186, 220
Faserverbundmaterial 52–56
Glaskeramik 264, 272, 281
Glycolsäure 4, 126
Hydrogel 63
Hydroxylapatit 261–269, 271, 278, 295
Kalziumphosphat 261–269, 270–277
Komposit 277, 295, 312–318
Lacton 4
Milchsäure 4, 57, 126
Organoapatit 295–302
Polydioxanon 3, 12, 96, 160, 173–180, 226–232, 233-237
Polyglycolid 3, 4, 12, 75–82, 89–95, 96, 146–159, 181–186, 187–192, 207–211, 238–251, 252
Polylactid 3, 59, 65, 75–82, 87, 96, 111, 133–145, 187–192, 195–202, 203–206, 212–218, 238–251, 252–257, 312

- Poly(L-lactid) 3, 6, 47–51, 53, 59, 67 107, 220
- Poly(D-lactid) 3
- Poly(D,L-lactid) 3, 6, 59, 65, 67
- Poly(L,DL-lactid) 53, 97, 118, 121, 252–257
Trikalziumphosphat 261–269, 271, 278, 285–294, 303–311, 312–318

Normung 18–26
Arzneimittelgesetz 27
CE-Zeichen 27, 28
Klassifizierung 28
Konformitätsbewertungsverfahren 28
Medizinproduktegesetz 27
Risikoanalyse 31
Zulassung 18, 27

Sterilisation
Autosterilisation 65–72
Dampfsterilisation 65
dynamische Ultraviolettlichtsterilisation
Ethylenoxid-Sterilisation 53, 54, 65, 98, 99
gamma-Strahlen-Sterilisation 65, 79, 89, 98, 99
Gassterilisation 65
Heißluftsterilisation 65
Kaltgassterilisation 65
Niederdruck-Plasmasterilisation
Sterilitätsprüfung 68

Verarbeitung
Analysemethoden 5
Faserverstärkung 52–58, 146
Formgebung 38, 39, 47
Gasbeladungstechnik 37–46
Hybridgarn 53
Kohlendioxid 37, 44, 126
Kristallisation 42
Oberflächenmodifizierung 59–64
Plasmabehandlung 59–64
Polymerisation 4
- Blockpolymerisation 47
- Pfropfcopolymerisation 59–64
Prozeßtemperatur 37, 41
Schmelzspinnen 53
Sintern 271, 304
Spritzguß 39, 42, 44, 65–72, 98, 99, 103, 107, 144, 184

Springer und Umwelt

Als internationaler wissenschaftlicher Verlag sind wir uns unserer besonderen Verpflichtung der Umwelt gegenüber bewußt und beziehen umweltorientierte Grundsätze in Unternehmensentscheidungen mit ein. Von unseren Geschäftspartnern (Druckereien, Papierfabriken, Verpackungsherstellern usw.) verlangen wir, daß sie sowohl beim Herstellungsprozess selbst als auch beim Einsatz der zur Verwendung kommenden Materialien ökologische Gesichtspunkte berücksichtigen.
Das für dieses Buch verwendete Papier ist aus chlorfrei bzw. chlorarm hergestelltem Zellstoff gefertigt und im pH-Wert neutral.

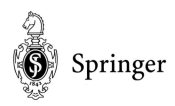